（德文第 10 版）

神经系统疾病定位诊断学

——解剖、生理、临床

［德］Mathias Bähr　　［德］Michael Frotscher　改编

刘宗惠　徐霓霓　译

段国升　雷　霆　审校

裘法祖　总审阅

海洋出版社

2021 年 · 北京

图书在版编目（CIP）数据

神经系统疾病定位诊断学：解剖、生理、临床/（德）马蒂亚斯·贝尔，（德）麦克·佛罗切尔著；刘宗惠，徐霓霓译. —3 版. —北京：海洋出版社，2021. 5

ISBN 978-7-5210-0738-1

Ⅰ.①神… Ⅱ.①马… ②麦… ③刘… ④徐… Ⅲ.①神经系统疾病 -诊疗 Ⅳ.①R741

中国版本图书馆 CIP 数据核字（2021）第 079771 号

图字：01-2015-7726

版权声明

责任编辑：高朝君　常青青

责任印制：安　森

海洋出版社　出版发行

http://www.oceanpress.com.cn

（100081　北京市海淀区大慧寺路 8 号）

鸿博昊天科技有限公司印刷

2021 年 5 月第 3 版　　2023 年 4 月北京第 2 次印刷

开本：787 mm×1092 mm　1/16　印张：31

字数：473 千字　　印数：8001~14 000 册

定价：128.00 元

发行部：62100090　邮购部：62100072　总编室：62100034

海洋版图书印、装错误可随时退换

原著者

Peter Duus

本版著者

Mathias Bähr 教授，医学博士

哥廷根大学神经病学专科医院

Neurologische Universitätsklinik Göttingen

Robert–Koch–Str. 40

37075 Göttingen

Michael Frotscher 教授，医学博士

Falkenried 94

20251 Hamburg

Deutschland

插图作者

Gerhard Spitzer

Barbara Gay

译者

刘宗惠

教授，主任医师，博士生、硕士生导师

中国人民解放军总医院第六医学中心神经外科中心

阜成路 6 号，北京 100037

徐霓霓

副教授，副主任医师，博士（德国）

天坛医院放射影像学中心

天坛西里 6 号，北京 100050

审校者

段国升

教授，主任医师，博士生、硕士生导师

中国人民解放军总医院第六医学中心神经外科

复兴路 28 号，北京 100853

雷　霆

教授，主任医师，博士生导师

华中科技大学同济医学院附属同济医院神经外科

解放大道 1095，武汉 430030

总审阅

裘法祖

中国科学院院士

华中科技大学同济医学院名誉院长，教授，博士生导师

航空路 13 号，武汉 430030

德国图书馆图书目录信息

　　该出版物被德国图书馆列入德国国家图书目录；具体图书目录数据参见网页：http：//dnb．ddb．de

德文第 1～10 版，1976 年，1980 年，1983 年，1987 年，1990 年，1995 年，2001 年，2003 年，2009 年，2014 年

日文第 1～5 版，1982 年，1984 年，1988 年，1999 年，2010 年

英文第 1～5 版，1983 年，1989 年，2001 年，2009 年，2013 年

巴西文（葡萄牙文）第 1～3 版，1985 年，1990 年，2008 年

西班牙文第 1 版，1985 年

意大利文第 1 版，1987 年

波兰文第 1 版，1990 年

韩文第 1 版，1990 年

希腊文第 1 版，1992 年

中文第 1～2 版，1995 年，2006 年

俄文第 1～3 版，1996 年，2009 年，2013 年

印度尼西亚文第 1～2 版，1996 年，2010 年

法文第 1 版，1998 年

土耳其文第 1 版，2001 年

重要提示：

　　与其他任何学科一样，医学也在不断发展之中，医学研究和临床经验扩充着理论认识，尤其是在临床处理和药物治疗方面。读者可以信任，作者、出版者和发行者都非常谨慎地核实了本书中所涉及的剂量和用药途径，符合本书完成时期的科学标准。

　　出版社不提供剂量说明和用药形式。每一位使用者都应该仔细检查并阅读所应用药剂的包装附带的说明书，必要时咨询专家意见，以判定推荐剂量或重要禁忌与本书的说明是否存在差异。尤其对较少使用的药剂或者新上市药物，应特别重视检查并阅读药品说明书。使用者本人对用药剂量和途径承担责任。作者和出版社敬请每一位使用者若发现错误之处向出版社反馈。

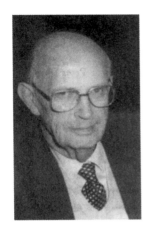

德文第 1 版前言

如果神经病学的医师们想在工作不久能取得有价值的成果，那么就必须了解神经系统组织的主要原则并且有其结构和机能的丰富知识。

——A. Brodal

写《神经系统疾病定位诊断学》这本书的目的是向医学大学生、实习医师和从事神经病学专业的医师们，通过简明的文字和尽可能多的图解提供大量信息。也许这本书还能向对神经病学有兴趣的内科实习医师们提供有价值的参考。

神经系统内结构与相关的基础知识，对了解神经各种疾病和损伤时的症状体征作出鉴别诊断，然后决定再做哪些进一步的检查以及运用哪些不同的有效技术性诊断工具至关重要。这种技术性检查的结果或可作为试验性诊断前的补充，或建议使用其他方法。

仅使用技术性诊断方法而不仔细采集既往的病史资料并进行常规的神经系统检查是很容易失败的，在疾病的初期诊断过程中尤为如此。神经病学之所以有很大的魅力和吸引力就是因为仅仅通过分析既往的病史和基本临床所见，反复推敲便可作出鉴别诊断。

要在一本书的框架内包括神经病学这一广阔领域的方方面面，通常是很难做到的。为保证文字叙述的简练性，不得不采用较通常多得多的图解，且尽可能为有指导性的。因此本书所提供的资料均经过筛选，某些主题，无论怎样重要，也只能提及或不得不删去。这些尽可能的舍弃，是希望对神经系统结构和机能特征等这些神经病学日常实践中的重点描述得清晰而又易于理解。

本书图解如此丰富，需要有对医学问题领悟力强的图解艺术专家持久的帮助，他就是 Frankfurt/Main 的 Gerhaanb Spizitzer 先生，我非常感谢他的大力合作与支持，尤其是与我相处的耐心。

我也非常感谢 Frankfurt/Main Max Plank 学院脑研究所的 Rolf Haassler 教授，尽管他自己的工作很忙，仍审阅了全文与图解，他给了我很多重要的建议和可贵的鼓励。

Peter Duus

1976 年 7 月

Frankfurt／Main

德文第 8 版前言

Peter Duus 教授、医学博士，他所主编的这本《神经系统疾病定位诊断学》教科书自他 1994 年过世之后未再进行过全面修改。在这期间，无论临床神经科学还是基础研究都取得了显著的进展，尤其是现代影像学方法（核磁共振、正电子发射断层扫描），一方面促进了从分子生物学了解神经系统的发育、成形和病变；另一方面导致了神经科学的知识爆炸。虽然仪器辅助诊断方法又有改善，但神经系统疾病定位诊断学，即将症状或综合征准确定位于神经系统的特殊病损的部位，仍然还是从事临床工作的神经病学医师们的基本任务。

在这本《神经系统疾病定位诊断学》的全新修改版本中，我们努力继承本书优异的教学理论思想并立足于现代基础理论。把比较老的那些历史性的病例举例，用现代病案取代，用彩色绘图，使插图更有立体感和更加一目了然，并补充了许多神经放射学图片，使神经系统病损时的结构与功能关系更加明显。采用了新的标题法：神经解剖（蓝色）与临床（绿色）题目内容分别叙述，但是又不中断叙述的连续性。

根据新的继续教育培养规定，医学生从临床实习期开始便要面对比过去更加强化的临床训练。从这个观点出发，为了使临床前期学生也能容易理解这本书，在各章节开头处都概括了重要的基础知识。此外，还添加了新章节"神经系统的基本要素"。

作者感谢 Thieme 出版社，感谢博士 Kundmueller 夫人的聘请和建设性的讨论，感谢 Gay 夫人精湛的插图制作。

我们希望这本现代版本的"Duus"也能令人信服，欢迎读者任何形式的反馈意见。

M. Bähr 教授、博士，M. Frotscher 教授、博士，W. Küker 博士
2003 年秋

德文第 10 版前言

自第 9 版发行以来已经过去 5 年，这期间，对于神经系统疾病的起源和治疗方案方面的认识又有了很大的进展，这样的现实以及许多相关的参考文献都给了我们足够的理由再次修订这部《神经系统疾病定位诊断学》。

除了新的表格和概述以及新的临床案例，当前版本还采纳许多来自读者的建议，也因此更清晰地阐述了与临床症状相关的神经解剖学及神经生理学基础。在此我们再次感谢神经放射学的同人，特别是 Küker 博士为我们提供了珍贵的影像资料。

我们的《神经系统疾病定位诊断学》旨在提供综合知识，使医学生既可以在临床工作中查看相关理论知识，也可以从神经解剖学理论基础知识中推断出临床症状。为了达到这一目标，我们展示大量插图、分析多类病例并详细阐述中枢神经系统的结构与功能的关系。当然，我们在这里只能简明扼要地叙述神经系统疾病，尚不能作为临床神经病学教材。对此建议读者查阅相应的神经病学教材。我们希望第 10 版能够得到广大读者的认可，欢迎反馈建设性的意见。

Mathias Bähr 教授、博士
Michael Frotscher 教授、博士
2014 年 9 月
哥廷根和汉堡

中文第 2 版序一

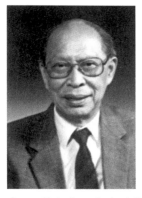

德国法兰克福大学 Peter Duus 教授所著的《神经系统疾病定位诊断学》自 1976 年问世以来，深受广大读者的赞赏和喜爱。近 30 年来已修订出版 8 次（第 8 版，2003 年），前后被译成日文、英文、葡萄牙文、西班牙文、意大利文、波兰文、朝鲜文、希腊文、中文、俄文、印度尼西亚文、法文、土耳其文 13 种文字，在全球发行，其中中文版由海军总医院刘宗惠教授于 1995 年译成出版。本书内容翔实新颖，精练实用，配有多幅清晰易懂的彩图，将神经系统的解剖、生理功能与临床实际紧紧地联系在一起，确实堪称世界名著。

2003 年，法兰克福大学 Duus 教授的继承者 M. Bähr、M. Frotscher 和 W. Küker 三位教授对其原著内容结合近年医学迅速的新进展，把一些较陈旧的病例和概念用 CT、MRI、DSA 等影像学新观点做了适当的修改，使本书更具有鲜明的时代特征和临床实用价值。

鉴于我国医学院校教程对医学生、研究生的要求和继续再教育的需要，刘宗惠、徐霓霓二位教授在原中文译文版（1995 年）的基础上，把最近德文第 8 版全文译出，也就是将中文版第 1 版做了全面修订，最后经段国升教授和雷霆教授进行了细致审校。这本《神经系统疾病定位诊断学》确是神经内、外科以及精神病科、神经影像学科各级医生和研究生们掌握神经系统疾病的基本知识和基础理论的良好教材。

作为我校首届德语医学班毕业并继续在德国进修深造的徐霓霓教授（影像学）和雷霆教授（神经外科学）在段国升和刘宗惠两位教授的指导下，完成了本书的翻译和审校工作，为此我深感欣慰，乐于为本书中文版第 2 版作序，并热忱地推荐给广大神经内、外科以及精神病科、神经影像学科各级医生和研究生阅读、学习和参考，深信大有裨益。

裘法祖

中国科学院院士

华中科技大学同济医学院　名誉院长

2006 年元旦

中文第 2 版序二

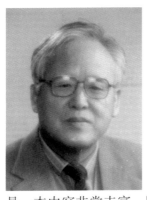

由 Peter Duus 教授所编著的《神经系统疾病定位诊断学》，自 1995 年由刘宗惠教授等译成中文版发行以来，深受广大读者的欢迎与厚爱。许多读过这本书的神经内、外科医师，都称赞Peter Duus 教授把我们常讲的神经病学复杂的症状和很难理解的定位和组织描述得清晰而易懂，这真是一本内容非常丰富、图解明晰美观的名著，已在国际上用 13 种文字出版了 27 版次，畅销全球。

最近，德国法兰克福大学 Peter Duus 教授的后继者神经病学 M. Bähr 教授、神经解剖学 M. Frotscher 教授及神经放射学 W. Küker 博士合作，共同对这本《神经系统疾病定位诊断学》做了全新修改。他们继承并保留了本书的优异教学理念，立足于当代基础理论，用现代病例取代较老的病例，采用彩色绘图使之更具立体感，并补充了许多放射学图片，采用了新的标题法。这不但未中断其叙述的连续性，反而使全文更具鲜明性、系统性和现代性，更具有引导阅读的魅力。

按照国家继续教育及培养医学生和临床医师的要求，刘宗惠教授和徐霓霓博士在原《神经系统疾病定位诊断学》中文译本的基础上，又把 Bähr 等的最新修改版德文第 8 版译成中文，使《神经系统疾病定位诊断学》再次以全新面貌奉献给广大读者，这真是一件喜事。

为此，我愿把这本全新版的《神经系统疾病定位诊断学》推荐给广大读者，可作为神经内、外科，放射科，小儿神经外科医师和研究生的必读书，也是普通内、外科，精神科，儿科医师的参考用书，还可作为各大专科医学院校教师、医学生和研究生的主要参阅书。

中国工程院院士
北京神经外科研究所　所长
北京天坛医院　名誉院长
北京神经外科学院　院长
2005 年 8 月 15 日

中文第 2 版序三

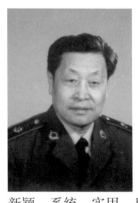

    Peter Duus 教授编著的《神经系统疾病定位诊断学》，原版系德文，于 1976 年问世。该书将神经解剖、神经生理和临床密切结合，内容丰富、新颖、系统、实用，且绘图精美，颇为国际学者瞩目。Duus 教授在德国先后编写和刊出了 6 版。国际上有十余个国家分别译为英文、日文、葡萄牙文、意大利文、韩文、西班牙文、中文等十余种文字，堪称世界神经医学名著。Duus 教授于 1994 年以 86 岁高龄过世后，该书由德国 Bähr、Frotscher、Küker 三位教授在 Duus 教授原著的基础上继续编写了第 7 版和 2003 年第 8 版。中文译文第 1 版是译自 1989 年英文第 2 版，由刘宗惠教授主译，于 1995 年在北京出版，博得国内读者的好评。本次中文译文第 2 版是译自德文第 8 版，由刘宗惠教授和徐霓霓博士合译。

    纵观第 8 版内容特点：在 Duus 教授编写的基础上，将原著 8 章增编为 11 章。新增的 3 章分别为神经系统的基本要素、边缘系统、中枢神经系统的血液供应和血管病变。其他章节亦增加了新内容，临床病例中应用新的诊断仪器和影像学描述以及新的治疗方法等。该书与当今医学科学发展水平相适应，是一本不可多得的专科基础书籍。现将此书推荐给神经内、外科各级医师，高等医学院校教师和研究生以及与神经科相关的医务工作者作为临床、教学和科研参考。

段国升

解放军总医院神经外科　教授，博士生、研究生导师

2005 年 8 月 12 日

本版译者前言

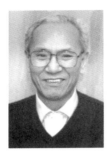

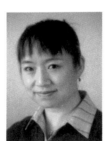

由德国法兰克福大学 Peter Duus 教授编著的这本《神经系统疾病定位诊断学》一书,自 1976 年问世以来已由德文翻译成英文、法文、俄文、中文、日文、意大利文等 13 种文字,共译成 28 版在全球各国发行。许多学者都一致认为这是一本内容充实系统、文字流畅、图像精致美观的世界名著。1994 年后,Peter Duus 教授的唯一继承者神经病学专家 Mathias Bähr 及神经解剖学 Michael Frotscher 教授和神经放射学 Wilhelm Küker 博士对 Peter Duus 教授所著《神经系统疾病定位诊断学》做了全新的修改。他们既继承了 Peter Duus 的优秀教学理念,而且又增加了解剖分子生物学和 CT、MRI、DSA 图像等新的检查内容,以适应现代诊断工具的日益发展。

按照国家继续再教育和医学院校教学大纲对医学生研究和临床医学师的要求,我们在《神经系统疾病定位诊断学》中文译本的基础上,今又把本书德文最新第 10 版译成中文,对原中文版本做了新的修改并增加了许多新内容和新图解,使文字更加精练与系统化,标题更加醒目,使刚刚毕业及刚接触专业的学子们及研究生更易理解和领会全书内容。因此,我觉得这本书可作为神经内科医师及研究生们打好基础的良好教材。

本书的出版得到海洋出版社领导的大力指导与关心,在此深表谢意。当然,由于我们的水平所限,加之时间偏紧,可能在译文中存在一些缺点与错误,诚挚地希望广大读者提出批评与指正。

刘宗惠　　徐霓霓

2020 年 12 月 15 日于北京

目　次

1
神经系统的基本要素

1

1　神经系统的基本要素

1.1　概述

　　神经系统是由特殊细胞，即起传导信息作用的细胞（神经元）所组成。神经元之间通过特殊的细胞接触即突触相互连接，在突触上借助其化学性传递物质即递质，将信息由一个神经细胞传达到另一个神经细胞。神经元从功能上分为兴奋性和抑制性两类。此外，神经元还根据它们所释放的递质进行分类。

　　理解神经系统组织的关键在于了解其结构从简单到复杂的演变发展。

　　临床上将神经系统分为中枢神经系统（ZNS）和周围神经系统（PNS）；从功能上分为自主神经系统（也叫植物神经系统，控制内脏功能）和动物神经系统（有意识地感觉和调节横纹肌组织的运动）。

1.2　神经系统的信息传递原理

　　神经系统内的信息传导过程主要包括两个步骤（见图 1.1）：第一步通过感觉器官将外界的刺激传导至中枢神经系统（传入支）；第二步是在中枢神经系统内以各种复杂的方式进行外界刺激的处理（处理过程），其结果使机体产生运动性反应（传出支）。就像我们作为行人看到绿灯：即通过视觉系统首先把这一特殊颜色（绿色）的感知以信号发出，然后在中枢神经系统内将这种绿色刺激表达出来，并且查出其所属的含义（绿色交通信号灯＝起步走），从而产生运动性反应即横过马路。

　　在最简单的情况下也可以不经过中枢神经系统内的复杂信息处理过程，而是把信息由传入支直接传导至传出支，这种信息传导方式的例子可见于本体感觉性反射。

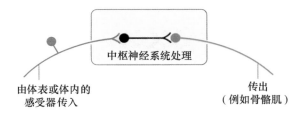

由体表或体内的　　　　　　　　传出
感受器传入　　　　　　　　（例如骨骼肌）

图 1.1　中枢神经系统内信息传递处理的原理

1.3　神经细胞和突触

1.3.1　神经细胞

神经系统内信息传递的基本单元为神经细胞，这包括突起（参看其他页面）和突触。在突触上借其化学传递物质（递质）将信息传达到下一个细胞。

树突和轴索：为了进行信息传递，要求神经细胞具有双极性，它们必须既可以从其他的神经细胞接受信息，又可以将信息传送至另外的神经细胞。

神经细胞接受信息的结构为树突，它是细胞体的分支状突起。树突的数目和分支形状依据神经细胞类型的不同而有很大的区别。传导信息的结构为轴索，人类轴索长度可达 1 m。每个神经细胞可以有各种不同数目的树突，但却只有一个轴索。轴索在其远端可分成数支，而分别以终末小体（终扣）终于其他神经元（见图 1.2）。

脊神经节假单极神经元有很长的周围突起，具有特殊性，它们将体表信息（例如疼痛、压力、温度）传导至中枢神经系统。其突起为接受信息的结构，因其具有轴索的结构特征，故被称为轴突。

神经细胞的营养中心为细胞体（胞体或胞浆），它包括细胞核和无数的细胞器。

轴索传导：递质或用于合成递质的酶在核周浆内产生，然后沿着轴索微管由轴浆输送至轴索终末，在轴索的终末膨大部分（终扣）内存储于突触小泡内，分为向轴索终末方向的前行输送和向核周浆回返的逆行

1

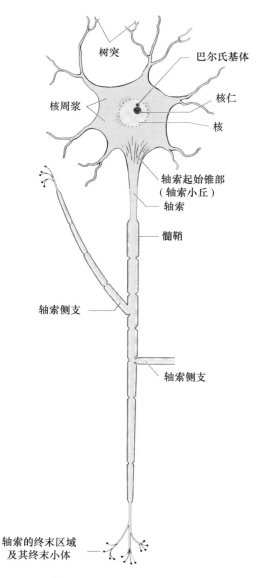

图 1.2　神经元的结构示意

（引自 Kahle，W.，Frotscher，M.：Taschenatlas der Anatomie-Nervensystem und Sinnesorgane，Thieme 2002）

输送。轴突传导速度快时可达到每天 200~400 mm。此外还有轴浆流，其速度为每天 1~5 mm。轴索传导是前行传导和逆行传导示踪技术的基础，从而来验证神经元的投射（图 1.3）。目前，在活体动物实验中可以显示定向投射的功能意义，方法是：激活光控离子通道，其表达可以通过遗传操作实验指导（光遗传学）。

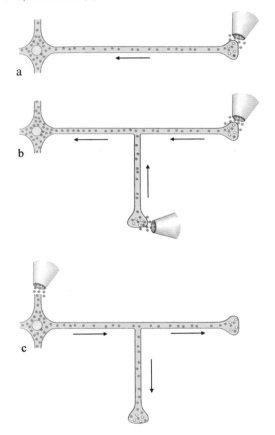

图 1.3　采用前行输送及逆行输送示踪物质图示神经元投射

将示踪物质（例如荧光染料）注射至一个神经元单位的靶区或起始区域内。染料从注射部位开始游走，在前行输送情况下由细胞体游走至轴索终末，而在逆行输送情况下由轴索终末至细胞体。以此方式便可以跟踪神经元总体的投射。

a. 逆行输送；b. 来自各个投射区域的神经元逆行输送；c. 向各个投射区域的神经元前行输送（引自 Kahle，W．，Frotscher，M．：Taschenatlas der Anatomie-Nervensystem und Sinnesorgane，Thieme 2002）

1

　　轴索髓鞘形成：**轴索被一层膜即髓鞘所包裹**（图1.4）。在中枢神经系统内这种髓鞘是由少突神经胶质细胞（oligodendrocyte）构成。而在周围神经系统内则由施万（Schwann）细胞构成髓鞘，这些都是特殊的神经胶质细胞。少突神经胶质细胞及施万细胞均具有扁平的突起，它们将轴索包裹起来形成髓鞘。许多个少突神经胶质细胞及施万细胞参与形成一个轴索的髓鞘。在各个鞘细胞之间可见无髓鞘的轴索节段，被称为郎飞缩窄环。由于髓鞘能明显提高轴索的电阻，所以当动作电位到达时，就

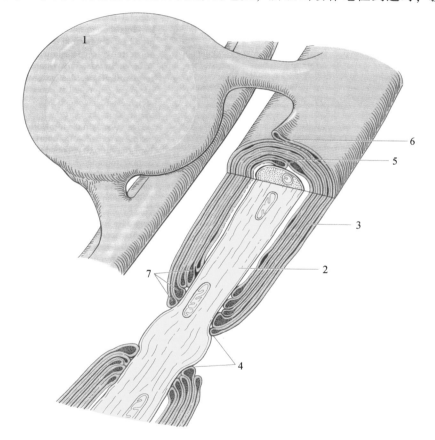

图1.4　中枢神经纤维及少突神经胶质细胞和髓鞘（电子显微镜观察示意）

1. 少突神经胶质细胞；2. 轴索；3. 髓鞘；4. 郎氏结节；5. 内层轴索系膜；6. 外层轴索系膜；7. 充盈胞浆的囊袋（引自 Kahle，W.，Frotscher，M.：Taschenatlas der Anatomie-Nervensystem und Sinnesorgane，Thieme 2002）

在缩窄环区域出现去极化。兴奋刺激由一个缩窄环跳跃至下一个缩窄环，这被称为跳跃性兴奋传导。由此推断，髓鞘厚（孤立的）的轴索和郎氏缩窄环之间相隔较远的轴索能够迅速传导兴奋刺激。相反，在那些缺乏髓鞘的轴索，兴奋刺激就像是沿着整个轴索膜慢慢爬行。在这两种极端的情况之间还有一些髓鞘较薄的轴索。这样把轴索髓鞘就分别称为多髓鞘、少髓鞘和无髓鞘的神经纤维，也简称为 A-、B-和 C-神经纤维。根据 Erlangen 和 Gasser，按照纤维横断面大小和传导速度区分的神经纤维分类见表 1.1。

表 1.1　纤维类型（根据 Erlangen 和 Gasser）

纤维类型	横断面（μm）	传导速度（m/s）
Aα	10~20	60~120
Aβ	7~15	40~90
Aγ	4~8	15~30
Aδ	3~5	5~25
B	1~3	3~15
C	0.3~1	0.5~2

1.3.2　突触

一般结构：在 20 世纪 50 年代初开始使用电子显微镜之前，神经系统是否由一种连续的网状结构或不连续的多个单元即神经细胞所组成，这一问题一直存在争议。电子显微镜出现之后才显示出：轴索终止于突触间隙，通过特殊的接触（联络）即突触将冲动（动作电位）传导至下一个神经细胞（见图 1.5）。突触分为突触前膜（即轴索终末膨大部分或终扣）和突触后膜（下联神经元的膜），二者被突触间隙所分隔。终末小体内含有充盈神经递质的小泡。

突触接触联系的特征在于突触前膜和突触后膜的膜具有特殊性。电子显微镜学将这种特殊性描述为亲渗透性致密，在对称性突触

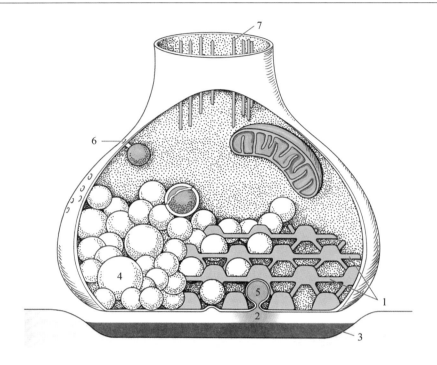

图 1.5　突触的结构示意

1. 突触前膜，呈网状加厚并形成六边形腔隙；2. 突触间隙；3. 突触后膜；4. 突触小泡；5. 小泡与突触膜融合（Ω 形状）并释放递质（绿色），进入突触间隙；6. 小泡及其递质分子，递质分子重被吸收入终末小体内；7. 轴索小丝（引自 Kahle，W.，Frotscher，M.：Taschenatlas der Anatomie-Nervensystem und Sinnesorgane，Thieme 2002）

中，突触前膜和突触后膜的厚度大约相同，而在不对称的突触中，突触后膜则更厚一些。首先描述这些特征的作者将不对称性突触称为格雷 I 型突触，将对称性突触称为格雷 II 型突触。值得注意的是：很早以前就将不对称性突触的特征描述为兴奋性突触，而推测对称性突触起抑制性作用（兴奋和抑制的原理，参见下文）。这种功能的分类以后可以用递质以及递质的合成酶的抗体进行免疫组化而得以证实。

突触传导：突触传导（见图 1.6）可分为三个主要过程：

- 到达轴索末端的冲动将突触前膜去极化，使受张力调节的钙通道开放。终扣内的钙流与各种蛋白质共同作用，使各个突触小泡与突触前膜融合和开放，将神经递质释放入突触间隙。

- 突触间隙内的神经递质扩散至突触后膜区域的特殊受体上。
- 神经递质与受体结合，使离子通道开放，导致去极化作用（兴奋性突触后电位 EPSP）或者超极化作用（抑制性突触后膜电位 IPSP）。因此突触传导的结果，使下联神经元兴奋或使下联神经元抑制。

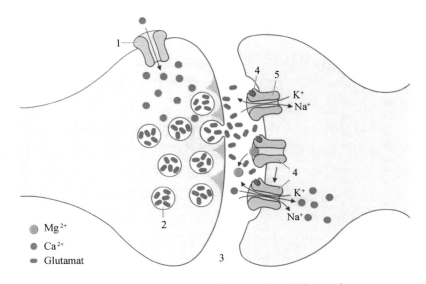

图 1.6 谷氨酸盐（兴奋性）突触的突触传导示意

当动作电位到达时钙流（1）开放，结果是：突触小泡（2）与突触前膜融合，神经递质（在本例中为谷氨酸盐）释放入突触间隙（3）内，神经递质扩散至突触后膜的特殊受体（4）上，使离子通道（5）开放，在本例中为 Na^+ 通道。Na^+ 流（伴有 Ca^{2+} 流）引发下联神经细胞的兴奋（兴奋性突触后电位，EPSP）。在去极化的过程中，还有所谓的 NMDA-受体的阻滞作用也被 Mg^{2+} 所抵消（引自 Kahle, W., Frotscher, M.: Taschenatlas der Anatomie-Nervensystem und Sinnesorgane, Thieme 2002）

除这种快速的递质调节离子通道以及配体门控离子通道以外，还有 G-蛋白耦联的受体，其应答速度很慢，因为必须首先启动细胞内的信号级联过程。

化学突触和电突触：以上所述借助于递质物进行突触传导的原理，

适合于典型的化学突触，此外还有电突触，即将其冲动直接跳跃至下联神经元（Gap Junctions，缝隙连接）。

突触形成：突触的作用是将信息由一个神经细胞传导至下联神经细胞，如果是接收信息的细胞则称为输入性突触。大多数输入性突触位于树突（轴突-树突突触）。许多神经细胞，例如皮质锥体细胞，具有棘状的树突-附赘，即棘，其作用是分隔突触接触（联络），这些树突棘常常含有一种棘状器，其为内置的钙贮存器。树突棘上的突触主要为不对称的兴奋性突触。

输入（传入）性突触不仅见于树突上，而且还见于细胞体（核周浆-轴突-胞体突触），甚至于轴索以及轴索起始节段（轴突-轴突突触）。

突触连接的聚合和分散：一般来说，多个不同的神经细胞和神经细胞的不同类型投射到一个神经元上，这就是信息传导的聚合；各个神经细胞又可以通过轴索终末区域的无数侧支与不同的神经元接触（联络），这就是信息传导的分散。

兴奋和抑制：从原则上考虑，神经系统的功能基于神经元的两种不同状态，或者是神经细胞放电并将信息传导至下联神经元，或者不应答。兴奋性冲动可引发放电，抑制性冲动则导致不应答。

由此得知，神经细胞一般有两种不同的类型，即兴奋性神经元和抑制性神经元。兴奋性神经细胞一般来说为主干神经元（例如脑皮质的锥体细胞），它们通常投射距离很长且相应地具有很长的轴索。抑制性神经细胞通常为中间神经元，它只具有较短的轴索。

神经元抑制的原理：兴奋性神经细胞的侧支可以激活抑制性的中间神经元，而后者又可反过来抑制主干神经元（返回抑制）。正向性（前馈）抑制则是主干神经元的侧支激活抑制性中间神经元，而这些中间神经元又对其后联的主干神经元产生抑制作用。如果一个抑制性神经元抑制另一个抑制性神经元，则对后联的主干神经元最终导致抑制作用的缺失，而间接引发兴奋作用，即为去抑制（disinhibition）（见图 1.7）。

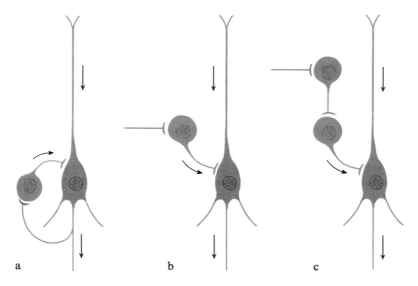

图 1.7　神经元抑制的各种原理

a. 返回抑制；b. 前馈抑制；c. 去抑制（引自 Kahle，W.，Frotscher，M.：Taschenatlas der Anatomie-Nervensystem und Sinnesorgane，Thieme 2002）

1.4　神经递质和神经递质受体

兴奋性和抑制性神经递质：在传统的神经解剖学研究中，按照形态和投射长度来划分神经细胞类型（高尔基 I 型神经细胞：投射较远的主干神经元；高尔基 II 型神经细胞：短轴索中间神经元）。现在更多的是按照神经递质的表型来划分神经细胞，因为这样就可以得出兴奋性或抑制性作用的结论。在中枢神经系统最常见的兴奋性神经递质为谷氨酸，最常见的抑制性神经递质为 γ-氨基丁酸（GABA），脊髓内的抑制性神经递质为甘氨酸。乙酰胆碱和去甲肾上腺素为自主神经系统最主要的神经递质，但也可出现在中枢神经系统。其他的神经递质还有多巴胺、5-羟色胺以及各种不同的神经肽类，它们被发现和证实的数目越来越多，尤其是在中间神经元内。

配体-调控的受体：配体门控离子通道由各种不同的亚单元组成，它们镶嵌在神经细胞膜内。通过神经递质与受体结合，离子通道对特定的

1

离子开放。

兴奋性氨基酸受体：谷氨酸受体分为 AMPA 受体、NMDA 受体和 Kainat 受体。谷氨酸盐与 AMPA 受体结合，致使 Na⁺内流和神经细胞去极化作用。NMDA 受体的激活也会使 Na⁺内流，此外还有 Ca²⁺也流向细胞内。NMDA 受体要在离子通道内的镁离子阻滞作用消除后方可被激活；这种阻滞作用又被由 AMPA 受体导致的膜去极化作用所抵消（见图1.6）。之后产生神经递质谷氨酸的分级作用，它首先作用于 AMPA 受体，在膜去极化之后又作用于 NMDA 受体。

抑制性 GABA 受体和甘氨酸受体：这两种受体的激活将导致氯离子内流连接神经细胞的超极化作用。其他配体调控离子通道还有烟碱乙酰胆碱受体和 5-羟色胺（5-HT₃）受体。

G-蛋白耦联的受体（G-Portein）：在 G-蛋白耦联的受体上对刺激的应答速度很慢，出现的是激活细胞内信号级联过程。以这种方式可以影响离子通道或者出现其他的基因表达方式。G-蛋白耦联的受体例如毒蕈碱型乙酰胆碱受体和促代谢型谷氨酸受体。

1.5　神经元连接

如前所示，现在是根据所应用的神经递质划分神经细胞，大致划分为谷氨酸能、GABA 能、胆碱能和多巴胺能。谷氨酸能神经细胞与其靶神经细胞发生点对点的连接，而多巴胺能则更多的是一种弥散作用，单个多巴胺能神经细胞一般来说支配较大的终末区域。GABA 能具有很特殊的连接。我们发现 GABA 能神经元与其后连接的神经元的细胞体发生突触连接，仿佛在核周浆周围形成一个编篮（篮状细胞）。此外，GABA 能神经元主要还具轴索-树突联络或轴索-轴索联络。后者见于轴索起始节段。

通过药理学应用神经递质类似物或受体阻滞剂，可以有针对性地加强或削弱神经系统的作用。

1.6　神经胶质细胞

　　神经胶质细胞并非神经细胞，而是最常见的神经系统内的细胞。它们并不直接参与信息传导，但对于神经细胞的功能作用却是绝对必要的。有三种神经胶质细胞：星形神经胶质细胞（星形细胞）、少突神经胶质细胞和小神经胶质细胞。

　　星形细胞可以分为原生质的和原纤维的星形细胞。在完整的神经系统内，星形细胞的作用是维持内环境，尤其是离子平衡。细小的星形细胞突触包绕突触联络而使之厚密，所以神经递质的作用局限在突触间隙内。中枢神经系统（参看以上内容）损伤后，星形细胞形成神经胶质疤痕。

　　少突神经胶质细胞构成中枢神经系统的髓鞘（参看以上内容）。小神经胶质细胞起吞噬作用，在中枢神经系统的炎性过程或变性过程中被激活。

2
感觉系统

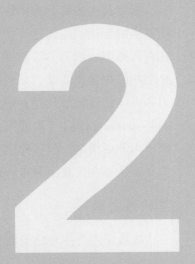

2

2   感 觉 系 统

2.1   概述

　　神经系统的基本功能是感知—处理—反应。在介绍了神经系统的组成成分和机制之后，本章介绍通过感受器所获得的感知过程的观察。传入性神经纤维细胞体位于脊神经节内，将冲动从周围传导至脊神经节，然后不经过突触换能而以其中枢性突起传入中枢神经系统内。

2.2   感觉系统的周围部分和周围性反馈环路感受器

2.2.1   感受器

　　感受器为专门化的感觉器官，能够记录周围环境和机体内部的变化，并以冲动的形式传送这些刺激。它们为传入性神经纤维的神经末梢性器官。根据其机能可分为：外感受器（exteroceptors），可感知近距离周围环境发生的变化；距离感受器（teleceptors）（眼睛和耳朵），它们记录发生在较远处的刺激；本体感受器（proprioceptors），包括迷路，能提供头部在空间的位置及活动、肌肉和肌腱内的张力、关节的位置、动作时的肌力和自体的姿势等信息；最后还有肠感受器和内脏感受器（enteroceptors and visoeroceptors）（渗透压、化学和压力感受器等），它们可报告发生在机体内部的情况。但各种感受器对相应刺激必须是适应的。

　　感受器在皮肤上分布特别密集，但也可见于机体的较深层和内脏。

皮肤感受器

　　皮肤是主要的外感受器，它可分为两大类：① 游离神经末梢；② 有被膜的末端器官。

　　有被膜的各种末端器官主要负责传导精细感觉，如轻微触摸、鉴别、振动、压力等，而游离神经末梢则是传导原始性的感觉（如疼痛程度和温度差别）。然而这种分工尚没有充分证据（参见下文）。

　　图 2.1 显示皮肤内的各种感受器及其附属结构，它们可划分为机械刺激感受器（触、压）、温度感受器（冷、热）、伤害感受器（痛）。这些感受器主要分布在表皮和结缔组织之间的区域内。因此皮肤可以被看作覆盖整个身体表面的感觉器官。

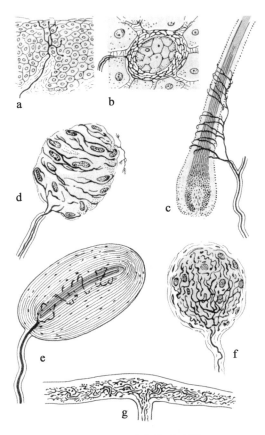

图 2.1　皮肤内的感受器

a. 游离神经末梢（痛、温觉）；b. Merkel 触盘；c. 毛袖（触觉）；d. Meissner 触觉小体；e. Vater-Pacini 小体（压、振动觉）；f. Krause 小体（冷觉?）；g. Ruffini 小体（热觉?）

特殊感受器：毛袖（hair cuff）只存在于长有毛发的皮肤上，传导触觉冲动。而 Meissner 触觉小体则存在于无毛的皮肤，特别是手掌、脚掌（也见于嘴唇、舌尖和生殖器官），它们对触压觉敏感。Vater-Pacini 小体位于皮肤深层，尤其是皮肤和皮下组织之间，传导压觉。过去认为 Krause 小体（环形小体）是冷觉感受器，Ruffini 小体是热觉感受器，但有人怀疑这种观点是否准确。游离神经末梢记录和传导冷觉和温觉。眼睛角膜内只有游离神经末梢，能传导冷热刺激。除上述感受器外，皮肤内还有其他各种各样的感觉器，其功能尚不清楚。

游离神经末梢：游离神经末梢感受器（见图 2.1）位于表皮细胞之间的间隙中，部分也位于像 Merkel 触觉半月盘的神经源性细胞之间。但是游离神经末梢并非仅存在于皮肤内，而是遍及全身，感知细胞损伤后产生的伤害性和温度刺激。Merkel 触觉半月盘主要位于指尖腹面，对主动和被动触觉都起反应。

体内深层感受器

第二类感受器位于体内深层，在肌肉、肌腱、筋膜和关节内（见图 2.2）。

肌肉内感受器最重要的是神经肌梭。它对肌肉的被动牵张起反应并参与牵张反射。

肌梭结构：这些很细的纺锤形结构，被结缔组织膜包裹，位于横纹肌纤维之间，它们本身含有 3~10 条很细的横纹肌纤维，称为梭内肌纤维，对应的称为梭外肌纤维。由结缔组织被膜的两极固定在各个肌束之间的结缔组织内，并参与肌肉的活动。传入性神经纤维（环形螺旋末梢或者第一级末梢）盘绕在肌梭中央。这种传入性纤维有很厚的髓鞘，属于最快速传导纤维，即 Ia 纤维。详细叙述可参见"单突触本体感觉反射"和"多突触屈曲反射"（26 页）。

Golgi 腱器：它们是粗髓鞘神经纤维分支的细小神经末梢，缠绕在胶原性肌腱纤维的周围。它们被一层结缔组织包膜所包裹，位于肌腱-肌肉移行区，与肌纤维排列成一行。与肌梭一样对张力刺激起反应，但其阈值较高（见图 2.12）。

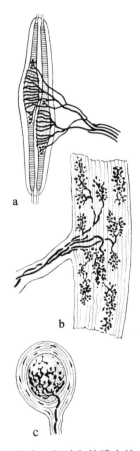

图 2.2 肌肉、肌腱和筋膜内的感受器

a. 肌梭的环形螺旋末梢（牵张）；b. Golgi 腱器（张力）；c. Golgi-Mazzoni 小体（压觉）

其他感受器：在此区还有一些感受器，它们传导压力、痛和其他刺激，例如 Vater-Pacini 小体和 Golgi-Mazzoni 小体，以及其他的传导压力和疼痛的终端神经末梢。

2.2.2 周围神经、脊神经节和后根

传入性刺激在传回至中枢神经系统的途中所经过的其他"解剖中转站"，有周围神经、脊神经丛和脊神经节。

周围神经：由各种不同的感受器（16 页）产生的动作电位沿着传入

神经向中枢传导，首先到达脊神经节内的第一级感觉神经元，从感受器到第一级感觉神经元的神经纤维叫周围神经（23页）。周围神经不仅含有体表和深层感受性纤维（躯体—传入性纤维），还有到达横纹肌的传出性纤维（躯体—传出性纤维）以及支配内脏、汗腺和血管平滑肌的纤维（植物性传入纤维和植物性传出纤维）。这些不同的纤维轴索被多层结缔组织包膜（神经内膜、神经束膜和神经外膜）包裹成"神经束"（图2.3）。在神经束膜内还走行着供应神经的血管（神经滋养血管）。

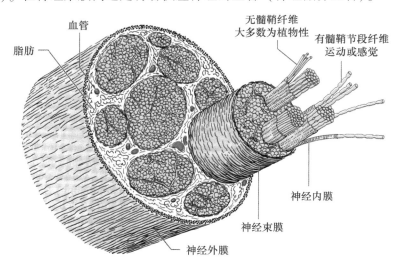

血管
脂肪
无髓鞘纤维
大多数为植物性
有髓鞘节段纤维
运动或感觉
神经内膜
神经束膜
神经外膜

图 2.3　周围混合神经横切面

　　脊神经丛和脊神经后根：经过椎间孔进入椎管后，分成传入性和传出性纤维两路走行。周围神经起始点分为脊神经前根和脊神经后根（anterior root and posterior root，见图2.4）。前根内为由脊髓出来的传出性纤维，后根内为进入脊髓的传入性纤维。这种由周围神经至脊神经根的直接过渡，仅见于胸段脊神经。颈段和腰骶段脊神经根之前（或者之后，如果按照传出性冲动传导的方向来看）有神经丛：神经丛位于椎管外，进而，周围神经的传入性神经纤维重新分布至不同节段平面的多个脊神经中（见图2.5）。类似地，一个脊神经根节段的运动纤维也分布至不同的周围神经，参见图2.5和运动系统章节（52页），重新分布的传入性神经纤维以不同的高度平面进入脊髓，然后直接或者经过较长的一段走行之后（部分甚至是到达脑干后）才与第二级感觉性神经元接触。无论是传入性还是传出性神经纤维，周围神经一般来说由多个不同神经根节段的纤维共同组成。

脊神经和神经根的解剖：总共有 31 对脊神经，它们分别由脊神经前根和后根在椎管内合并而成。脊神经的数目和名称一般来说与椎体的数目相对应（见图 2.4）。由于第 1 对脊神经是在第 1 颈椎体的上方进出，所以可分为 8 个颈神经根节段，C1 脊神经在寰椎和枕骨之间由脊椎管出来，其余的颈脊神经在同名椎体上方出来。在其他的脊柱节段，神经根节段以及脊神经的数目与椎体完全一致（即：12 对胸神经、5 对腰神经和 5 对骶神经），其所属的脊神经在同名椎体的下方由椎管出来（或进入）（见图 2.4）。此外还有 1 根尾神经（有时也可以是多根尾神经）。

后根感觉纤维的排列：一些感觉性刺激被不同的感受器接收后通过不同的纤维向中枢传导。在后根内，这些不同的传入性纤维按照一定的方式进行空间排列，正如图 2.15 所示，起源于肌梭的厚髓鞘神经纤维位于最内侧，而在后根中部走行的是起源于感受器传导的主动触觉以及被动触觉、振动觉、压觉和辨别觉的神经纤维，在最外侧是传导痛觉和温觉的近乎无髓鞘的细神经纤维。

髓鞘最厚的神经纤维传导深部感觉（本体感觉）。

脊神经节：后根在直接邻近与前根的会合处有一个膨大，即所谓的脊神经节（见图 2.4）。其内有第一感觉神经元的细胞体，这些神经元为假单极脊神经节细胞，其突起短，很快便呈"T"形分支，其中一支伸向周围与感受器联结，在它到达感受器之前先分成无数侧支。其中枢性突起通过后根到达脊髓内，直接与第二神经元联结或者不发生联结继续向脑干方向延伸（见图 2.17）。

神经根与周围神经支配

通过形成神经丛（23 页）将多对神经根的纤维引向不同的周围神经内，所以在一根神经内含有相邻几个节段神经根的纤维（参见图 3.31、图 3.32 和图 3.33）。一个神经根的纤维又重新在周围组合（见图 2.5）并

2

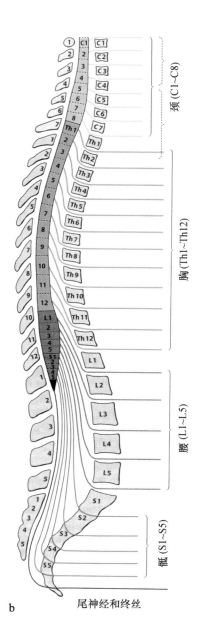

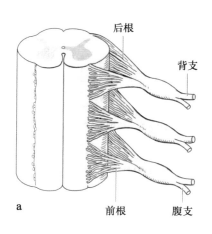

图 2.4　脊神经根节段及其与椎体的关系

a. 脊神经前根和脊神经后根解剖；b. 脊神经节段的数目；由脊髓中央管出来后的脊神经及其相应的出孔。在长度发育上脊髓比脊椎短，所以，脊神经根在脊髓中央管内向尾侧方向总是要经过较长一段距离之后才能达到其出孔。可参见运动系统章节

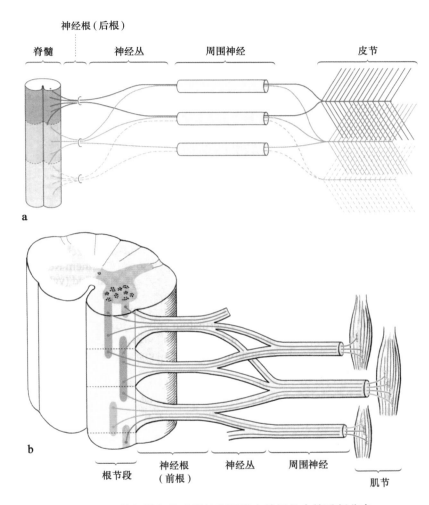

图 2.5　传入性和传出性神经纤维在神经丛内的重新分布

周围神经的感觉神经纤维进入不同节段的脊神经后根，一个神经根的运动纤维进入不同的周围神经。a. 一个神经根节段的感觉纤维在周围区域重新聚集，支配某一特定的皮肤节段区（皮节），相邻神经根的支配区域明显地相互重叠；b. 肌肉的神经根和周围神经支配，每一块肌肉都只由一根周围神经支配，但是一般都含有多个来自不同神经根的纤维（多神经根或多节段神经支配）

支配某一皮肤节段区（皮节或皮节区）。皮节对应于神经根节段，而神经根节段又有对应的"脊髓节段"。成熟的脊髓已经难以辨认或划分原始节段。

图2.6显示皮节的前面观和背面观。皮节的节段性分布于胸部表现最明显。

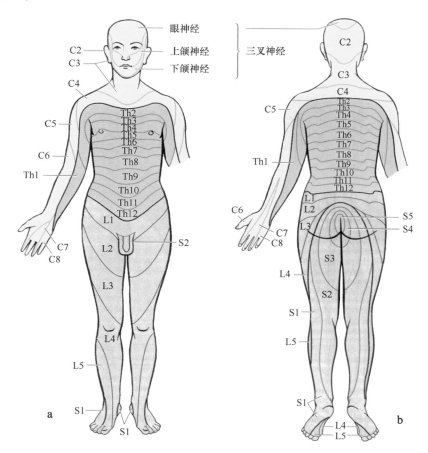

图 2.6　皮肤的节段神经支配（仿自 Hansen-Schliack）
a. 前面观；b. 背面观

正如图2.5所示，相邻神经根的皮节相互重叠，因此当只有一个神经根受损时，临床上几乎不能察觉。

神经根病变时感觉缺失：只有当多个相邻神经根损伤时，才会出现能被诊断出具有节段性特征的感觉缺失，由于皮节与脊髓神经根节段相对应，对确定脊髓和神经根病变的平面有很大的诊断价值。图2.7便于示教，依据该图容易记住颈、胸、腰和骶神经支配区的分界。

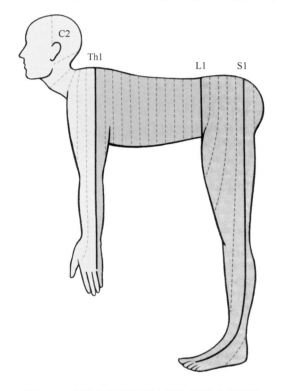

图 2.7 皮肤节段性神经支配和节段分界简图

触觉的皮节区重叠较疼痛觉多，所以当1个或2个神经根受损时，难以查出触觉敏感性异常，却较容易查出痛温觉障碍。因此，当怀疑神经根受损时，如果检出痛觉减退或缺失应特别注意。

外周神经病变时感觉缺失：不难推论，一个神经丛索或一个周围神经损伤时与神经根病变相比较完全是另外的一种感觉缺失。因为神经丛损伤主要是引起运动的缺失，可表现出一些典型的综合征，这将在运动系统章节中论述（52页）。

一条周围神经内走行的纤维来自多个神经根节段，如果一条周围神经损伤，这些神经根节段就不再与那些来自相同节段但走行在另外的周围神经内的纤维会合在同一皮节区，感觉缺失所表现的模式与神经根损伤完全不一样（见图2.8）。此外，相邻周围神经支配区的重叠比神经根支配区的重叠小，所以其感觉障碍很易于诊断。

2.2.3　外周调节环路

在我们分别追踪描述痛觉、温度觉、压觉和触觉从脊髓至脑内的传导通路之前，必须先了解各种周围性调节环路的机能。重要的是，除传入（感觉）支外还需了解传出（运动）支。

单突触和多突触反射

单突触本体感觉反射：由图2.11可以了解到，从肌梭起源的粗传入性纤维在脊髓内入口区发出分支，并且以其终末直接与前角灰质内的神经元突触连接。传出性运动纤维起源于这些神经元，所以称为前角运动神经元，这些传出性轴突离开脊髓、经过前根，接着在周围神经内走行到达骨骼肌。

上述连接构成简单的单突触反射弧，由两个神经元组成，即一个传入性感觉神经元及一个传出性运动神经元。

反射弧的起点站和终点站在同一肌组织内，所以也称为肌本体感觉反射。

上述反射弧构成肌群长度系统调节的基础（30页）。

拮抗肌的反射性松弛：单突触反射本身严格来说并非单突触，因为它有多突触成分。也就是说，不仅是前角神经元被激活，使肌肉产生收缩作用，而且同时通过中间神经元，利用脊髓性传导抑制了其他的神经元，使拮抗肌松弛，否则拮抗肌会对主动肌的收缩产生拮抗作用（见图2.14）。

多突触屈曲反射：另外一个反射弧就是重要的屈曲反射，它是一种保护性和逃避性反射，启用了大量的连接神经元，所以是多突触反射。

如一个人用手指触碰火炉，当手还没有真正感觉到痛，就已把手迅速抽回。在该例证中感受器位于皮肤内（伤害感受器），动作电位由伤害感受器传到脊髓的胶状质，传入性纤维在此通过突触与脊髓固有神经元

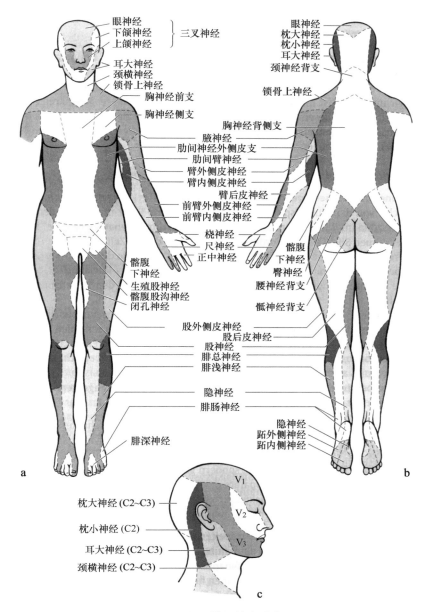

图 2.8 周围神经的皮肤支配

a. 前面观；b. 背面观；c. 三叉神经三条分支的神经支配区以及颈神经皮肤支配区

系统的众多中间神经元连接（中间细胞、联合细胞和连合细胞，上述细胞尤其是联合细胞的突起，可以在固有束内上升或下降多个脊髓平面，图 2.9）。通过上述固有神经元系统的细胞，冲动传到参与手收缩动作的那些肌肉，使手从致痛的部位抽回。要完成这一动作必须产生许多冲动，按照一定的顺序和强度使一些肌肉收缩，同时使另一些肌肉（拮抗肌）松弛，这些联络过程由脊髓的固有神经元系统完成，这个固有神经元系统类似一台计算机。

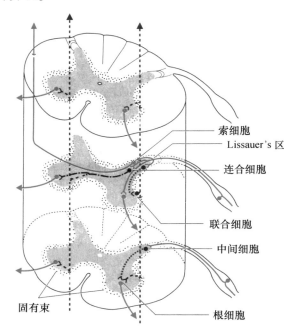

索细胞
Lissauer's 区
连合细胞
联合细胞
中间细胞
固有束
根细胞

图 2.9　脊髓内的固有神经元系统，多突触连接

例如，当脚踩在尖石上，产生的疼痛则经历一个复杂的既定程序（见图 2.10）：刺痛的脚因屈曲动作而抬起，这时另一条腿成为重力腿（交叉伸展反射 crossed extensor reflex）。由于突然变换重心，如果躯干、肩、臂和颈部的肌群不能立即反应以平衡这种重心改变、保持直立姿势，就会摔倒。这一过程需要脊髓内许多的联络环节，脑干和小脑也参与作用。所有这一切都仅仅发生在一瞬间，之后方才知道疼痛，才去查看引起疼痛的原因以及脚是否受伤。

　　所有这些无意识的过程都主要发生在脊髓内。但是就上述最后举例表明，较高的中枢神经区域也必须参与连接，这样才不会重心失衡而保持直立姿势。

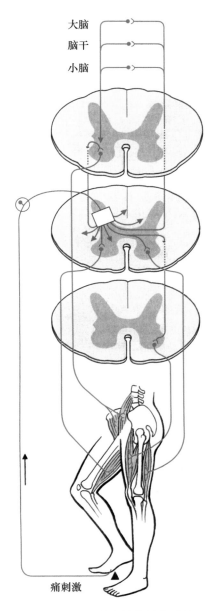

大脑
脑干
小脑

痛刺激

图 2.10　多突触连接的屈曲反射

2

肌牵张和肌张力感受器的调节

　　每一条肌肉都有两套反馈系统：单突触反射弧与多突触反射弧的功能完全不同，正如以上所述，多突触反射传导保护性和逃避性反射，而单突触反射弧参与各种不同的功能环路，其作用是协助调节肌长度和肌张力。

- 一套长度调节系统，其肌梭内的核囊纤维充当测量感受器；
- 一套张力调节系统，其 Golgi 腱器和肌梭内的核链纤维充当测量感受器。

　　牵张感受器和张力感受器：肌梭充当牵张感受器和张力感受器，这两种不同的功能作用通过两种不同类型的肌梭内纤维来传导，即核囊纤维和核链纤维（图 2.11 和图 2.12）。这两种纤维类型一般都较肌梭外纤维更细而短。出于示教的目的将核囊纤维和核链纤维在图 2.11 和图 2.12 中分开显示，而实际上是较细而短的核链纤维直接附着在稍长的核囊纤维上。一个神经肌梭通常含 2 个核囊纤维和 4~5 个核链纤维，在核囊纤维中央，肌梭内肌纤维扩大成一个囊袋，内含约 50 个核，被称为初级神经末梢或环形螺旋末梢的感觉神经纤维缠绕着这个囊袋。这种螺旋末梢

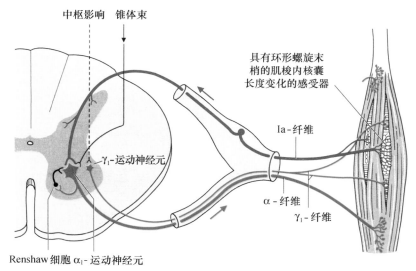

图 2.11　维持肌肉长度的反馈环路

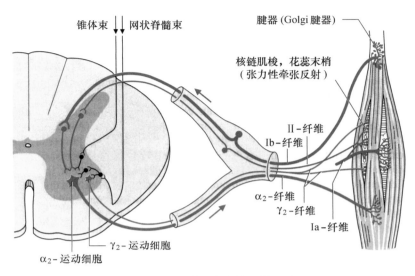

图 2.12 维持肌张力的反馈环路

对肌肉牵张的反应很敏感，主要记录的是牵张变化（牵张感受器）。与此不同的是，核链纤维记录肌肉的一种持续的牵张状态，即肌张力（张力感受器）。

除上述感受器外，肌腱组织内还有一种张力感受器，即 Golgi 腱器，显示于图 2.12 肌梭旁。借助于 1~2 个中间神经元传导的抑制性冲动，对无论是被动牵张还是主动收缩引起的同名肌的紧张度起反应。这些冲动由快速 Ib-纤维向中枢传导。Golgi 腱器的基本任务就是，根据反馈信息测量各肌肉的用力强度，并通过发出抑制性冲动使肌张力保持在生理学限度内。

肌纤维长度的保持：肌梭外肌纤维在静止状态下处于一个适当的长度，机体总是尽力保持这个肌纤维长度。当肌肉被拉长时，肌梭也受牵张，环形螺旋神经末梢立即对牵拉反应产生动作电位，通过快速传导的传入性 Ia-纤维传到脊髓前角的运动神经元，然后去极化（见图 2.11）。接着，这些运动性冲动通过同样快速传导的传出性粗 α_1-纤维传回到肌梭外肌群，使这些肌群收缩而恢复原来的长度。肌肉的任一牵张都能引发这种反射机制。

　　临床上以轻叩肌腱例如股四头肌腱来检测这种反馈环路的完整性（膝反射），此时同名肌受牵张而激活上述反射弧。由于来自肌肉的刺激经过 1~2 个脊髓节段又传回到同一肌肉（肌本体反射），所以这种反射对于神经学检查中损伤的定位具有很大的诊断价值。以此方法可以确定脊髓损伤或神经根损伤的平面。图 2.13 显示的是临床上最重要的肌本体反射，包括其引发机制和反射弧经过的神经根节段。但在生理情况下几乎不会出现这种用叩诊锤叩击肌肉产生的肌肉短暂牵张作用。

　　拮抗肌反射性松弛：被牵张肌肉为了恢复其长度而产生反射性收缩，拮抗肌则反射性松弛发挥协同作用。这个反馈环路的起点同样是在肌梭内，在许多肌梭内，尤其是在核链纤维内，除有初级神经末梢外，还有第二级神经末梢，即所谓"花蕊末梢"，它们同样对牵张起反应，其动作电位不是通过 Ia-纤维，而是通过细Ⅱ-纤维向中枢方向传导，在脊髓内与中间神经元联络，通过中间神经元使拮抗肌被抑制而松弛（交叉拮抗抑制）（见图 2.14）。

　　肌肉长度调节系统对各种不同长度的适应：上述保持肌肉长度的反馈环路可以被一种特殊的运动系统调节成不同的长度。

　　图 2.11 除大的 α-前角细胞，还有较小的细胞，即所谓的 γ-运动神经元。由这些 γ-神经元发出纤细的 γ-纤维至肌梭的梭内小横纹纤维。如果肌梭受 γ-纤维的神经支配，则梭内肌在肌梭的两极收缩，而肌梭中部则受牵张，这一牵张变化刺激环形螺旋末梢，使之发放动作电位，结果工作肌群张力增加。

　　γ-运动神经元处于上级下行性运动神经元（例如锥体束、网状脊髓纤维和前庭脊髓纤维）的影响下。肌张力可以以此方式直接受到较高运动中枢的影响，这对任一随意运动都具有很大意义。γ-传出冲动使随意运动得到修正和步骤分化更细，并且使牵张感受器的敏感性得以调节。如果梭内肌收缩（肌梭中部的预前牵张），则牵张感受器的兴奋阈值降低，即肌群一个很小的牵张活动都足以激活牵张感受器。在正常情况下，通过肌梭运动性神经支配自动调节应保持肌肉的长度。

　　如果初级感受器（具有环形螺旋末梢的核囊纤维）或次级感受器（即花蕊末梢的核囊纤维）被缓慢牵张，那么肌梭感受器的反应是静止

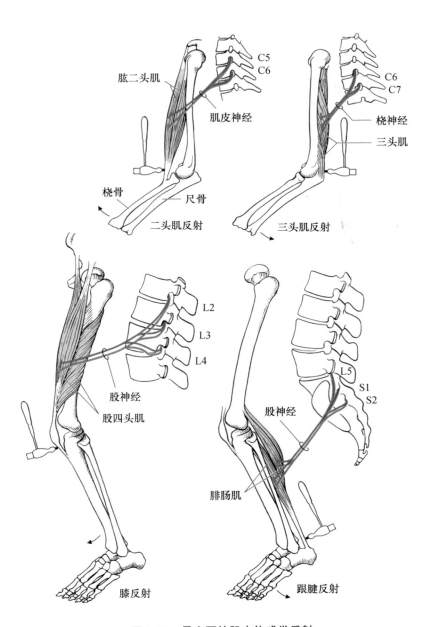

图 2.13　最主要的肌本体感觉反射

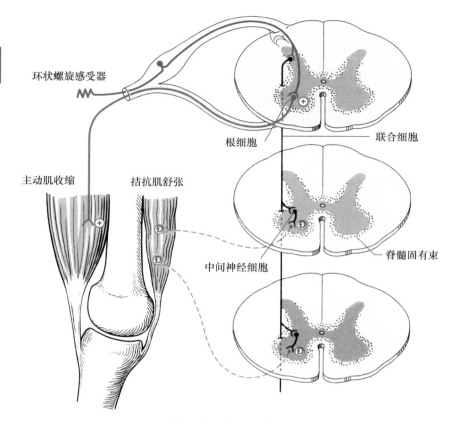

环状螺旋感受器

根细胞

联合细胞

主动肌收缩

拮抗肌舒张

中间神经细胞

脊髓固有束

图 2.14　单突触反射对拮抗肌的多突触抑制效应

（几乎是不变）的。相反，如果初级末梢被很快速地牵张，则反应是强烈的、动态（变化很大）的。静止和动态反应两者都由传出性γ-神经元控制。

　　γ-动态神经元和γ-静态神经元：一般认为可以将传出性 γ-神经元分为两型，γ-动态神经元，主要支配肌梭内核囊纤维，γ-静态神经元，主要支配核链纤维。

　　如果γ-动态神经元激活了核囊纤维，则通过环形螺旋末梢的传导，产生强烈的动态反应；相反，如果 γ-静态神经元被激活，它主要是影响肌梭内核链纤维，则反应是静止的和强直的、几乎没有动态变化。

　　肌张力：每条肌肉即使在完全松弛的状态下也有一定的张力，称为静止张力。当被动地屈曲或伸展一个肢体时，就能感觉到这种张力。

除非切断含有该肌肉的运动纤维的全部前根，这种张力才会完全消失。切断相应的后根情况也相同。因为这种静止张力不是肌肉系统本身产生的，而是通过上述反射弧维持的。

肌张力对重力和运动的适应：我们的身体始终处在地球的重力作用下，行走和站立时必须有某些姿势肌肉（股四头肌、长的背伸肌、颈肌）通过适应过程来对抗重力，否则就会摔倒。还有举重时，四头肌"正常"条件下的张力已不够；如果不立即增加肌牵张力促使肌梭激活紧张性本体感觉反射，使肌肉张力增加，膝关节就会支持不住。通过这种由肌梭感受器引发的机理，肌张力自动地适应所需的状态，这就是说，以反馈启动的伺服机制使动作电位不断地循环往复，以保障行走时所需的肌张力。

2.3   感觉系统的中枢部分

前面叙述的是传入性冲动由周围至脊髓的通路。本节将描述传入性冲动在中枢神经系统内进一步走行的各个站点。

2.3.1   后根入口区和后角

各感觉神经纤维进入后根入口区后，分出众多侧支与脊髓内其他神经元发生突触连接。图 2.15 显示传导一些特定感觉的神经纤维在脊髓内走行于不同的传导束内。有意义的是，所有传入性神经纤维的髓鞘在穿过神经根入口区到后角时（称为 Redlich-Obersteiner 带，即雷-奥二氏带）明显变薄（周围性至中枢性髓鞘移行段），并且由少突神经胶质细胞取代施万细胞。

传导各种感觉的脊髓传导束（见图 2.16）将在下文中分别叙述。

2.3.2   脊髓小脑后束和脊髓小脑前束

部分来自身体深部组织（肌肉、肌腱、关节）的传入性冲动通过脊髓小脑束到达小脑这个平衡器官。脊髓小脑束分为脊髓小脑后束和脊髓

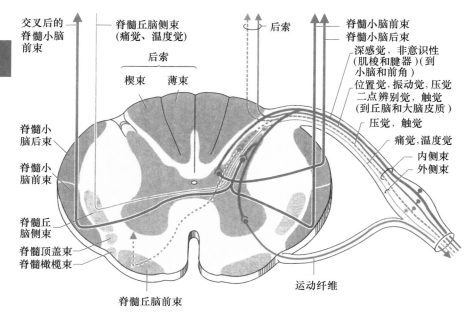

图 2.15　各种感觉的后根神经纤维在后根内的位置及其在脊髓内的通路

小脑前束（见图 2.16a）。

　　脊髓小脑后束：快速传导 Ia-纤维起源于肌梭和腱器，进入脊髓后分出各种侧支，有些侧支直接到大 α-前角细胞（单突触反射弧，图 2.15 和图 2.11），剩余侧支终止于 C8 至 L2 节段后角基底区内［胸核、Clarke 柱（背核）、Stilling 核（红核）］的核柱内，并进行二级神经元交换，由此发出脊髓小脑后束，属快速传导纤维。它们在同侧脊髓侧索的后部上行，经小脑下脚（inferior cerebellar peduncle）到达小脑蚓部皮质（见图 2.16a 和图 2.17）（229 页）。来自颈部的纤维经过楔束到副楔束核（见图 2.17），由此继续上行至小脑。

　　脊髓小脑前束：传入性 Ia-纤维的另一些侧支与后角和脊髓灰质中部内的束细胞发生突触联系（图 2.15、图 2.16a 和图 2.17）。在此进行二级神经元交换，从下面的腰髓开始已可见这些二级神经元，由二级神经元发出脊髓小脑前束。该传导束在两侧侧索前部上行到达小脑。与脊髓小脑后束不同，前束穿过菱形窝底部上升至中脑，然后向下经过小脑上脚

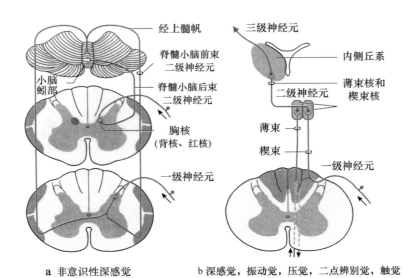

a 非意识性深感觉

b 深感觉，振动觉，压觉，二点辨别觉，触觉

c 粗触觉和压觉

d 痛、温觉（痒觉，性觉）

图 2.16 重要脊髓传导束及其传导的感觉
a. 脊髓小脑前束和后束；b. 后索；c. 脊髓丘脑前束；d. 脊髓丘脑侧束

2

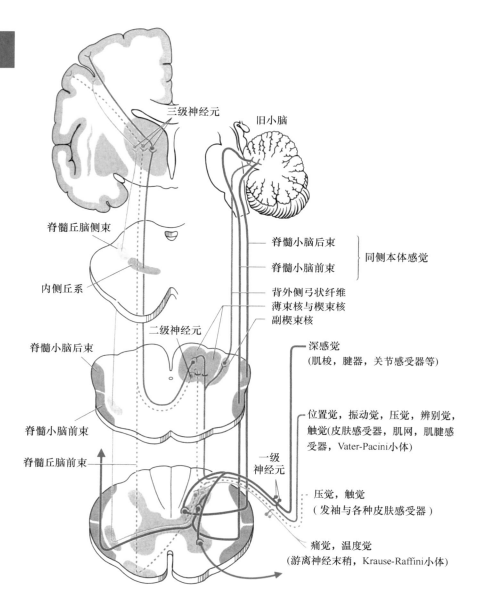

三级神经元

旧小脑

脊髓丘脑侧束

内侧丘系

脊髓小脑后束

二级神经元

脊髓小脑前束

脊髓丘脑前束

脊髓小脑后束
脊髓小脑前束
} 同侧本体感觉

背外侧弓状纤维
薄束核与楔束核
副楔束核

深感觉
(肌梭，腱器，关节感受器等)

位置觉，振动觉，压觉，辨别觉，
触觉(皮肤感受器，肌网，肌腱感
受器，Vater-Pacini小体)

一级
神经元

压觉，触觉
(发袖与各种皮肤感受器)

痛觉，温度觉
(游离神经末稍，Krause-Raffini小体)

图 2.17　脊髓内最重要的上行传导通路及其到大脑和小脑内的部位示意

和上髓帆到达小脑蚓部。小脑接受有关全部深部感觉的传入性刺激，并且通过多突触传出冲动影响肌张力以及协调拮抗肌和主动肌，即影响行走和任何其他运动的协调肌。因此，高级功能环路是建立在低位反馈环路之上的，并通过锥体外系作用于α-前角细胞和γ-前角细胞，影响运动系。然而所有调节过程都没达到意识中枢水平。

2.3.3 后索

我们能知道肢体所在位置及其肌张力，能感觉到身体对足底的压力（感觉到脚下的地面），还能感觉到关节活动，这就说明本体感觉能达到意识中枢水平。这些冲动来源于肌肉、肌腱、筋膜、关节囊和结缔组织（Vater-Pacini 环层小体和 Golgi-Mazzoni 小体），还有皮肤内的感受器。传入冲动到达假单极脊神经节细胞，其中枢性突起经过后根进入脊髓，然后分出下降支和上升支，上升支在后索内上行、并止于延髓下部的后索核（见图 2.16b 和图 2.17）。

后索冲动的中枢传导：传导下肢冲动的后索纤维位于脊髓最内侧，在颈髓平面时传导上肢冲动的后索纤维则位于外侧，这样似乎有两条后索，即一个内侧的薄束和外侧的楔束（见图 2.18）。二级神经元都在后索核（薄束核和楔束核）内，其轴索到达丘脑（延髓丘脑束），途中所有纤维交叉至对侧形成内侧丘系（见图 2.16b 和图 2.17），然后经过延髓、脑桥和中脑，最后止于丘脑腹后外侧核（VPL）（见图 6.4），冲动在此交换三级神经元（丘脑皮质束）、然后经过内囊（锥体束后方）、放射冠而到达中央后回，即到达意识中枢。传导束的躯体投射分布，在脊髓内已可辨认，延续直至大脑皮质的整个行程中（见图 2.19）。中央后回的躯体投影呈"倒立矮人"（见图 9.19）。

后索损伤：后索主要传导来源于本体感受器和皮肤感受器的冲动。如果后索损伤，则不能准确确定自己肢体的位置，闭眼时不能通过触摸辨别放在手里的物体，不能辨别写在皮肤上的数字和字母，同时刺激身体两个不同部位时不能辨别其空间位置。由于压觉也受损，所以不能感觉到脚下的地面，站立或行走都不稳（共济失调），尤其是在黑暗中或闭眼时。这些机能障碍在后索损伤时特别明显，而在后索核、内侧丘系、

2

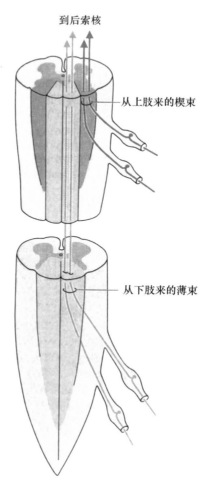

到后索核

从上肢来的楔束

从下肢来的薄束

图 2. 18　后索及其薄束（内侧，从下肢来的传入纤维）和楔束（外侧，从上肢来的传入纤维）

丘脑以及中央后回损伤时则较轻。

　　后索损伤综合征：

- 位置和运动觉丧失：病人闭眼后不能准确说明肢体所处的位置。
- 实体觉缺失：病人闭眼后不能触摸辨别和描述物体的形状和性质。
- 二点辨别觉丧失。
- 振动觉丧失：病人不能感觉到放置在其骨骼上的音叉振动。

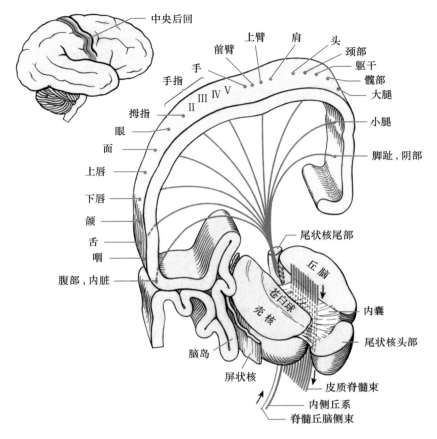

图 2.19 感觉传导束经过丘脑和内囊至大脑皮质的通路

• Romberg 征阳性：病人闭眼和双足并拢时不能平稳站立，摇摆并可摔倒，睁眼时对深感觉的丧失可有很大程度的代偿，在这点上则与小脑损伤患者不同。

后索纤维起源于假单极脊神经节细胞，而脊髓丘脑前束和侧束则不同，它们具有传入系统的二级神经元（见图 2.16c 和 d）。

2.3.4 脊髓丘脑前束

冲动起源于皮肤感受器（毛袖、触觉小体），经过中等厚度髓鞘包绕的周围神经纤维至假单极脊神经节细胞，然后经过后根传导至脊髓。脊神经节细胞的中枢性突起于脊髓后索内，上升 2~15 个节段，其侧支下降 1~2 个节段后在不同平面后角灰质内与细胞发生突触连接而终止（见图 2.16c）。由这些细胞（二级神经元）发出脊髓丘脑前束，其纤维在前连合交叉到对侧于前外侧索内上行，与脊髓丘脑侧束和内侧丘系一起止于丘脑（腹后外侧核）（见图 2.17），冲动在丘脑内交换三级神经元（丘脑皮质束）后到达中央后回。

脊髓丘脑前束病变：由于形成脊髓丘脑前束的一级神经元的纤维首先在同侧后索内上升较长距离，中途发出侧支至交叉的二级神经元，所以，腰部和胸部的脊髓丘脑前束损伤时，常常不会引起明显的触觉丧失，因为许多冲动由于长距离同侧走行而绕过损伤区。如果脊髓丘脑前束损伤在颈部，只引起对侧下肢轻度感觉减退。

2.3.5　脊髓丘脑侧束

脊髓丘脑侧束传送痛觉，刺激痛觉受体（关于痛觉受体也可参见图 2.1 和图 2.2）产生痛觉，例如强烈的机械性刺激（炙热）或化学性刺激可激活游离神经末梢，然后，这些物理性刺激或者通过快速传导的纤细的髓鞘神经纤维（A 纤维），或者通过慢速传导的无髓鞘的神经纤维（C 纤维）进行传导，当激活 A 纤维时所感受到的痛觉是精细痛觉，即定位明确的痛觉，当激活 C 纤维时所感受到的痛觉是初感，即散漫的烧灼样的痛觉。这些神经纤维按节段在后角的神经细胞转接到二级神经元，在这里即已进行初级的"疼痛处理"，这样可以引起胶状质内下行传导束的痛觉减轻（见图 2.20），同时在这里激活多突触保护反射（也参见图 2.10），疼痛传导通路即由后角向腹侧，在同节段水平交叉后到对侧，然后在对侧的脊髓丘脑束内走行，到达内侧丘脑再至边缘系统（内侧疼痛系统，见图 2.16d），终止于外侧丘脑的传导通路则将继续传导至中央后回进行躯体编码。

传导痛觉和温度觉的纤维在其行程中排列紧密，从解剖上难以分开。脊髓丘脑侧束损伤时不仅累及传导痛觉和温度觉的纤维，而且有时程度也相当不同。

感觉刺激的中枢传导：脊髓丘脑侧束与内侧丘系一起伴行，称为脊

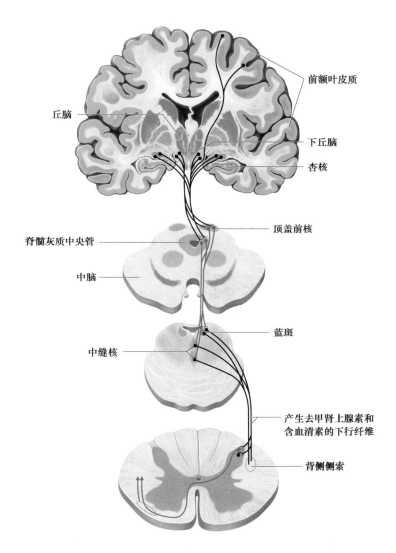

图 2.20　下行的感觉抑制。发自新皮质、下丘脑和杏核的下行传导束下行至脊髓灰质中央管和顶盖前核的神经元（红色）。这些神经元激活蓝斑内的去甲肾上腺素神经元以及中缝核内的含血清素神经元（黑色），从而直接或通过抑制性的中间神经元间接地抑制疼痛传导束（蓝色）的二级神经元

髓丘系，经过脑干，止于丘脑腹后外侧核（VPL）（见图6.4和图2.19）。在此三级神经元换元并发出轴索形成丘脑皮质束，到达顶叶的中央后回（见图2.19）。痛觉和温度觉刺激传导到丘脑时就已经能被粗略感觉到，但是细微差别只有到皮质后才能感觉到。

脊髓丘脑侧束病变：脊髓丘脑侧束为痛觉和温度觉刺激的主要传导束。该束被切断（脊髓丘脑侧束切断术，过去治疗顽固性疼痛有时采用此法）后，疼痛并不完全消失，所以有人认为，痛刺激大概还可通过脊髓神经元沿脊髓在固有束的内部传导束传导。

如果在脊髓腹侧部内切断脊髓丘脑侧束，则切断平面以下对侧1~2个节段痛觉和温度觉丧失，而触觉保留（分离性感觉障碍）。

2.3.6　其他传入性脊髓束

除上述脊髓小脑和脊髓丘脑纤维束外，脊髓还含有其他的传入性传导束系统，它们通向脑干的不同靶区以及脑皮质下的核区。这些传导束起源于脊髓后柱（二级传入性神经元），然后在前外侧索内上行，如脊髓网状束、脊髓顶盖束、脊髓橄榄束和脊髓前庭束。脊髓前庭束位于C4脊髓节段以上前庭脊髓束区域内，可能是脊髓小脑后束的侧支。

图2.21为一个脊髓横断面详解图，显示各种感觉通路和下行运动性传导束的分布以及它们的相互关系。除上行和下行传导束外，脊髓还含有所谓的脊髓固有神经元；所属神经元与其各种脊髓节段内上行和下行的纤维一起形成固有束（见图2.9）。

2.4　感觉刺激的中枢处理

图2.17为示意图，简明显示了所有提到过的从后根到终止区的感觉传导通路及其相互之间的位置关系。所有从丘脑至脑皮质的感觉性第三级神经元都走行在内囊后肢内锥体束后方，终止于中央后回区域的躯体感觉区（Brodmann细胞结构区3a、3b、2和1），传导的是浅感觉、触觉、压觉、痛觉、温度觉以及部分深感觉（见图2.19）。

感觉运动整合：并非所有来源于丘脑的感觉性传入冲动都终止于感觉

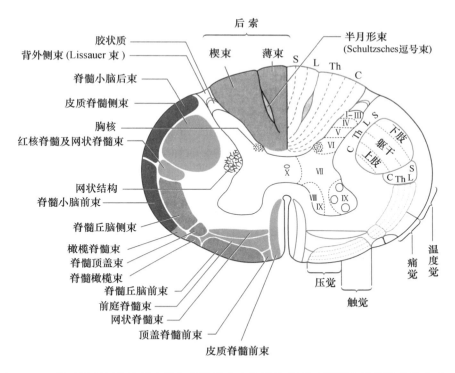

图 2. 21　脊髓横断面各传导束的躯体投影分布及细胞分层（脊髓内的细胞结构分布，参考 Rexed 的图）

皮质，而有部分终止于中央前回即运动皮质内。另一方面，还可以由中央后回引发运动性反应。运动性和感觉性皮质区部分重叠，所以总称为感觉运动区。在这个区域，感觉性冲动可以迅速转换成运动性冲动（感觉运动性反馈环路），对此将在以后的章节进一步叙述。这个短路的反馈环路，其锥体束纤维大多不需中间神经元而直接终于前角细胞。尽管存在重叠，但中央前回主要的还是运动区，而中央后回主要的还是感觉区。

不同起源和性质的感觉刺激差异：传入性纤维的三级神经元在皮质内不仅呈倒置"感觉矮人"躯体投影排列，而且不同性质的感觉冲动在皮质内有不同的靶区。

虽然痛觉、温度觉以及其他刺激在丘脑已经能感觉到，但是这些感觉到达大脑皮质以后才能分辨出其性质。一些较高级的功能，如二点辨别觉以及各种刺激的精确定位，受大脑皮质的控制。

单侧感觉性损伤后会导致对侧半身痛觉、温度觉和触觉的感觉减退，但不会完全丧失，相反，对侧身体节段的二点辨别觉和位置觉却会完全丧失，因为不同性质的感觉受完整大脑皮质的控制。

实体觉：一些功能如辨认放在手里的物体（实体觉）还需要顶叶的其他联合区，在这个联合区许多感觉如大小、形状、性质（尖、钝、软、硬、凉、热）等相互整合，并且可以与从前经历过的触觉记忆进行比较。

实体觉丧失：如果顶叶下部的某一区域受损，对侧通过触摸辨认放在手里的物体的功能可能会丧失，称为实体觉丧失。

2.5 感觉传导路中断的感觉缺失

感觉缺失可以因感觉传导路受损部位的不同而有一定差异。图 2.22 显示感觉通路中的典型病变部位所引起的感觉缺失。

• 若支配上肢（a）或支配下肢（b）的感觉运动区皮质或皮质下发生病变，可引起对侧相应肢体的感觉异常（如蚁走感和麻木感），特别是远端，也可以是局灶性感觉性癫痫的感觉异常。因为邻近运动皮质，所以还常常出现运动性放电［杰克逊（Jackson）氏癫痫发作］。

• 若一个病变累及丘脑以下全部感觉通路（c），则对侧半身所有感觉都消失。

• 如果除痛觉和温度觉以外的感觉通路受损（d），则对侧面部和偏身出现感觉异常，但痛觉和温度觉保留。

• 若病变在脑干内局限于三叉丘系和脊髓丘脑侧束（e），则对侧面部和偏身痛觉和温度觉丧失，但其他感觉保留。

• 若病变累及内侧丘系和脊髓丘脑前束（f），则对侧偏身除痛觉和温度觉以外的其余各种感觉均消失。

• 如果脊髓三叉神经脊束核和脊髓丘脑侧束受损（g），则同侧面部和对侧偏身痛觉和温度觉丧失。

• 后索损伤（h）则引起位置觉、振动觉、辨别觉和其他感觉的丧失，并伴有同侧共济失调。

2

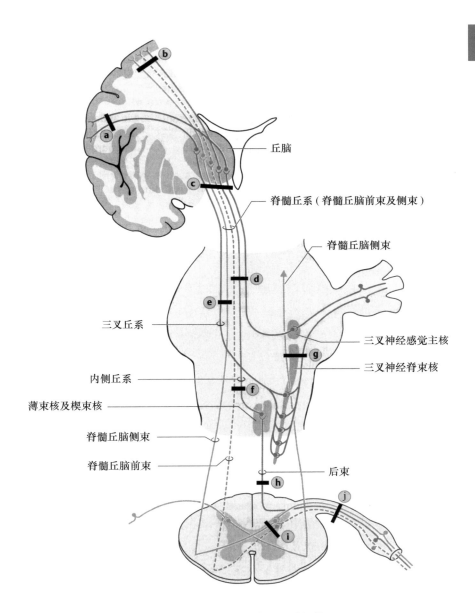

丘脑

脊髓丘系（脊髓丘脑前束及侧束）

脊髓丘脑侧束

三叉神经感觉主核

三叉丘系

三叉神经脊束核

内侧丘系

薄束核及楔束核

脊髓丘脑侧束

脊髓丘脑前束

后束

图 2.22　各种类型传导通路损伤

● 后角受损（i）则引起同侧痛觉和温度觉丧失，但其余各种感觉保留（分离性感觉障碍）。

● 多个相邻后根受损（j）时，出现根性感觉异常和疼痛以及相应皮节区的各种感觉减退甚至丧失，如果是支配上肢和下肢的神经根受损，则还出现肌张力低下或无张力、反射消失和共济失调。

病例 1　联合变性

80 岁女性病人因明显的呼吸急促并呼吸困难收入院。病人述约一年半以来走路不稳不断加重和全身烧灼感。呼吸急促加重几个月，尤以最近几周明显进展。既往有"胃炎"病史。

主管医师详细查体：病人面容苍老、干枯，呼吸困难，一般情况差。神经系统检查：以双下肢为主的四肢麻痹，肌腱反射亢进，但同时伴有肌肉萎缩尤以躯干肌肉萎缩为著。此外，还发现严重传入性共济失调、严重的位觉障碍以及胸 8 以下向远侧逐渐加重的触觉减退和痛觉减退。下肢的振动觉近于缺失（振动觉缺失）。

神经内科医师针对呼吸困难申请了呼吸功能检查，针对神经系统症状申请了颈椎和胸椎的 MRI 检查。

肺功能检查显示呼吸幅度和肺活量明显降低。血气分析显示呼吸衰竭、O_2 值明显降低、CO_2 明显升高。此外，实验室化验检查显示血清维生素 B_{12}、维生素 B_6、维生素 C、维生素 D 以及叶酸水平明显降低。颈椎和胸椎 MRI 检查于后索、侧索和前角可见明显强化高信号影（见图 2.23）。

回访患者的私人医生得知，患者有内在因子缺乏性慢性萎缩性胃炎病史，近几年采用了维生素 B_{12} 替代疗法，但是用药非常不规律。综合所有的检查结果确诊为联合变性进展期，病变不仅典型地侵及锥体束的后索，而且还合并侵及前角（截断综合征）。患者因呼吸肌麻痹而导致呼吸衰竭（其支配运动神经元萎缩）。

因血气值明显降低，必须对病人进行数周的呼吸监控。在纠正失水、电解质紊乱以及维生素缺乏之后，患者逐渐好转，在住院治疗 2 个月后转至老年康复专科医院。

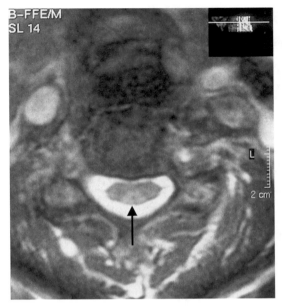

图 2.23　联合变性进展期，并截断综合征。颈椎（颈 6 水平）MRI 检查可见后索传导束和前侧索区域明显强化的信号；诊断为典型的进展期联合变性

3
运动系统

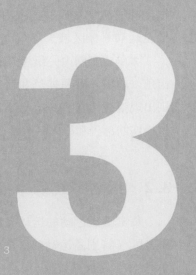

3　运动系统

3.1　概述

随意运动的运动性冲动大部分产生于额叶的中央前回（初级运动区，即 4 区）以及邻近的皮质区（一级运动神经元）。这些冲动经过较长的脊髓传导束（皮质核束和皮质脊髓束/锥体束）到达脑干以及脊髓前角，并且大多在此通过中间神经元交换到二级运动神经元。

由 4 区（和邻近的皮质区）发出的神经纤维共同构成锥体束。它们是初级运动区和脊髓的前角细胞之间最快、最直接的连接。此外，还有其他的皮质区（如运动前区皮质，6 区）和位于皮质下的核区（尤其是基底节）参与调控运动。它们相互与初级运动区和小脑一起构成复杂的反馈回路，再经过多个脊髓束影响前角细胞。它们的主要作用是调整运动和影响肌张力。

由运动性脑神经核团以及脊髓前角细胞发出的运动性冲动，经过前根、神经丛（在四肢范围内）和周围神经到达肌肉。把肌肉内的冲动传导至运动终板区域。

大脑或脊髓内一级运动神经元的病变主要导致痉挛性偏瘫，相反，当前角、前根、周围神经和运动终板等区域的二级运动神经元受到损伤时，则出现弛缓性麻痹。运动障碍极少是神经系统损伤时单独出现的症状，根据损伤的部位和原因一般常合并自主神经的、精神的和神经心理的缺失。

3.2　运动系统的中枢部分及其病变的临床综合征

负责随意运动的运动系统的中枢部分由原始运动区（4 区）、邻近的皮质区（特别是运动前区皮质，6 区）和由此发出的皮质延髓束及脊髓束等所组成（图3.1和图3.2）。

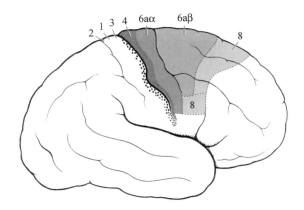

图3.1 原始运动区/中央前回（4区）、运动前区皮质（6区）和前额叶眼区（8区，功能参见以下内容）

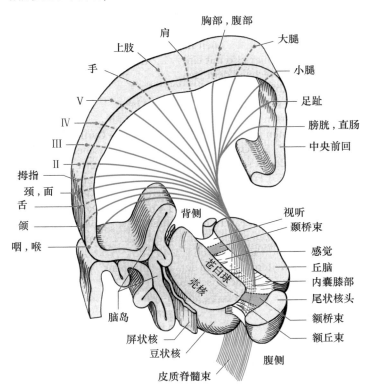

图3.2 锥体束通过放射冠的纤维按躯体定位顺序集中走向内囊后肢

3.2.1 运动系统的皮质区

原始运动区（中央前回，见图 3.1）是一个狭窄带，沿整个中央沟走行，从外侧裂向背内侧延伸至大脑半球上缘，再由此进入半球内侧面的旁中央小叶前部，该区正好走行于中央后回感觉皮质带之前。支配咽和喉的神经元位于其下端，邻近外侧裂。向上顺序依次是面、上肢、躯干和腿（见图 3.2），躯体皮质定位顺序呈"倒立矮人"，其面部为正立，与前面讲过的中央后回感觉区矮人图一致（见图 9.19）。

运动神经元不仅限于 4 区，在邻近皮质区内也能见到。但是，负责精细有目的的单一运动的神经纤维主要起源于中央前回。在中央前回的第五皮质层有特殊的巨大的 Betz 锥体细胞，这些细胞发出快速传导的厚髓鞘神经纤维（图 3.3）。以前都认为锥体束只是由这些传导速度快的 Betz 锥体细胞轴突所组成。然而，它们只占锥体束纤维的 3%～4%，绝大多数锥体束纤维则起源于运动区 4 区和 6 区的小锥体细胞和梭形细胞。起源于 4 区的轴突约占锥体束的 40%，其余的来自额叶的其他区域

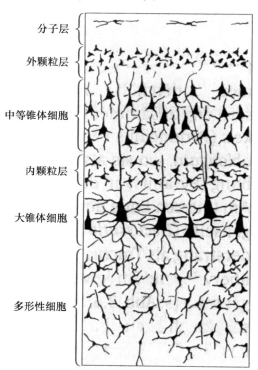

分子层

外颗粒层

中等锥体细胞

内颗粒层

大锥体细胞

多形性细胞

图 3.3　运动皮质的显微结构（Golgi 染色）

域、感觉皮质的 3 区、2 区和 1 区（感觉运动区）和顶叶的一些区域（见图 3.1）。4 区的运动神经元管理对侧半身的精细随意运动，因为锥体束交叉到对侧（见图 3.4），所以刺激 4 区一般只引起对侧肢体各肌肉的运动，而刺激 6 区则引起较大范围的运动，如整个上肢和下肢的运动。

3

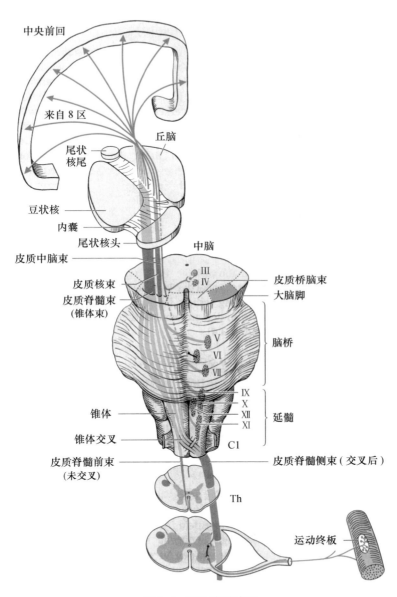

图 3.4 锥体束的走行

3.2.2　皮质脊髓束（锥体束）

当皮质脊髓束纤维离开运动区皮质时，它们集中通过脑白质的放射冠，走向内囊后肢，紧密排列后，则按躯体定位排列顺序通过内囊，进入中脑大脑脚的中部。这时，它们成为紧密的一束，经两侧脑桥基底的中部下行，并被脑桥核的大量细胞和各系统的纤维包围。在脑桥延髓结合部，该束从外面即可见到，并在延髓前部中线的两侧形成拉长倒置的锥体，因而得名锥体束。在延髓下端，每侧锥体束80%~85%的纤维在锥体交叉处交叉到对侧，变成皮质脊髓侧束。其余纤维不交叉，在前索内成为皮质脊髓前束继续下行。这些纤维在其节段平面通过脊髓前连合交叉（见图3.6）。在颈段和胸段脊髓，有些纤维可能与同侧前角细胞相连接，所以颈部与躯干的肌肉接受双侧皮质的神经支配。

在锥体交叉处交叉的大部分纤维成为皮质脊髓侧束并通过侧索下行，由于纤维不断分出，在走向腰髓的过程中变得越来越小。大约90%的纤维与中间神经元形成突触联系，这些中间神经元再与大 α 前角细胞以及 γ 运动细胞相连接（见图3.4）。

3.2.3　皮质核束（皮质延髓束）

形成皮质核束的纤维在中脑平面从锥体束上部分出，稍向背侧走行（见图3.4和图4.55），部分交叉，部分不交叉后，到达颅神经运动核（详见第4章颅神经部分）。这些核团涉及管理随意神经支配的面部和口部肌肉的颅神经：三叉神经（Ⅴ）、面神经（Ⅶ）、舌咽神经（Ⅸ）、迷走神经（Ⅹ）、副神经（Ⅺ）和舌下神经（Ⅻ）。

皮质中脑束：是与皮质核束一起走行的一部分纤维，不是起源于4区及6区，而是起源于8区即额叶眼区（见图3.1和图3.4），由眼区发出的冲动引起眼球同向运动，成为一种复杂的运动过程。由眼区发出的神经束由于其起源和功能的特殊性而被单独命名（皮质中脑束），尽管大部分作者将它归属于皮质核束。

皮质中脑束与锥体束纤维一起走行在内囊后肢的稍前部，然后从背侧进入眼球的运动神经核：N. Ⅲ（动眼神经）、N. Ⅳ（滑车神经）、N. Ⅵ

（外展神经）。8 区不能单独支配各眼肌，只能协同支配眼肌。刺激 8 区引起注视转向对侧（同向偏斜）。皮质中脑束的纤维不直接终止于眼肌运动核团，其情况比较特殊，部分尚不完全清楚，将在脑神经章节中叙述。

3.2.4　运动系统的其他中枢部分

3

除锥体束及其不同的起源区域之外，还有其他的脑结构也参与调控运动（见图 3.5），像皮质与小脑之间的纤维传导束（皮质—脑桥—小脑束）。它们将运动皮质的冲动信号传递给小脑，然后小脑通过传出冲动调整运动过程（参见第 5 章小脑）。此外还有一些纤维参与调控运动，它们由大脑皮质分别走行至基底节（主要是纹状体＝尾状核和壳核）、红核、黑质、脑干内的网状结构以及其他神经核团区域（例如中脑顶盖）。在这些结构中进行换元到其他神经元，然后经过各种中间神经元以顶盖脊髓束、红核脊髓束、网状脊髓束、前庭脊髓束等传导到前角运动细胞（见图 3.6）。小脑、基底节和脑干的运动核团就是通过这些传导通路来影响脊髓运动（详见第 4 章脑干和第 8 章基底节）。

脊髓平面的外侧和内侧运动系统：从解剖和功能上可以将脊髓平面的运动系统进行划分，皮质脊髓束和红核脊髓束为外侧系统，网状脊髓束、前庭脊髓束和顶盖脊髓束为内侧系统（Kypers，1985）。

- 皮质脊髓束和红核脊髓束主要投射到远端肌群（尤其是上肢）和短程的脊髓本体传导通路，它们主要传导臂和手的随意运动，即负责精细的高分辨的精细动作。

- 网状脊髓束、前庭脊髓束和顶盖脊髓束的轴索负责支配位于内侧的运动神经元和远程的脊髓本体传导，即支配躯干肌和下肢肌（躯干动作和站立动作）。

关于红核脊髓束的意义有多种观点，大多认为对人类没有意义。该束主要起源于小红核，部分起源于大核，终止于颈髓（Williams 和 Warwick，1975）。

3.2.5　中枢性运动传导通路的损害

中枢性痉挛性瘫痪的发病机制：在皮质脊髓束损害的急性期，牵张

3

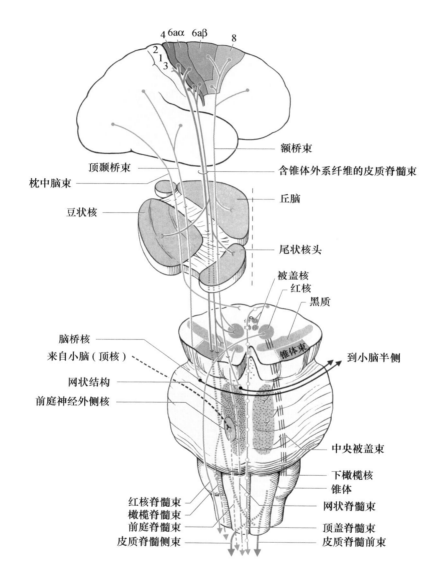

图 3.5　参与调控运动的大脑及其下行传导通路

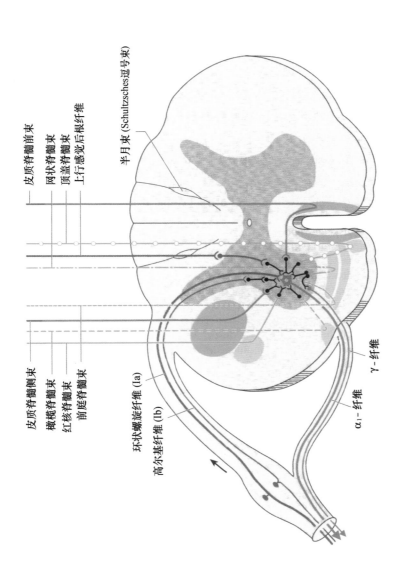

皮质脊髓前束
网状脊髓束
顶盖脊髓束
上行感觉后根纤维
半月束 (Schultzsches逗号束)

皮质脊髓侧束
橄榄脊髓束
红核脊髓束
前庭脊髓束

环状螺旋纤维 (Ia)

高尔基腱纤维 (Ib)

α₁-纤维

γ-纤维

图 3.6 下行运动通路与前角神经元的突触联系

反射被抑制，肌肉首先出现弛缓性麻痹。数天或数周后牵张反射恢复，此时对牵张的反应比以前更敏感，尤其是上肢的屈肌和下肢的伸肌。这种高敏感性的原因在于下行传导通路损伤后，激活肌梭的肌梭运动神经元（γ-运动神经元）与抑制性中枢性冲动的连接中断。肌梭内纤维因此被持久激活（前牵张）而对肌组织的牵张反应特别迅速和敏感。管理肌梭长度的反馈环路大概也因此受到影响，表现为上肢屈肌和下肢伸肌固定为很短的长度。同时还伴有痉挛性张力增高和反射亢进，以及所谓的锥体束征和阵挛，锥体束征还包括一些手指或足趾的体征，例如 Babinski现象（划足底时足趾张力性伸直）。

痉挛性瘫痪出现就说明存在中枢神经系统（脑、脊髓）损害。如果内侧和外侧系统同时受损（如脊髓病变），则更为显著。如果只是单纯的皮质损害，就不出现痉挛状态。这说明辅助运动传导通路对痉挛状态的产生具有重要意义。此外，运动神经元兴奋性的改变，以及脊髓内神经元和肌纤维的激活，都对痉挛的产生和维持产生作用，其具体病理生理不详。

中枢性痉挛性瘫痪综合征。中枢性痉挛性瘫痪综合征包括：

- 肌力减低伴精细运动丧失；
- 痉挛性肌张力增高；
- 牵张反射增强，有或无阵挛；
- 外感受性反射减退或消失（腹壁反射，提睾反射，跖反射）；
- 病理性反射出现（Babinski 征，Oppenheim 征，Gordon 征，Mendel-Bechterew 征等）；
- （初期）获得性肌萎缩。

中枢性运动系统病变的定位分类

皮质下病变（见图 3.7a）（肿瘤、外伤、血管病变、梗死等）：引起对侧身体局部轻瘫，由于面和手的皮质投影区很大，所以半侧身体瘫痪易于出现在这些身体部位（臂、面为主的轻偏瘫）。如图 3.7a 中标示的部位损伤时典型症状是远侧显著的上肢轻瘫伴重点突出的精细运动受损。由于非锥体束纤维没有受到损害，所以这种麻痹是不完全性的（不全瘫

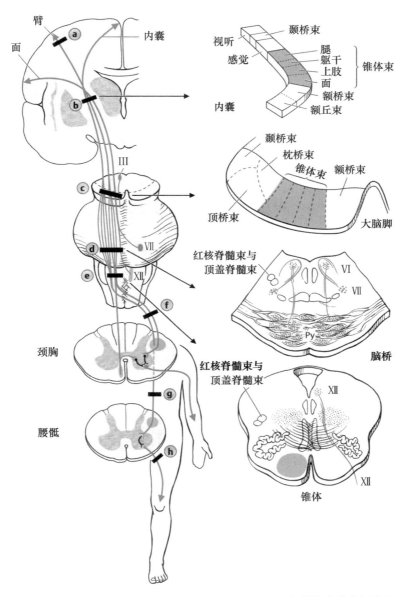

图 3.7 锥体束传导路中可能出现的病变部位,其相应的临床综合征见文
a. 皮质下病变;b. 内囊病变;c. 大脑脚病变;d. 脑桥病变;e. 锥体病变;f. 颈髓平面锥体束病变;g. 胸髓平面锥体束病变;h. 周围神经损伤

痪），另外也不出现痉挛状态，这种轻瘫是弛缓性的。其刺激症状也可以为 Jackson 癫痫发作（局灶性癫痫发作）的形式出现。

内囊病变（图 3.7b）（出血、缺血）：出现对侧痉挛性偏瘫，锥体束纤维和非锥体束纤维同时受损，因为它们在内囊紧密排列在一起，皮质核束也受累，所以还出现对侧面瘫，并可能出现中枢性舌下神经麻痹，由于其余颅神经核团受双侧支配，所以不出现其他颅神经缺失。由于休克样影响，对侧瘫痪首先是弛缓性的，又由于非锥体纤维同时受损，数小时或数天后就转变成痉挛性瘫痪。

大脑脚病变（图 3.7c）（血管病变、出血、肿瘤）：引起对侧痉挛性偏瘫，并可伴有同侧动眼神经麻痹（见 Weber 综合征）。

脑桥病变（图 3.7d）（肿瘤、脑干缺血、出血等）：出现对侧偏瘫，或可能为双侧偏瘫。由于锥体束纤维在脑桥平面较内囊平面分布很散，所以并非所有纤维均受损。支配面神经核与舌下神经核的纤维靠近后背侧，所以该部位受损时较少出现面瘫或中枢性舌下神经麻痹，但是有可能出现同侧外展神经受损或三叉神经受损（见图 4.66 和图 4.67）。

锥体病变（图 3.7e）（肿瘤）：可能是锥体束纤维单独受损（锥体束纤维位于背侧）。结果可能是对侧弛缓性轻偏瘫，为不完全瘫痪（不是偏瘫），因为其余的下行传导束尚完好。

颈髓平面锥体束病变：颈髓病变（图 3.7f）（肿瘤、脊髓炎、外伤等）：引起同侧痉挛性偏瘫，因为锥体束已经交叉，并且该平面还有非锥体纤维走行，上颈髓双侧受损则出现四肢轻瘫甚至四肢瘫痪。

胸髓病变引起锥体外侧束中断（图 3.7g）（外伤、脊髓炎）：则导致同侧下肢痉挛性单瘫，双侧病损则引起截瘫。

周围神经损伤（图 3.7h）则导致弛缓性瘫痪（64 页）。

3.3 运动系统的周围部分及其病变的临床综合征

运动系统的周围部分由脑干内运动性颅神经核团、脊髓内的运动性前角细胞、脊神经前根、周围神经和肌组织内运动终板所组成，在颈段和腰骶段还包括神经丛。

前角细胞（α-运动神经元和 γ-运动神经元）：锥体束纤维和各非锥体束纤维（网状脊髓束、顶盖脊髓束、前庭脊髓束、红核脊髓束及其他）以及经后根进入脊髓的传入纤维，都终止于大、小 α-运动神经元的胞体或树突上。上述纤维还部分直接地，部分间接地经过脊髓内的中间神经元、联络神经元和连合神经元，与小的 γ-运动神经元发生连接（见图 3.6），对 γ-运动神经元部分产生兴奋作用，部分产生抑制作用。γ-运动神经元的轴突纤维细、无髓鞘，支配肌梭内纤维，与脊神经节内的假单极神经元相反，前角细胞为多极神经元，其树突与各种传入性和传出性系统发生无数的突触连接（见图 3.6）。

前角细胞在前角内聚集排列成团及柱状，没有节段性分界（见图 2.5）。颈段前角灰质内，外侧的运动神经元支配臂和手，而内侧的运动神经元支配躯干肌。腰段也呈同样的躯体定位顺序，外侧的运动神经元支配下肢和足，内侧的运动神经元支配躯干肌。

前角细胞的 Renshaw 抑制：在前角众多的联络神经元中，特别需要提及的是 Renshaw 细胞（见图 2.11），大 α-运动神经元的轴索发出侧支，以突触连接终于小 Renshaw 细胞。而 Renshaw 细胞的轴索又返回到前角细胞，并对前角细胞产生抑制作用。这种 Renshaw 抑制就是抑制运动神经元活动的脊髓反馈调节环路的一个例证。

前根：运动神经元的轴突从腹侧离开脊髓形成根丝，并汇集到前根（腹根）内。前根在脊神经节的远侧与后根合并，共同形成一根脊神经。脊神经从椎间孔穿出椎管。

周围神经和运动终板：每个根节都有一对自己的脊神经，这些脊神经不仅包含传入性感觉（躯体）纤维和传出性运动（躯体）纤维，而且还包含从脊髓侧角灰质发出的传出性自主神经纤维及传入性自主神经纤维。颈段和腰骶段脊神经在神经丛中混合后，发出周围神经，支配颈部肌肉和四肢肌肉（见图 3.31、图 3.32 和图 3.34）。

大 α-运动神经元的富含髓鞘且快速传导的粗大轴突被称为 $α_1$-纤维（见图 2.11），它们直接到达梭外肌，其远端不断发出大量分支，以突触连接终止于数量不等的肌纤维上，然后将信息传导到运动终板上。

运动单位：前角细胞、轴突和受其支配的肌纤维称为一个运动单位。

因为它受大脑内不同来源的运动传导通路冲动的影响，还受节段内和节段间反射神经元不同冲动的影响，所以又被称为共有运动终末段。在这个共有的运动终末段，各种运动性冲动进行最终整合后传导至肌纤维。

在肌肉完成特别灵敏的精细动作时，需要很多前角细胞参与支配，每一个细胞仅仅支配少许（5~20 个）肌纤维（小的运动单位）。相反，当大块肌肉例如臀肌完成较简单的动作时，相对较少的前角细胞却支配很多（100~500 个）的肌纤维（大的运动单位）。

3.3.1　运动单位病变时的临床综合征

弛缓性瘫痪是由于运动单位在其某一部位中断的结果，受损部位可能是前角、多个前根、神经丛或者周围神经（见图 3.7h）自身。当运动单位受损时，受累肌肉的随意性和反射性神经支配均被中断，受累肌肉高度麻痹（瘫痪），即张力减退和反射消失，这是因为单突触牵张反射被中断。数周后受累肌肉开始萎缩，肌组织逐渐被结缔组织所替代，甚至发展到数月或数年后仅残留结缔组织。所以说，前角细胞对肌纤维产生营养性影响，其意义在于保持肌肉的正常功能和结构。

弛缓性瘫痪综合征。当确定为弛缓性瘫痪综合征时包括以下症状：
- 粗大肌力减退；
- 肌张力减退或消失；
- 反射减退或消失；
- 肌萎缩。

利用肌电图检查和神经影像学检查大多可以鉴别病损部位在前角、前根、神经丛或周围神经。如果瘫痪还伴有感觉性和植物性缺失，多是神经根远端（至少在四肢范围）受损，即神经丛受损或周围神经受损。但是，弛缓性瘫痪极少是由于皮质病变引起的，在这种情况下，反射存在，甚至会亢进，肌张力正常或提高。

3.4　神经系统各节段损害的复杂临床综合征

正如前面所述，神经系统各节段损伤一般引起的不是单独的运动性症状，因受损的部位不同，则可出现不同程度的感觉性、感受性、植物性、精神性和神经生理学障碍。特定脑区（端脑、间脑、基底节、边缘系统、小脑和脑干）病变时的复杂临床综合征将在相应的章节叙述。下面只叙述脊髓、神经根、神经丛、周围神经以及运动终板/肌肉受损时的典型临床综合征。

3.4.1 脊髓病变综合征

由于运动性、感觉性和植物性传导通路/核团紧密毗邻，所以脊髓病变时神经系统缺失的范围很大，合并症状各不相同。运动障碍很常见，但不是绝对的。根据脊髓病变的临床症状，一般都能精确地作出病变部位的诊断。这当然需要非常熟悉解剖上脊髓内各种运动性和感觉性传导通路。各脊髓传导通路的解剖知识已经在前面详细阐明，参见 2.3 和 3.2 章节。下面将叙述脊髓的基本解剖知识。

基础解剖常识：和大脑一样，脊髓也是由灰质和白质组成。白质内包含上行和下行的传导通路，灰质内包含不同种类的神经元。前角内主要有运动性神经元（参见以上内容），侧角内主要有植物性神经元，后角内有各种传入性传导通路的感觉神经元（参见以下内容和感觉系统章节）。此外，脊髓还包含由中间神经元、联络神经元和连合神经元组成的固有神经元系统，其轴突在固有束内上行或下行（见图 2.9）。

成人脊髓短于脊柱，延伸至约第 1~2 腰椎椎间盘水平（见图 2.4，脊髓病变高度定位时应加以注意）。神经管节段直至胚胎 3 个月时还与脊髓节段相对应，之后脊髓的生长落后于脊柱。神经根却总是从其所属的椎体节段穿出，所以下胸段神经根特别是腰段神经根要在蛛网膜下腔内走行很长一段距离后才能到达其相应的椎间孔。L2 水平以下腰部硬脊膜腔内只有神经根索，称为马尾（见图 3.22）。脊髓的圆锥止于腰 1 或腰 2 水平，有时也可止于腰 3 水平。

神经根以分开的根丝呈脊髓节段结构，而脊髓本身却没有节段划分。

脊髓在两个部位膨大：颈段（颈段膨大）和腰骶段（腰段膨大）。颈段膨大内有上肢的神经根节段（C4~T1），它们构成臂丛；腰段膨大内有下肢的神经根节段（L2~S3），为腰骶丛的来源（见图 2.4）。

3

脊髓损伤：可以单独累及白质（索受损）或灰质（例如急性脊髓灰质炎），但是灰质和白质更常同时受损。下面将从定位诊断的角度叙述临床典型的脊髓病变综合征。为使有一个完整性，在此一并描述那些主要表现为或仅仅表现为感觉障碍的综合征。

脊髓传导通路和核团及周围神经病变综合征

脊神经节综合征：神经病毒感染是引起该综合征的原因之一，可以累及一个或多个脊神经节（图3.8），最常见于胸段。相应皮节区疼痛发红，之后出现数量不等的小水疱，这种病称为带状疱疹。病变的皮节区感觉异常，疼痛难忍、呈针刺样，炎症可侵及脊髓，但通常限于局部。由于前角受累引起的弛缓性瘫痪罕见，半横断性或完全横断性脊髓综合征更罕见。由于带状疱疹者大多数病变在胸部，一旦出现轻瘫也常常不易引起注意。肌电图检查能诊断出约2/3的病例有神经病变。没有皮肤症状（无疱疹）病例较常见，发病率为3~5例/（1 000人·年）。尤其是对于免疫缺陷（艾滋病，免疫抑制治疗，恶性肿瘤）的病人有危险性。治疗上除了局部皮肤治疗外，还可以采用阿昔洛韦（Aciclovir）或其他特殊的抑病毒药。在充分完整的治疗后还可能会出现受累节段的疱疹后神经痛，这可以用加巴喷丁（Gabapentin）或普瑞巴林（Pregabalin）对症治疗。

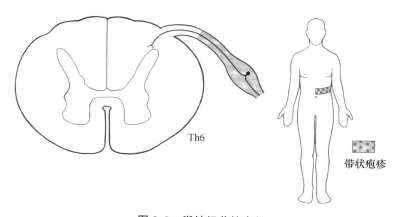

Th6

带状疱疹

图3.8　脊神经节综合征

后根综合征：邻近的几个后根完全横断（图3.9），可导致相应皮节区感觉缺失。然而，如果后根损伤不完全，各种感觉受累的程度可不相同，一般是痛觉最显著。周围反射弧的中断，除引起感觉障碍之外，还引起相应后根支配的肌肉的肌力减低以及反射减低或消失。但一定是多个相邻的后根病变，才会出现典型的缺失症状。

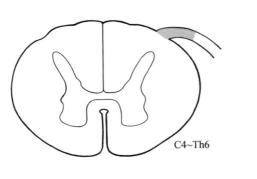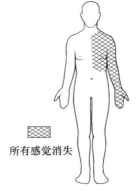

C4~Th6

所有感觉消失

图3.9   后根综合征

后索综合征：后索病变（见图3.10）常继发于所属脊神经节和后根的损伤，其典型症状是位置觉、振动觉、辨别觉和实体觉的缺失。另外，还有Romberg征阳性以及闭眼时共济失调更加显著（在此需要与小脑性共济失调鉴别诊断，后者闭眼时共济失调征没有明显加强）。后索损伤常常导致疼痛过敏，后索损伤的原因可能是维生素B_{12}代谢障碍（例如索性脊髓病等）、AIDS合并空泡性脊髓病和脊髓压迫综合征（例如颈椎椎管狭窄）。梅毒性脊髓痨在德国少见，但在一些国家却又成为越来越常见的后索损伤病因。

后角综合征：后角综合征（见图3.11）常见于脊髓空洞、脊髓出血，有时见于髓内肿瘤。其感觉障碍为节段性，与后根损伤所致症状相同。后根损伤时所有感觉定性均受累，而后角损伤时后索的感觉定性即精细觉和本体觉仍保存。只同侧相应节段的痛觉和温度觉消失，这是由于传导痛觉和温度觉的纤维在后角交换第二神经元（脊髓丘脑侧束）。病变区痛觉和温度觉消失而其他感觉完好称为分离性感觉障碍，当然在痛觉迟

3

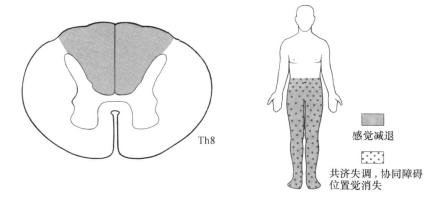

图 3.10   后索综合征

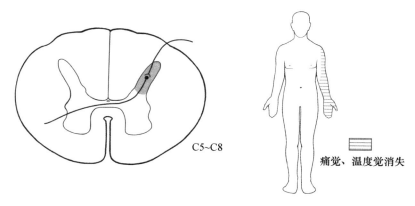

图 3.11   后角综合征

钝区可出现自发性疼痛。

　　损伤平面以下痛觉和温度觉无障碍，因为传导痛觉和温度觉的脊髓长束（即脊髓丘脑侧束）在侧前索内未受损伤。

　　灰质综合征：引起中央灰质损害的病变，如脊髓空洞症、脊髓出血和髓内肿瘤，中断了在灰质内交叉的所有传导束（见图 3.12）。首先受累的是由后角细胞发出的纤维，它们传导粗压觉和粗触觉以及痛觉和温度觉，在向上合并入脊髓丘脑前束和侧束前，于中央灰质内交叉到对侧。这些交叉纤维受损则在病变区支配的皮区出现双侧分离性感觉障碍。

　　脊髓空洞症为脊髓内或脑干内（延髓空洞症）形成空洞的一种疾病，

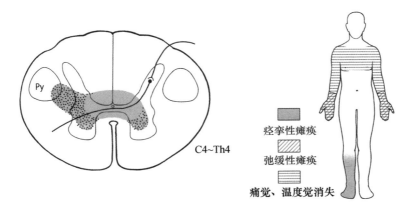

痉挛性瘫痪

弛缓性瘫痪

痛觉、温度觉消失

图 3.12 灰质综合征

病理解剖学上由于其分布模式的不同而划分为各种不同类型的空洞：它由中央管扩张而成，第 1 类与第 4 脑室连通，第 2 类不与第 4 脑室连通，第 3 类为管外空洞形成。脊髓积水这个概念表示一种特发的先天性脊髓空洞症的变异，其空洞与蛛网膜下腔自由相通，这个情况有时也被用于表示中央管的交通性空洞形成，它只适用于原发的先天性畸形。脊髓空洞症最常见于颈髓，其典型表现为肩和臂的痛觉和温度觉丧失，随着病程进展，空洞范围逐渐扩展，则出现脊髓长束的损害，结果引起以下肢受累为主的轻瘫、痉挛状态以及膀胱、直肠和性功能障碍。延髓空洞症则出现单侧舌萎缩、面部痛觉减退或痛觉缺失，并且根据空洞大小范围不同而出现不同形式的眼球震颤。

后索和皮质脊髓束联合病变综合征（索性脊髓病）（见图 3.13）：该病大多是由于缺乏内因子致使维生素 B_{12} 缺少而引起（例如萎缩性胃炎）。它导致后索（70%~90%）和锥体束（40%~50%）的颈-胸段脱髓鞘病变，而大多不累及灰质。后索损伤的结果是下肢的位置觉和振动觉丧失，还有脊髓性共济失调和 Romberg 征阳性（闭眼时身体晃动），锥体束同时受累引起下肢痉挛性轻瘫、腱反射亢进和双侧 Babinski 征阳性。

前角综合征：前角神经元是急性脊髓灰质炎和脊髓性肌萎缩的特异性好发部位，特别在脊髓颈段和腰段膨大区（见图 3.14）。

脊髓灰质炎（病毒感染）时许多前角细胞急性死亡，特别是腰段。

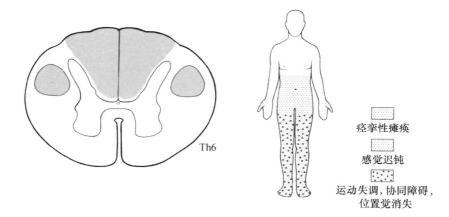

图 3.13　后索和皮质脊髓束联合病变综合征（索性脊髓病）

结果是相应节段支配的肌肉弛缓性瘫痪，近侧肌肉较远侧肌肉受累更加严重，肌肉萎缩，严重时完全被结缔组织和脂肪所替代。由于前角细胞呈柱状排列，且在脊髓内分布较为广泛（见图 2.5），故一个肢体所有肌肉受累的情况罕见。

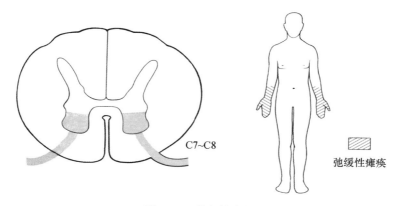

图 3.14　前角综合征

前角和锥体侧束联合病变综合征（见图 3.15）：肌萎缩性侧索硬化是由于皮质和脊髓运动神经元变性而引起弛缓性和痉挛性轻瘫并存的综合征。虽然有时早已出现肌萎缩，并且按照萎缩的程度本应反射消失，但是由于同时损伤一级运动神经元（随之出现锥体束变性和痉挛状态），所以常常发现可正常引发反射，甚至反射亢进。如运动性颅神经核团也变性，还可引起吞咽困难与语言障碍（进行性延髓性麻痹）。

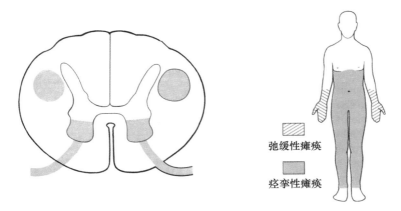

弛缓性瘫痪

痉挛性瘫痪

图 3.15 前角和锥体侧束联合病变综合征（肌萎缩性侧索硬化）

皮质脊髓束综合征：皮质运动性神经元变性导致皮质脊髓束的损害（图 3.16）。可能的病因基础是原发性的侧索硬化，为肌萎缩性侧索硬化的一种变异和罕见的遗传性痉挛性脊髓瘫痪。这种疾病最常见的分型（SPG4）是由于编码 Spastin 的基因发生突变而引起，该病大多儿童时期起病，病程进展缓慢。病人主诉首先双腿沉重，继之无力加重，逐渐发展成双腿痉挛性轻瘫，伴痉挛性步态，反射亢进，上肢痉挛性轻瘫出现得很晚，而且大多只是因为并发症。

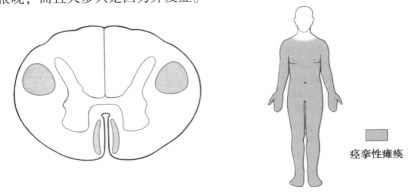

痉挛性瘫痪

图 3.16 皮质脊髓束综合征（进行性痉挛性脊髓瘫）

3

后索、脊髓小脑束联合病变综合征并可能累及锥体束（图 3.17）：这些系统的病损必须与 Friedreich 型的脊髓小脑性共济失调或者遗传性神经病的轴索型（HMSN Ⅱ）相鉴别，当然还要与其他类型的共济失调相鉴别。

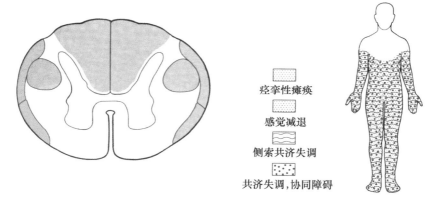

痉挛性瘫痪

感觉减退

侧索共济失调

共济失调，协同障碍

图 3.17　后索、脊髓小脑束联合病变综合征并可能累及锥体束

症状学反映各系统的损害：Friedreich 共济失调在 25 岁以前发病，有脊神经节细胞变性，之后导致后索损害，结果出现位置觉、两点辨别觉和实体觉的消失，此外还有 Romberg 征阳性和脊髓性共济失调。痛觉和温度觉受累较轻或根本不受累，由于脊髓小脑束也受损，所以共济失调为突出体征，且在行走、站立和坐位时明显，以及在指鼻试验和跟膝试验时明显，步态不协调且慌张。此外，随着时间的进展因锥体束变性而伴有痉挛。大约 50% 的病人出现骨骼变形如脊柱侧凸和弓形足（所谓的 Friedreich 足）。

Harding 提出符合以下标准可诊断为 Friedreich 共济失调：

- 25 岁前开始的无其他病因的进行性共济失调；
- 常染色体隐性遗传；
- 下肢肌腱反射消失；
- 后索功能障碍；
- 发病后 5 年内出现构音障碍。

确诊依据分子遗传学检查证实在染色体 9 上有 GAA-三核苷酸扩增。

脊髓半横切综合征（Brown-Séquard 综合征）（图 3.18）：脊髓半侧损伤罕见，其最常见原因为外伤和颈椎间盘脱出，大多为不完全性半横断损伤。症状学概括如下：病侧下行运动传导通路中断，度过脊髓休克后，这一中断导致病变平面以下同侧轻瘫，并伴有痉挛、反射亢进、病理性跖反射和血管舒缩障碍。后索也于病侧中断，结果是损伤平面以下同侧位置觉、振动觉、触觉和辨别觉消失。共济失调必然存在，但由于瘫痪而不能显示出来。损伤平面以下痛觉、温度觉不减退，因为脊髓丘脑侧束的纤维在损伤平面以下已经交叉到健侧。相反，损伤平面以下对侧半身的痛觉、温度觉却消失，因为交叉后的痛觉、温度觉纤维与脊髓丘脑束一起在损伤平面中断。粗触觉不减退，因为这些刺激通过两条途径向中枢传导：①后索；②发生纤维交叉的脊髓丘脑前束。所以脊髓半横断损伤时，每侧偏身还有传导粗触觉的完整传导束存在，即对侧脊髓丘脑前束传导同侧半身粗触觉，而对侧偏身的粗触觉由同侧后索传导。除下行传导束中断外，受损平面由于前角细胞损害还可能出现弛缓性轻瘫，此外，由于后根受刺激还出现损伤平面以上相应皮节区的感觉异常或根性疼痛。

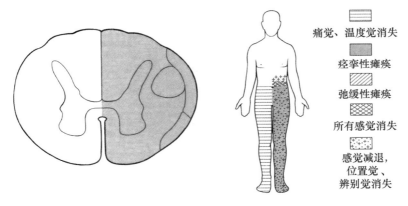

痛觉、温度觉消失

痉挛性瘫痪

弛缓性瘫痪

所有感觉消失

感觉减退，
位置觉、
辨别觉消失

图 3.18　脊髓半横切综合征（Brown-Séquard 综合征）

脊髓全横断综合征

一般症状和全横断综合征的临床病程

急性截瘫：脊髓完全截瘫（见图 3.19）大多由外伤，少数由炎症

（横贯性脊髓炎）引起。脊髓外伤后初始出现所谓的脊髓休克，其原因为突然地完全丧失上级脊髓信号传入而导致脊髓运动神经元兴奋性降低。损伤平面以下完全性弛缓性瘫痪，并丧失所有的感觉。膀胱功能和直肠功能丧失，性能力消失。仅仅球海绵体肌反射保存，这是与多发神经根炎的重要鉴别点，后者的典型征象是该反射缺失。损伤平面以下还有一些营养性障碍，尤其是汗腺分泌功能减退和体温调节障碍，极易发生褥疮性溃疡的倾向。感觉障碍的上界通常具有痛觉过敏带的特征（所谓的敏感平面）。

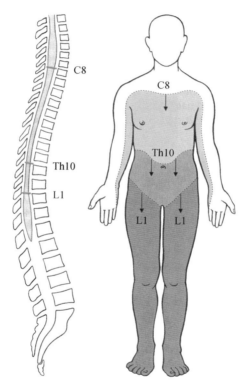

图 3.19　在三个不同平面脊髓全横断引起的瘫痪

　　数天或数周后，脊髓神经元至少部分地逐渐恢复功能，但是与正常情况下影响其功能的大部分中枢结构中断联络。脊髓神经元具有"自动性"，即所谓的脊髓自动调节，刺激损伤平面以下常常引起髋、膝和足关节的突然屈曲（屈曲反射）。如果是完全性截瘫，则四肢逐渐保持这个屈曲姿势，出现痉挛性张力提高。与此相反，如果截瘫是部分的，则下肢开始为屈曲，可回到原位。大便和排尿功能也会逐渐恢复，但不是随意性的，而是充盈到一定程度后反射性的。逼尿肌—括约肌—协同作用障碍而伴有残余尿潴留，更常出现反射性排尿。肌肉反射和张力也逐渐恢复，反射甚至可能为亢进性，但性功能消失。

3

病例 1：副感染性脊髓炎的部分横断症状

　　33 岁女建筑师，因下肢和躯干越来越剧烈地发痒，由其私人医师转诊到医院。症状在感冒发烧后 14 天开始出现，没有麻痹症状或膀胱直肠障碍。临床检查发现 C5 平面以下精细觉障碍，没有其他的神经系统缺失症状。

　　脑脊液检查结果提示有炎症，但没有发现中枢神经系统慢性炎症的脑脊液电泳寡克隆带。颈椎 MRI 检查：颈 2 水平脊髓有异常信号（图 3.20）。但神经功能诊断学检查却没有发现其他病损。诊断为病毒性感冒后引起不完全横断症状的副感染性脊髓炎。

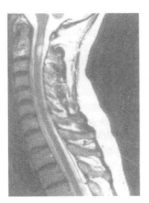

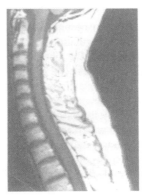

a. 矢状位 T2 加权序列见颈 2 水平脊髓病灶，其信号明显高于脊髓信号；b. 注射造影剂后的 T1 加权序列见病灶信号明显增强

3

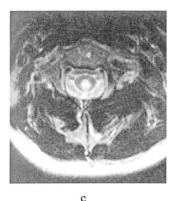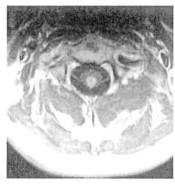

c　　　　　　　　　　　　　　d

图 3.20　副感染性脊髓炎

c. 横断面 T2 加权像见病灶位于脊髓中央位置；d. 注射造影剂后的横断面 T1 加权像见脊髓内明显增强的病灶

可的松治疗后症状完全消失，一直未发现中枢神经系统其他部位病变。只有脑脊液检查和病程，而不是影像结果，能鉴别副感染性脊髓炎和多发性硬化症。

进行性横断综合征：如果截瘫不是突然性的，而是缓慢性发展，例如由于肿瘤生长，则不发生脊髓休克，大多只是出现部分横断综合征。其结果是损伤平面以下进行性痉挛性瘫痪伴膀胱直肠功能障碍、性无能和自主神经异常（血管调节和汗腺分泌障碍，易生褥疮）。

特殊横断综合征

颈髓平面横断：颈 3 平面以上所有类型截瘫都是致死性的，因为膈神经以及肋间神经完全瘫痪而致呼吸中断。下节段颈髓横断损伤引起四肢轻瘫，并累及肋间肌使呼吸功能不全，病人情况危重。根据损伤平面的不同，上肢受累的程度也不同，通过感觉缺失判定受损平面比较精确。

胸髓平面横断：上胸段脊髓截瘫不影响上肢，有呼吸困难，可累及内脏神经而导致麻痹性肠梗阻。

下胸段脊髓损伤时，腹部肌群不受累，呼吸也不受影响。

病例2：脊髓压迫（硬膜外淋巴瘤）导致截瘫

34岁办公室女职员，在孕34周时感觉双下肢进行性无力和下半身感觉障碍。病人主诉：感觉障碍从大腿内侧开始，然后沿着下肢扩展，最后上升到躯干。数周以来膀胱无力加重，病人以为是妊娠的原因。

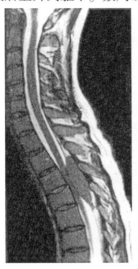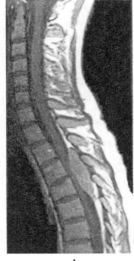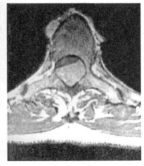

a   b   c

图3.21　硬膜外淋巴瘤和脊髓压迫

a. 矢状位T2加权序列，占位病灶明显压迫脊髓，使硬脊膜移位；b. 注射造影剂后的矢状位T1加权序列，肿瘤呈均质性稍增强。没有侵及硬膜内的征象；c. 注射造影剂后横断面T1加权像，淋巴瘤广泛占据椎管。脊髓向右前方移位，在注射造影剂后其信号低于淋巴瘤

临床检查：下肢痉挛性轻瘫伴Babinski征阳性，此外还有胸10以下感觉障碍，以触觉和位置觉显著，本体感觉障碍较轻。影像学检查发现胸段脊髓中央管有占位征象，向腹侧压迫胸髓。

急诊手术摘除肿瘤，组织学检查确诊为淋巴瘤。术后神经病学症状完全消失，未发现其他淋巴瘤征象。

腰髓横断：腰髓外伤性截瘫常见且特别严重，因为腰髓的主要动脉如根大动脉可同时受损。结果是整个腰髓和骶髓坏死软化（参见病例3）。

上圆锥综合征（L4~S2平面脊髓病损）（见图3.22）相对少见。与圆锥综合征相反，在这个综合征中，病损的高度平面可确定产生下肢的轻瘫且是弛缓性瘫痪。髋关节的外旋（L4~S1）和背屈（L4，L5）减弱或消失，还有膝关节的屈曲（L4，L5，S1，S2）以及足关节和趾关节的屈曲和伸展（L4，L5，S1，S2）也减弱或消失，跟腱反射消失，但膝反射保留。L4~S5皮节区感觉障碍，膀胱和直肠只能反射性排空，常常出现阴茎异常勃起（priapism），性能力丧失。还可有一过性血管舒缩麻痹和汗腺分泌功能丧失。

圆锥综合征（S3以下脊髓病损）（见图3.22）也很少见。可能病因为脊髓肿瘤、供血不足或大块椎间盘脱出。

单独的圆锥损害具有如下神经病学障碍：

- 逼尿肌反射消失伴有残余尿潴留和尿失禁（持续性滴尿）；
- 直肠失禁；
- 阳痿；
- 马鞍区（S3，S4，S5）感觉消失；
- 肛门反射消失。

下肢无瘫痪且跟腱反射保留（L5，S1，S2）。

如果圆锥综合征由肿瘤引起，则在圆锥旁向下走行的腰和骶神经根迟早都会受累（见图3.22）。在这些情况下，将在圆锥综合征的基础上伴随马尾受累的症状：轻瘫和更广泛的感觉障碍。

马尾综合征是由于在圆锥旁或圆锥以下向其出孔走行的腰和骶神经根（见图3.22）受累，大多由于肿瘤（例如室管膜瘤、脂肪瘤）引起。最初在坐骨神经分布区出现根性痛和严重的膀胱痛，咳嗽和喷嚏时加重，随后出现L4以下不同程度的根型分布的感觉障碍，所有感觉均受累。如果病变累及马尾上部，则在小腿和马鞍区出现感觉障碍，可进一步出现下肢的弛缓性瘫痪伴反射消失，此外还可出现膀胱和直肠失禁以及性功能障碍。如果病变位置更向下（S3~S5），则感觉障碍只限于马鞍区，不出现下肢轻瘫，但有排尿、大便和性功能障碍。与圆锥综合征症状相反，马尾肿瘤引起的症状进展缓慢而无规律，因为神经根受累的速度不同，有些神经根在较长时间内完全不受损害。

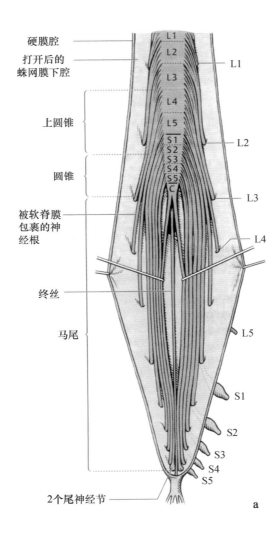

图 3.22a　上圆锥、圆锥、马尾以及神经根与椎间盘和椎体的局部解剖关系
a. 打开硬脊膜腔和脊髓蛛网膜后的后面观。上圆锥、圆锥和马尾病损的典型综合征参见正文

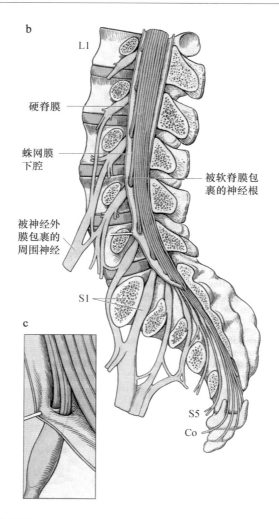

b

L1

硬脊膜

蛛网膜下腔

被软脊膜包裹的神经根

被神经外膜包裹的周围神经

S1

c

S5

Co

图 3. 22b　上圆锥、圆锥、马尾以及神经根与椎间盘和椎体的局部解剖关系

b. 去除椎弓和打开硬脊膜腔后的侧面观，显示脊椎、椎间盘和神经根之间的局部解剖关系；c. 显示前（腹）根与后（背）根的两个开口处硬脊膜呈漏斗状扩大

病例 3: 脊髓前动脉急性缺血引起的腰和骶髓软化 （脊髓前动脉综合征）

　　81 岁退休女性主诉入院当天早上因为突然双下肢无力而跌倒，随即感觉后背剧痛，她以为这是跌倒所致。之后，下肢无力不见好转，最后小便和大便失禁。既往史有骨骼缺钙和骨裂，但从未出现过瘫痪。

　　入院查体发现弛缓性截瘫，膀胱和直肠麻痹以及双下肢和下部躯干感觉障碍，痛觉和温度觉较触觉和位置觉受累更严重。

　　MRI 检查发现上圆锥及以上脊髓信号异常，病变一直延续到圆锥，并且几乎累及脊髓全横断面。影像学结果和临床症状都说明有脊髓前动脉急性缺血（图 3.23）。

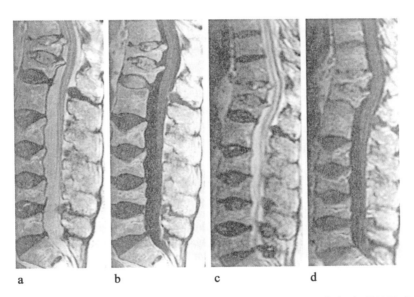

a. 矢状位 T2 加权像显示圆锥以上脊髓中央高信号区；b. T1 加权序列显示病变略增强；c. 3 天后 T2 加权相，脊髓内高病变信号；d. 没有造影剂增强症状出现后 MRI 12 小时扫描（a，b，e）及症状出现后 3 天 MRI 扫描（c，d，f，g）所见。同时伴有骨质疏松性椎体骨折。很久以前即已明确诊断，与此次的急性没有因果关系

3

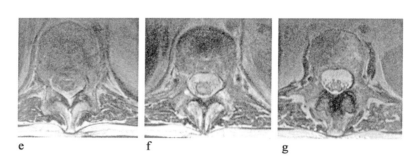

图 3.23　脊髓前动脉供血区急性脊髓缺血

e. 发病初期仅见脊髓灰质的高信号病变；f. 3 天后脊髓大部分为高信号，只有背侧由后外侧血管供血的脊髓部分不受累，所以精细觉传导通路较运动性和本体感觉传导通路受损轻；g. 病变一直延续到圆锥

之后神经病学症状没有进一步加重，但也不见好转。

3.4.2　脊髓血管病变综合征

各脊髓血管病变时的脊髓供血和综合征在血管章节中叙述。

3.4.3　脊髓肿瘤

脊髓完全或部分横断综合征（包括圆锥和马尾综合征）常常由肿瘤引起。脊髓肿瘤根据其定位分为三种类型（见图 3.24）：
- 硬脊膜外肿瘤（转移瘤、淋巴瘤和浆细胞瘤）；
- 硬脊膜下髓外肿瘤（脊膜瘤，神经鞘瘤）；
- 硬脊膜下髓内肿瘤（胶质瘤，室管膜瘤）。

硬脊膜外新生物：由于生长快常常引起进行性横断综合征（见图 3.24a 和 b），损伤平面以下脊髓节段支配的体节可有弛缓性轻瘫，随后出现膀胱、直肠功能障碍，常有疼痛。肿块位于背侧时以感觉障碍为主，由侧面而来的占位压迫可导致 Brown-Séquard 综合征。

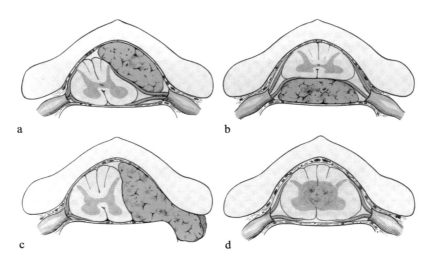

图 3.24　脊髓肿瘤

a、b. 硬脊膜外肿瘤，a 位于背侧，b 位于腹侧；c. 硬脊膜下髓外肿瘤（哑铃型瘤）；
d. 硬脊膜下髓内肿瘤

　　硬脊膜下髓外肿瘤：大多起源于后根周围区域（图 3.24c）。早期产生根痛和感觉迟钝，逐渐增大后，它们对脊髓的压迫就越来越重，这样首先引起后根和后索损伤，之后还累及侧索内的锥体束。结果是病侧下肢逐渐加重的痉挛性轻瘫和双下肢感觉异常（尤其是冷觉异常），并继之在两侧出现精细觉和本体感觉障碍。大多数病例感觉障碍由下向上升，终止于受累节段。该节段椎体对叩击敏感，咳嗽和喷嚏可使疼痛加剧。这种因后索病损引起的疼痛类似于风湿痛，首先出现于四肢远端，在损伤神经根的皮节区有一个感觉过敏带，对脊髓损伤平面的定位有意义。病程进一步发展，由于脊髓受压而最终导致膀胱、直肠功能障碍。

　　位于腹侧的肿瘤（图 3.24c）可以损伤一侧和两侧前根，例如颈段肿瘤可引起手的弛缓性轻瘫，病程进展累及锥体束，导致开始是病侧而后是两侧下肢的痉挛性轻瘫。锥体束的损伤，部分是由于齿状韧带紧张牵拉所致，因脊髓腹外侧区域受压，引起对侧痛觉和温度觉障碍，即使肿瘤位于腹侧，迟早也会引起膀胱、直肠功能障碍。

　　硬脊膜下髓内肿瘤（图 3.24d）：与髓外肿瘤不同，其特征如下：

- 根痛罕见，但有非特征性的（烧灼样、钝性）疼痛向四周扩散；
- 早期出现感觉分离；
- 早期出现膀胱、直肠功能障碍；
- 由于纵向性生长，感觉障碍的上界可向上迁移，而髓外肿瘤呈横向性生长，其感觉障碍的上界始终固定不变；
- 由于前角受累所致的肌肉萎缩在髓外肿瘤常见；
- 痉挛性瘫痪很少像髓外肿瘤那样严重。

如果肿瘤位于上颈髓，可出现延髓受累的症状，而且在这样高平面的肿瘤，还常常引起相应肢体的肌束颤动和肌纤维颤动。总之，髓外肿瘤比髓内肿瘤更为多见。

枕大孔区的肿瘤（脊膜瘤、神经鞘瘤）常常以 C2 区（耳大神经、枕神经）疼痛、感觉异常和感觉迟钝起病，还可出现胸锁乳突肌和斜方肌轻瘫。

哑铃型肿瘤：所谓的哑铃型肿瘤（见图 3.24c）比较特殊，大多为神经鞘瘤，起源于椎间孔内，向两个方向生长：椎管内和椎旁间隙，当脊髓侧方受压时，逐渐出现完全性或部分性 Brown-Séquard 综合征。

3.4.4　神经根综合征（根性综合征）

解剖基础：如前所述，后根和前根在脊髓管腔内合并成脊神经。

它们穿出椎管之后，不同节段的多个脊神经的纤维混合形成神经丛（神经丛，见图 2.5）。然后由不同的神经丛（颈丛、臂丛和腰骶丛）发出周围神经，在丛内走行多个脊神经根的纤维。神经丛内神经根纤维的混合分布正是神经根支配区域与周围神经支配区域不同的原因所在。神经根分别支配相应的特征性皮肤区（皮节），参与支配多块肌肉（生肌节），每块肌肉通常又获得多个神经根的纤维（多根性神经支配）。如果一块肌肉主要只由一个神经根支配，则称这块肌肉为该神经根的支配肌。这种情况详细叙述于"感觉系统章节"。

脊神经根病变综合征：脊神经根由椎间孔穿出后便容易受损。出孔后神经根受压迫的可能原因有：引起狭窄的病变（例如骨质增生引起椎间孔狭窄）、椎间盘膨出或椎间盘脱出（见图 3.25）。其他病变例如椎体

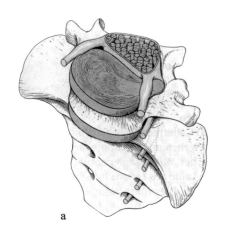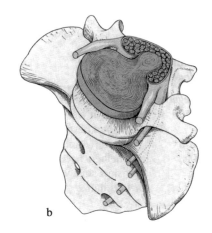

a   b

图 3.25 椎间盘脱出
a. 在 L4 和 L5 椎间盘向后外侧脱出，L4 神经根完好，但经过 L4 间盘后方的 L5 神经根受损；b. L4、L5 中央型椎间盘脱出，压迫马尾

的炎性病变、肿瘤、外伤等同样可以损伤由此穿出的神经根。

神经根病损时出现以下特征性体征：

● 相应皮节的放射性疼痛和感觉障碍；

● 疼痛感觉比其他感觉障碍更为严重；

● 支配肌肌力减退，病损严重时（罕见）出现肌萎缩；

● 受累神经根反射障碍（见图 2.13）；

● 肢体不出现自主神经功能（汗腺分泌、竖毛、血管舒缩）障碍，交感和副交感神经纤维由神经根远端发出到达周围神经，所以神经根损伤时不受累。

各个运动性神经根都有一定的支配肌，特别是颈段和腰段通过临床检查和肌电图检查便可确定神经根损伤。最重要的支配肌见图 3.27 和图 3.29。

骨软骨病和椎间盘变性导致的脊神经根综合征

脊柱和椎间盘的变性病变是神经根损伤的最常见原因。

椎间盘由胶样髓核构成，髓核被纤维环包绕和稳定。由于脊柱发育完成后椎间盘不再有血管供血，所以在一生中它逐渐丧失弹性和张力而失去其缓冲作用，这种变化可在脊柱活动度大的部分，即在颈椎和腰椎导致损伤。

骨软骨病引起椎间盘和椎体相邻上、下软骨板的变性，结果导致软骨硬化和椎体变形，椎间盘变薄，相邻椎体更加靠近，还可出现椎体关节面骨性连接（脊椎关节病）和椎体自身骨性连接（特别是颈椎，椎骨钩椎关节病）。由此引起相应椎间孔狭窄，椎间孔内软组织受压（见图3.26和图3.28）。

变性病变导致的颈神经根损伤

颈神经根综合征几乎都是由于骨软骨病引起椎间孔狭窄所致。颈椎的上面突起形成钩突，呈鞍形结构，当椎间盘缩小时，上椎体像一个楔子插入下椎体的鞍形空槽，导致对外侧的钩突压力增加。由于变形，钩突逐渐向外侧和背侧压迫椎间孔（见图3.26）。

颈椎骨软骨病最常见于C5～C6和C6～C7椎间盘，其次常见于C3～C4和C7～T1椎间盘。可以是单个椎间隙狭窄，也可以是多个椎间隙同时不同程度的狭窄，可以是单侧，也可以是双侧。结果引起单节段或多节段脊神经根性综合征。临床上大多表现为脊神经根刺激症状，即节段性分布的感觉异常和疼痛，病变严重时还可出现相应节段的根性感觉和运动缺失，以及反射障碍。椎间盘变性的同时还可出现椎体小关节的病变，结果导致相应颈椎节段活动受限。

各颈神经根损伤综合征（见图3.27）：各颈神经根损伤的典型体征如下。

- C3/C4：肩颈痛，少有部分性膈肌轻瘫；
- C5：疼痛，可有C5皮节区痛觉减退，三角肌和肱二头肌神经支配障碍；
- C6：疼痛，可有C6皮节区痛觉减退，肱二头肌和肱桡肌轻瘫，肱二头肌反射减低；
- C7：疼痛，可有C7皮节区感觉异常或痛觉减退，肱三头肌和旋前圆肌轻瘫，拇指的鱼际肌可萎缩，肱三头肌反射减低；
- C8：疼痛，可有C8皮节区感觉异常或痛觉减退，小指的小鱼际肌

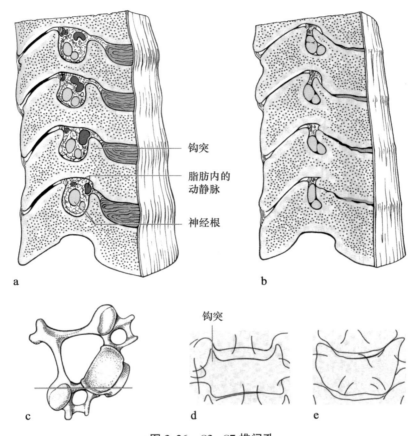

图 3.26 C3～C7 椎间孔

a. 正常椎间孔；b. 由于椎间盘萎缩引起的椎间孔狭窄（绘自标本）；c. 所取切面；
d. 正常钩突；e. 由于椎间盘萎缩造成的钩突变形

轻瘫并可能萎缩，肱三头肌反射和 Trömmer 反射减低。

变性病变导致的腰神经根损伤

腰椎椎间盘厚，椎体上、下面平直，椎间盘退变时可出现椎间盘膨出或椎间盘脱出，椎间盘组织可直接压迫脊神经根或脊神经节。骨软骨病导致的椎间隙狭窄较严重时，还会进一步导致椎间隙狭窄而引起神经根痛（见图 3.28）。

L5～S1 和 L4～L5 椎间盘最常发生变性，L3～L4 椎间盘较常发生

3

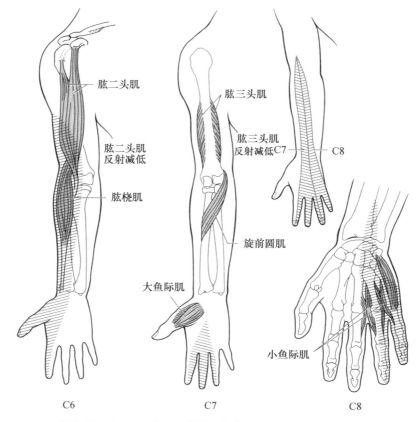

肱二头肌

肱二头肌
反射减低

肱桡肌

肱三头肌

肱三头肌
反射减低C7　C8

旋前圆肌

大鱼际肌

小鱼际肌

C6　　　　　C7　　　　　C8

**图 3.27　C6、C7 和 C8 颈神经根指示肌和感觉神经支配区
（仿自 Mumenthaler 和 Schliack）**

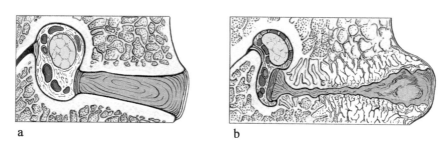

a　　　　　　　　　　b

图 3.28　腰椎间孔狭窄

a. L5~S1 椎间孔正常宽度，中央有脊神经节；b. 下关节突向上移位引起脊神经节变形伴椎间孔狭窄（绘自显微镜标本）

变性。

图 3.22b 显示了腰椎、椎间盘和神经根之间的紧密关系，可见神经根约在椎体的上 1/3 处在硬脊膜囊内离开腰部硬脊膜腔、向下向前斜行到椎间孔，脊神经节即位于椎间孔上部。因此椎间盘向后外侧突出不直接损伤在此经过的神经根，而是压迫经过其后方的相邻下一个（见图 3.25）神经根，只有从极外侧面脱出的椎间盘才会直接压迫同名神经根。

由于 L5~S1 水平的脊柱前凸特别显著，L5~S1 椎间盘背侧部分常常较其他椎间盘稍薄，所以有椎间盘脱出时可同时损伤 S1 和 L5 神经根，引起 L5~S1 联合综合征。

像颈椎间盘一样，腰椎间盘的脱出也主要是引起相应节段的神经根刺激症状（疼痛，感觉异常），更严重的根损伤可产生节段性感觉和运动缺失。

如果神经根刺激综合征患者的坐骨神经痛突然消失而出现轻瘫或感觉缺失，提示神经根纤维的传导功能丧失（危急的神经根坏死），在这种情况下必须紧急手术松解受压的神经根。

少数情况下，椎间盘脱出可穿过后纵韧带向正后方突入腰部硬脊膜腔内，引起马尾综合征（"大块脱出"；见图 3.25b 和图 3.30）。

急性腰痛（俗语"腰痛"）并不一定是神经根刺激或损伤引起，常常是由于关节囊部分被嵌入椎间关节内，脊椎退行性病变时也易于发生这种情况。椎间盘萎缩时小关节突向椎间孔方向移位（见图 3.28），这时脊柱高度缩短，关节囊松弛加之活动不当就易于嵌顿，这种情况可以解释为什么手法整复有时会立即生效。

各种腰神经根损伤综合征（见图 3.29）：各种腰神经根损伤的典型体征如下。

• L3：疼痛，可有 L3 皮节区感觉异常，股四头肌轻瘫，四头肌腱反射（膝反射）减低或消失；

• L4：疼痛，可有 L4 皮节区感觉异常或痛觉减退，股四头肌轻瘫，膝反射减低；

3

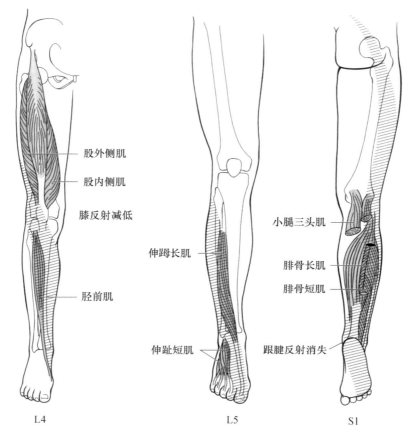

股外侧肌
股内侧肌
膝反射减低
胫前肌

伸蹈长肌

伸趾短肌

小腿三头肌
腓骨长肌
腓骨短肌

跟腱反射消失

L4   L5   S1

图 3.29　L4、L5 和 S1 腰神经根的支配肌和感觉神经支配区
（仿自 Mumenthaler 和 Schliack）

●L5：疼痛，可有 L5 皮节区感觉异常或痛觉减退，伸蹈长肌和伸趾短肌轻瘫，胫骨后肌反射消失；

●S1：疼痛，可有 S1 皮节区感觉异常或痛觉减退，腓骨肌和小腿三头肌轻瘫，小腿三头肌反射（跟腱反射）消失。

病例 4：L4/L5 大块椎间盘脱出并向上游离

37 岁工程师在一家健身房举重时突然腰痛，稍过片刻后开始发现右大腿感觉障碍和右膝无力，但是这个工程师仍然继续锻炼，几个小时后疼痛和右下肢麻木加重，并且感觉障碍还延伸到左侧，特别是肛周有麻木感，不能排尿。

工程师急诊就医。入院查体判定右侧 L4 以下节段、左侧 L5 以下节段下肢肌肉轻度瘫痪，马鞍区所有感觉明显减退，还有弛缓性膀胱瘫和开始尿失禁。

MRI 诊断：L4/L5 水平大块椎间盘脱出，翻向上方形成骨片，几乎压迫整个马尾（急性马尾综合征）（图 3.30）。

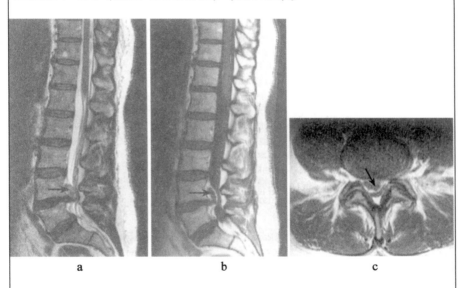

a   b   c

图 3.30　在 L4/L5 椎间盘脱出，并向上形成骨片，MRI 扫描示
a. 矢状位 T2 加权相显示马尾纤维受压，马尾为条索状低信号，与脑脊液的高信号形成对比。L1 水平可见圆锥；b. T1 加权序列清楚显示大块的椎间盘脱出，与椎间盘节段关系明显；c. 横断面 T1 加权序列可见椎管腔几乎完全被脱出的椎间盘组织所占据，脱出块位于右前方（箭头）

病人被立即转诊到神经外科，当晚手术切除了脱出的椎间盘组织块，手术后神经系统缺失症状完全消除。

3.4.5　神经丛损伤临床综合征

颈丛由 C2~C4 神经根组成，臂丛由 C4~C8 以及 T1 神经根组成，腰骶丛由 L1~S3 神经根组成。

颈丛损伤

颈丛（图 3.31）由于其所处的位置而很少受到损害，纵隔疾病比颈丛本身损伤更易引起单侧或双侧膈神经（C3~C5）受累。

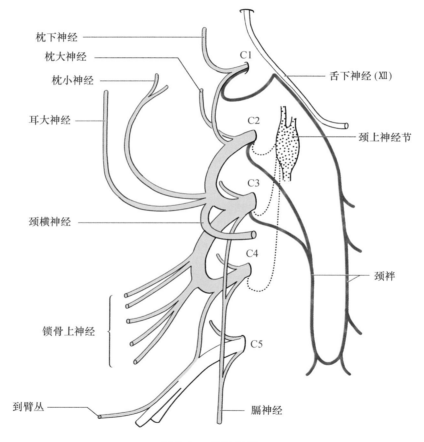

枕下神经
枕大神经
枕小神经
耳大神经
颈横神经
锁骨上神经
到臂丛

C1
C2
C3
C4
C5

舌下神经（XII）
颈上神经节
颈袢
膈神经

图 3.31　颈神经丛

臂丛损伤

根据临床和实用的观点将臂丛损伤划分为两种类型，上臂丛轻瘫和下臂丛轻瘫。臂丛解剖参见图 3.32。

由于 C5~C6 神经根损伤引起上臂丛瘫（Duchenne-Erb 瘫痪）时，三角肌、肱二头肌和肱桡肌瘫痪，三角肌区以及前臂和手的桡侧出现感觉障碍。

C8~T1 神经根损伤引起下臂丛瘫（Klumpke 瘫）时，手的伸肌和手的屈肌轻瘫，偶尔伴有 Horner 综合征，手和指可有营养障碍表现。

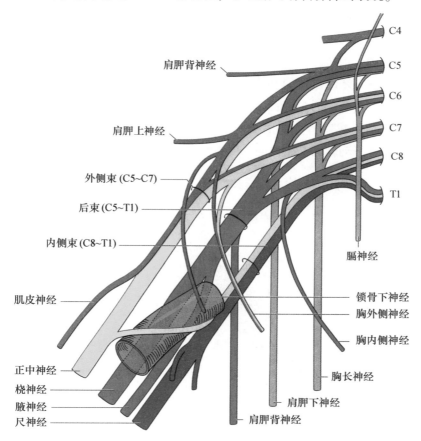

图 3.32　臂神经丛

臂丛损伤的病因

臂丛损伤最常见的原因几乎都是外伤，尤其是交通事故和体育运动失误。男性较女性明显多发。大多数病人年龄为 20~30 岁。

除外伤外，还有许多其他形式的臂丛损伤：肩部压迫综合征（斜角肌综合征、条带压迫、背包夹挤、肋锁骨综合征、外展过度综合征）、肿瘤（例如肺尖瘤伴 Pancoast 综合征）、炎性变态反应性病变（神经痛性肩肌萎缩）以及分娩时的损伤。

斜角肌综合征（图 3.33）：由臂丛发出的神经索穿过斜角肌裂孔，该裂孔由前斜角肌、内斜角肌和第 1 肋构成。虽然一起伴行穿过斜角肌孔的臂丛神经索和锁骨下动脉在正常情况下有足够的空间，但当该区域有病变时，例如颈肋，便可引起两者的损伤。这种情况下，臂丛神经索和锁骨下动脉必须经过颈肋和第 1 胸肋附着处上方，易于在此必经之处受损。斜角肌综合征的主要征象是与体位相关的上肢放射痛。常常伴有感觉异常和感觉减退，特别是手的三角区。随之伴有轻瘫即 Klumpke 瘫。由于沿锁骨下动脉的交感神经丛受损而常见上肢血管舒缩障碍。

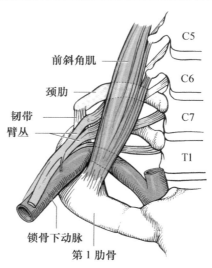

图 3.33　颈肋引起的斜角肌综合征

腰骶丛损伤

腰骶丛损伤也分为两种类型：腰丛损伤和骶丛损伤。腰骶丛解剖参见图 3.34。

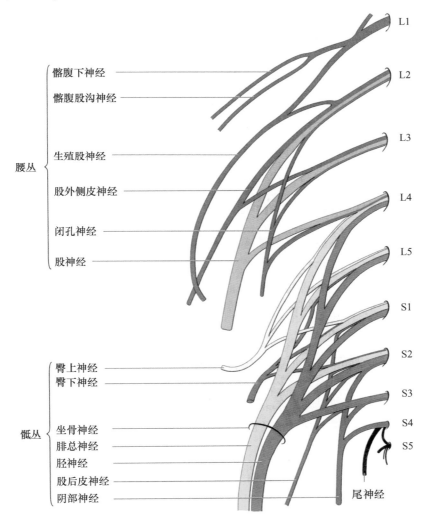

腰丛
- 髂腹下神经
- 髂腹股沟神经
- 生殖股神经
- 股外侧皮神经
- 闭孔神经
- 股神经

骶丛
- 臀上神经
- 臀下神经
- 坐骨神经
- 腓总神经
- 胫神经
- 股后皮神经
- 阴部神经

L1
L2
L3
L4
L5
S1
S2
S3
S4
S5

尾神经

图 3.34 腰骶神经丛

腰丛损伤：L1、L2 和 L3 由于其所处位置原因比臂丛损伤更少见。其损伤病因与臂丛损伤病因非常类似。腰骶丛几乎从不发生炎性变态反应性病变（神经痛性肩肌萎缩）。相反，代谢性疾病例如糖尿病常常引起腰骶丛轻瘫。

骶丛损伤：骶丛由 L4、L5 和 S1～S3 的神经根构成。由骶丛发出的神经中有两条重要神经：腓神经和胫神经，它们合成坐骨神经。它们首先沿着大腿背侧一起伴行，然后在邻近膝关节时分开，再各自向下走行（见图 3.35）。

腓神经主要支配足和趾的伸肌，胫神经支配跖屈肌和大部分小的足肌。骶丛的腓神经损伤即腓神经瘫时，由于伸肌轻瘫，足不能上抬（跨越步态）；相反，胫神经瘫时由于跖屈肌损伤，不能用趾行走。在它们的走行中，由于胫神经处于受保护的位置，所以胫神经瘫比腓神经瘫少见。腓神经瘫时，小腿外侧和足背感觉障碍；胫神经瘫时，足底感觉障碍。

3.4.6　周围神经损伤综合征

如果将一根混合性周围神经分开，该神经支配的相应肌群出现弛缓性轻瘫，此外，还由于传入性神经纤维中断和植物性神经纤维损伤，而引起该神经支配区的感觉障碍。

每当轴索的连续性中断，其轴突和髓鞘在数小时或数天后向远端崩解，通常在 15～20 天后完全消失（继发性或 Waller 变性）。

轴索损伤如果发生于中枢神经系统，则不能再生；而如果发生于周围神经，则可以再生，只要神经鞘尚完整，便可引导轴索的生长。即使神经完全离断，通过缝合使其两端靠近就可完全再生。肌电图和神经传导速度测量对于判断周围神经损伤的程度和范围很有价值。

图 3.35 示意一些易受外伤损害的周围神经的走行。图 3.36 显示桡神经、正中神经和尺神经受损时的典型瘫痪征象。

单独的周围神经损伤，其病因最常见于解剖结构的狭窄通道内神经受压（斜角肌综合征、尺神经沟-尺神经综合征、腕管综合征、腓骨小头旁腓神经损伤、踝管综合征）；其次是外伤（包括医源性损伤，例如穿刺和注射所致损伤）；缺血也可能是引起周围神经损伤的原因之一 ［例如腔隙综合征（compartment syndrome）和罕见的炎症］。

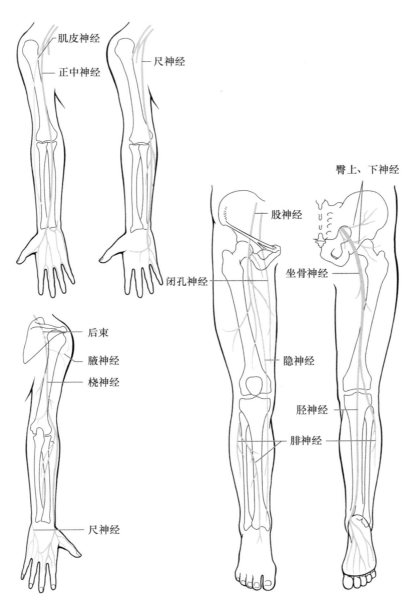

图 3.35　主要周围运动神经的走行

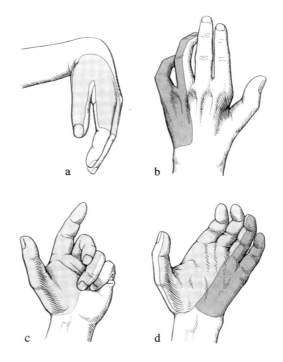

图 3.36 臂神经损伤的典型瘫痪征象
a. 腕下垂（桡神经损伤）；b. 爪形手（尺神经损伤）；c. 祝福手（正中神经损伤）；
d. 猿手（正中神经和尺神经损伤）。蓝色表示感觉丧失

腕管综合征

腕管综合征（见图 3.37a）是由于正中神经在腕管内腕横韧带下方穿过时受挤而致损伤后引起，其特点是手的疼痛与感觉异常，尤其是常常发生在夜间并且扩展到整个上肢（夜间臂痛和感觉异常），还有腕部和整个手的肿胀感。随后常常出现拇指外侧鱼际肌（拇短屈肌和拇指对掌肌）的营养障碍和萎缩。正中神经含有许多自主神经，如果损伤，常常出现区域性疼痛综合征（过去称为 Sudeck 综合征）。

尺神经损伤综合征

在正中神经损伤之后，尺神经瘫在周围神经损伤中占第二位。该神

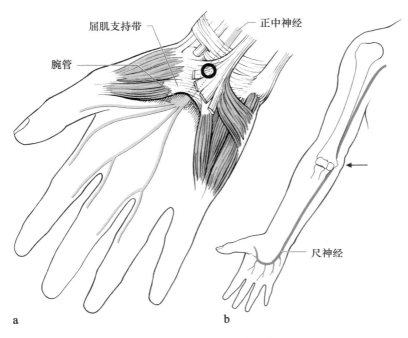

图 3.37　腕管及尺神经沟

a. 腕管及其内的正中神经（腕管综合征）；b. 尺神经沟-尺神经综合征：由于压迫或脱位导致尺神经压迫性损伤

经在肘关节伸肌侧（尺神经沟）容易遭受压迫性损伤（图 3.37b）。除急性外伤以外，特别是长期慢性的压迫损伤对于尺神经瘫的形成起着决定性作用，例如上肢支撑在坚硬的板面上，这一动作在一些职业中不可避免，结果是手的尺神经支配区感觉异常或感觉减退。此外，慢性损伤时还导致小指小鱼际肌和拇指内收肌萎缩（尺神经瘫伴爪形手）。

多发性神经病

如果多根周围神经同时受损，则称为多发性神经病；如果是感染后炎性病变则称为多发性神经炎。多发性神经病的分类可以根据解剖结构（轴索性的、脱髓鞘性的、血管缺血性的），根据受累系统（感觉性、运动性、自主性），或根据神经系统缺失的分布范围（多发的、远侧对称性的、近侧的单一神经）。多发性神经病和多发性神经炎的病因多种多样，诊断和治疗相应地也很复杂。详细叙述其鉴别诊断超出了本书的范围。

鉴别诊断：神经根病变/周围神经病变

各肌肉的功能及其神经根支配和周围神经支配列于表3.1。参考本表可以鉴别出：某肌肉麻痹是神经根性的还是周围神经性的。此外，还可以归结到某一受累神经根节段/某些受累神经根节段或者某一受损的周围神经。

表 3.1　肌肉的节段性和周围神经支配

功能	肌肉	神经
I. 颈丛 C2~C4		
		颈神经
颈部的屈曲、伸展、旋转和侧弯	颈深部肌群 （胸锁乳突肌+斜方肌）	C1~C4
上胸部上提，吸气	斜角肌群	C3~C5
		膈神经
吸气	膈肌	C3~C5
II. 臂丛 C4~T1		
		胸内、外侧神经
上肢内收和内旋 肩部由后向前下降	胸大肌与胸小肌	C5~T1
		胸长神经
上肢上举时固定肩胛 （肩部向前运动）	前锯肌	C5~C7
		肩胛背神经
肩胛向脊柱方向上提及内收	提肩胛肌、菱形肌群	C4~C5
		肩胛上神经
上肢上举及外旋 上肢在肩关节处的外旋	冈上肌 冈下肌	C4~C6 C4~C6
		胸背神经

功能	肌肉	神经
肩关节内旋、内收和后伸，使上举位的上肢下降	背阔肌 大圆肌 肩胛下肌	C5～C8 （来自臂丛的背侧部分）
		腋神经
上肢由外侧上抬（外展）至水平位	三角肌	C5～C6
上肢外旋	小圆肌	C4～C5
		肌皮神经
上臂和前臂屈曲及前臂后旋	肱二头肌	C5～C6
上肢上抬与内收	喙肱肌	C5～C7
前臂屈曲	肱肌	C5～C6
		正中神经
手屈曲及向桡侧偏	桡侧腕屈肌	C6～C7
前臂旋前	旋前圆肌	C6～C7
手屈曲	掌长肌	C7, C8, T1
第2～5指中节屈曲	指浅屈肌	C7, C8, T1
拇指末节屈曲	拇长屈肌	C6～C8
食指与中指末节屈曲	指深屈肌（桡侧部分）	C7, C8, T1
第1掌骨外展	外展拇短肌	C7, C8, T1
拇指近节屈曲	屈拇短肌	C7, C8, T1
第1掌骨对掌	对掌拇短肌	C6～C7
		正中神经
指骨近端关节屈曲，其他关节伸展	蚓状肌群 食指和中指	C8, T1
		尺神经
指骨近端关节屈曲，其他关节伸展	第4指及小指	C8, T1
		尺神经
手的屈曲及向尺侧弯	尺侧腕屈肌	C7, C8, T1
第4指及小指近端关节屈曲	指深屈肌（尺侧部分）	C7, C8, T1
第1掌骨内收	内收拇肌	C8, T1

功能	肌肉	神经
小指外展	外展小指肌	C8，T1
小指对掌	对掌小指肌	C7，C8，T1
小指掌指关节屈曲	指短屈肌	C7，C8，T1
第3~5指近节屈曲，中节和远端关节伸展，以及这些手指的分开与合拢	掌侧与背侧骨间肌 第3、第4蚓状肌	C8，T1
		桡神经
伸肘 屈肘 手的伸展及向桡侧外展 第2~5指的近侧指骨伸展 手伸展与背屈，指伸展与分开	肱三头肌与肘肌 肱桡肌 桡侧伸腕肌 手指伸肌	C6~C8 C5~C8 C6~C8 C6~C8
小指近端指骨伸展	小指伸肌	C6~C8
手伸展及向尺侧偏	尺侧腕伸肌	C6~C8
前臂旋后	旋后肌	C5~C7
掌外展，手向桡侧伸展	外展拇长肌	C6~C7
拇指近端指骨伸展	拇短伸肌	C7~C8
拇指远端指骨伸展	拇长伸肌	C7~C8
食指近端指骨伸展	固有伸食指肌	C6~C8
		肋间神经
肋骨上提，呼气，收腹，躯干前屈、侧屈	胸部与腹部肌群	
Ⅲ．腰丛 T12~L4		
		股神经
髋部屈曲与外旋	髂腰肌	L1~L3
小腿屈曲与内旋	缝匠肌	L2~L3
小腿在膝关节处伸展	股四头肌	L2~L4
		闭孔神经

续表

功能	肌肉	神经
大腿内收	耻骨肌	L2～L3
	内收长肌	L2～L3
	内收短肌	L2～L4
	内收大肌	L3～L4
	股薄肌	L2～L4
大腿内收与外旋	闭孔外肌	L3～L4
Ⅳ. 骶丛 L4～S3		
		臀上神经
大腿外展与内旋	臀中肌与臀小肌	L4～S1
大腿在髋关节屈曲、外展与内旋	阔筋膜张肌	L4～L5
大腿外旋与外展	梨状肌	L5、S1
		臀下神经
大腿在髋关节处伸展	臀大肌	L4，L5，S1，S2
大腿外旋	闭孔内肌	L5，S1
	上、下孖肌	L4，L5，S1
	股方肌	L4，L5，S1
		坐骨神经
小腿屈曲	股二头肌	L4、L5、S1、S2
	半腱肌	L4、L5、S1
	半膜肌	L4、L5、S1
		腓深神经
足背屈与旋后	胫前肌	L4、L5
足与趾伸展	趾长伸肌	L4、L5、S1
第2～5趾伸展	趾短伸肌	L4、L5、S1
拇趾伸展	拇长伸肌	L4、L5、S1
拇趾伸展	拇短伸肌	L4、L5、S1
		腓浅神经

续表

功能	肌肉	神经
足外侧部上抬及旋前	腓骨肌群	L5，S1
		胫神经
足于旋后位跖屈	小腿三头肌	L5，S1，S2
足的旋后与跖屈	（腓肠肌与比目鱼肌的合称）胫后肌	L4，L5
第2~5远端趾骨屈曲（足于旋后位跖屈）	趾长屈肌	L5，S1，S2
拇趾远端趾骨屈曲	踇长屈肌	L5，S1，S2
第2~5趾中节屈曲	趾短屈肌	S1~S3
近端趾骨展开、合拢与屈曲	足跖屈肌群	S1~S3
		阴部神经
膀胱与直肠括约肌收缩	会阴部肌肉及括约肌	S2~S4

3.4.7　神经肌肉接点和肌肉疾病

重症肌无力

　　神经肌肉传导障碍时，横纹肌异常疲劳为主要症状。结果引起与负重相关的肌无力，初始时常常累及外眼肌（症状：上睑下垂、复视），因为它们具有特别小的运动单位。病变扩散时出现吞咽困难和与负重相关的以近侧为著的肌无力。最常见原因是假麻痹性重症肌无力（myasthenia gravis pseudoparalytica），为一种自身免疫性疾病，其体内产生了对抗运动终板上乙酰胆碱受体的抗体。因为没有了足够的游离受体可参与足量的冲动传导，所以神经冲动传导受阻。肌电图检查时，强迫性刺激肌肉时相应肌肉动作电位降低，据此可以证实该病。诊断依据为：典型临床症状、肌电图检查电位降低、证明有乙酰胆碱受体抗体或者其他的自主产生的抗体（肌肉特有的酪氨酸酶，MuSK），以及使用短效乙酰胆碱酶抑制剂（例如氯化钾乙基羟苯胺，tensilon试验）后症状消失。治疗方法为：长效乙酰胆碱酶抑制剂用药、免疫抑制治疗，对年轻病人辅以切除胸腺。

肌病

与重症肌无力相反，肌病大多出现缓慢进展的弛缓性轻瘫，与负重关系不大。与神经源性瘫痪相比，肌萎缩不甚严重，并且部分被肌肉的脂肪转化（脂肪过多症）所掩盖，所以有时在正常甚至假肥大现象与无力之间存在不一致性。没有感觉障碍、自主神经障碍以及肌纤维自发性收缩（fasciculation）等提示神经损伤的症状。肌痛和痉挛在代谢性肌病时比先天性肌病时常见。可划分为：肌营养不良（X 染色体隐性、常染色体显性和隐性）、代谢性肌病、肌强直性营养不良（伴发症状有晶状体混浊、秃顶和其他系统症状例如 Steinert-Batten-Curschmann 营养不良）和肌炎。本书范围内不可能系统叙述该病征。诊断依据为：详细的家族史、临床检查、实验室化验结果（CK 升高）和肌电图检查，有时还需要做肌肉 MR 检查和/或肌肉穿刺活检，分子遗传学检查已经成为许多病变的常规检查项目，可依此进行明确的疾病分类，并有针对性地提出预后和令人信服的遗传学建议。

4
脑干

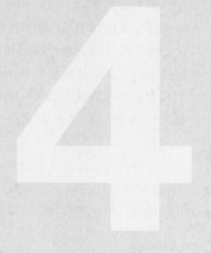

4　脑干

4.1　概述

　　脑干位于脑的最底部，种系发育上是最早的脑节段，在肉眼结构上它由延髓、脑桥和中脑组成。延髓由脊髓直接延续而来，中脑上方与间脑交界，脑桥为中间段。从脑干总共发出 12 对颅神经，它们主要负责支配管理头部和颈部（颅神经Ⅲ～Ⅻ）。第一对颅神经（嗅神经）为嗅觉传导束的起始段，第二对颅神经不是真正的颅神经，而是中枢神经系统的传导束。

　　脑干内有非常丰富的各种传导系统：大脑与周围神经之间所有的上行和下行传导束都经过脑干，部分在此交叉后转换到下一级神经元，脑干本身各部之间也有许多连接。脑干内还有众多神经核团：例如Ⅲ～Ⅻ颅神经的所有神经核团；红核、黑质（两侧中脑水平）、橄榄核和脑桥核（两侧脑桥和延髓水平）及连接脑干与调节运动的上级功能环路；中脑的四叠体内有听觉和视觉重要中转结构。整个脑干内交错排列着网状结构，其内"充填"密度不均的神经元（网状结构），这里有重要的自主调节中枢，调控心脏活动、循环和呼吸等生命功能，且还发出冲动到大脑皮质以保持完整的意识，网状结构的上行传导束还影响脊髓运动神经元。

　　由于脑干内的神经核团和传导束排列密集且多种多样，所以在各局部损害时引起的神经系统缺失也是多种多样，例如脑干不同血管闭塞时引起完全不同的临床征象（脑干血管病变综合征），比较常见的是所谓的交叉性瘫痪（交叉性偏瘫综合征：病侧颅神经损害合并对侧偏瘫综合征）。

　　颅神经功能障碍可能是由于神经核团（脑干内神经核团）、传导束（神经束纤维）或核上（到神经核团的下行传导束）损害引起。颅神经在其周围走行中也可损害，由于损害部位不同，临床症状也各不相同。

4.2 脑干的外部结构

脑干是延髓、脑桥和中脑的总称，这三部分在脑干腹侧分界清楚（见图 4.1a）。

4.2.1 延髓

由枕大孔平面第一颈神经根至脑桥为延髓，长 2.5~3 cm。

背侧观：延髓背侧（图 4.1b）中线两旁有稍隆起结构，分别为薄束核和楔束核形成的内侧薄束结节和外侧的楔束结节，后索纤维在此交换第二级神经元（内侧丘系）后与丘脑联络。菱形窝（rhomboid fossa）两侧以小脑脚（小脑下脚和上脚）为界，延髓上界相当于小脑中脚的底部形成的一条线。在菱形窝下部有由颅神经核形成的多个隆起，例如迷走三角（迷走神经背核）、舌下三角（舌下神经核）和前庭区（前庭核及耳蜗核）。第四脑室髓纹（弓状核到小脑的纤维）上方在中线两侧各有面神经内膝纤维构成的面丘，这些纤维在外展神经核周围来回穿行。菱形窝的顶盖由上髓帆、小脑脚和小脑组成。

腹面观和侧面观：延髓腹侧（图 4.1c）可见由锥体束构成的锥体，还可见锥体交叉。其外侧可见由橄榄核（下橄榄核）构成的较明显隆起。

舌下神经（Ⅻ），由锥体和橄榄体之间的腹外侧沟发出，舌下神经和眼肌神经的核团排列在脑干中央底板。橄榄体背侧顺序排列着副神经（Ⅺ）、迷走神经（Ⅹ）和舌咽神经（Ⅸ）的根部。在这些神经的出处与后外侧沟之间可见三叉神经脊束核构成的灰结节。在这个区域还有通过小脑下脚（绳状体）走行至小脑的脊髓小脑后束。

4.2.2 脑桥

腹面观：从腹面看，两侧小脑半球似乎由脑桥连接，因此而得名脑桥。其内为延髓至中脑、大脑脚之间横向走行的神经纤维构成的宽带，内含有皮质脑桥纤维，它们在脑桥内的同侧交换二级神经元，形成脑桥

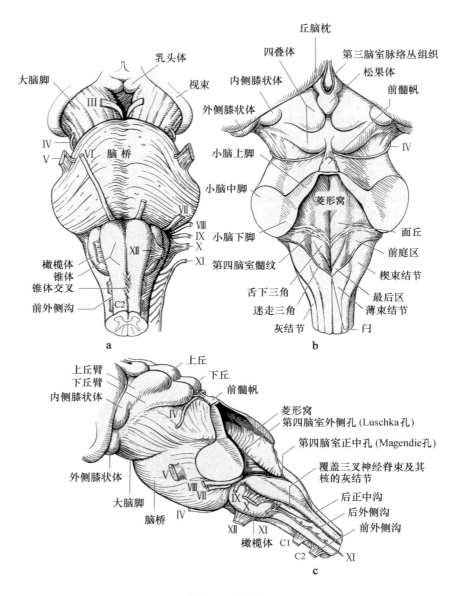

图 4.1　脑干

a. 腹面观；b. 背面观；c. 侧面观

小脑纤维后交叉到对侧，通过小脑中脚到达小脑。在正中线上有一个浅沟，与基底动脉走行一致，但它并不是受基底动脉压迫而形成的，侧面的隆起则是由于锥体束形成的。

侧面观（图4.1c）：可见横向的脑桥纤维合并入小脑中脚的粗大纤维束（脑桥臂）内。侧面有三叉神经（V）进出脑桥臂。

背面观：脑桥背面构成第四脑室底的上部呈三角形，一直延伸到延髓与脑桥的交界处。两侧分别有一个隐窝，有开口（Luschka 孔或第四脑室外侧孔）与蛛网膜下腔相通。不成对的第四脑室正中孔（Magendie 孔）在第四脑室下端（见图4.1c）。菱形窝上部被小脑上脚（结合臂）和上髓帆覆盖。

4.2.3　中脑

中脑位于脑桥和间脑之间。

腹面观：可见向脑桥汇聚的两个纤维束，即大脑脚。两者之间有一窝，称脚间窝，窝内有两侧的动眼神经（Ⅲ）穿出。大脑脚在背侧汇入脑桥内，两侧大脑脚在进入大脑半球之前被视束围绕。

背面观：中脑背面（顶盖）有四个圆形隆起，即四叠板（四叠体）。前四叠体（上丘）接受视觉刺激，较小的后四叠体（下丘）接受听觉刺激。在下丘后方有滑车神经（Ⅳ）穿出，它是背侧唯一的颅神经，绕过大脑脚向腹侧走行。

侧面观：四叠体侧面可见两侧小的隆起，内侧膝状体（听觉传导束的换元站）和外侧膝状体（视觉传导束的换元站），为丘脑的一部分，所以属于间脑。

出于教学角度原因，脑干的内部结构将在颅神经章节之后叙述。

4.3　颅神经

4.3.1　起源—组成—功能

图4.2为背面观，右侧表示颅神经运动性和副交感性核团，左侧表示

颅神经感觉/感知性核团，图 4.3 为侧面观，表示运动性和副交感性颅神经核团。图 4.4 为侧面观，表示感觉/感知性颅神经核团，这些图还显示它们相互之间的关系。

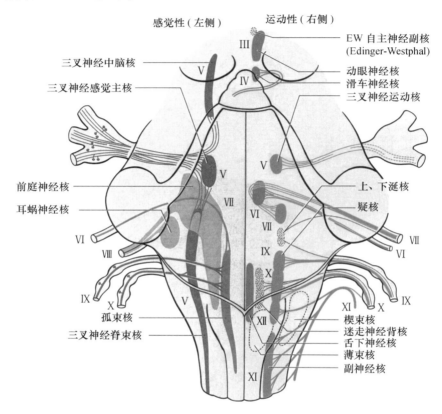

感觉性（左侧）　　　　运动性（右侧）

三叉神经中脑核

三叉神经感觉主核

前庭神经核

耳蜗神经核

孤束核

三叉神经脊束核

III

IV

V

VII

VI

VIII

IX

X

V

XI

XII

EW 自主神经副核
(Edinger-Westphal)

动眼神经核

滑车神经核

三叉神经运动核

上、下涎核

疑核

楔束核

迷走神经背核

舌下神经核

薄束核

副神经核

图 4.2　脑干颅神经核背面观
左侧为感觉/感知性核，右侧为运动和副交感核

各颅神经的组成、起源和功能参见表 4.1；图 4.5 概括了所有 12 对颅神经从脑干穿出的部位、功能组成，以及周围性起源区或支配区。图 4.5 还可见 I～XII 顺序排列的颅神经，其中第二颅神经并非真正的神经，而是一个中枢神经系统的传导束。

脊髓神经纤维被划分为躯体传入性、躯体传出性、植物传入性和植物传出性神经纤维，但是颅神经的情况相对比较复杂，其中有一些为感

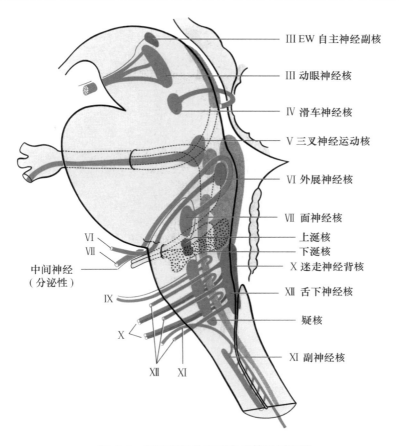

图 4.3 颅神经运动和副交感核团侧面观

觉器官（视、听、味、嗅）的特异性神经，一部分传出性神经纤维起源于鳃弓的神经核团，支配鳃弓衍化而来的肌肉。

颅神经分为以下类型：

• 躯体传入纤维：传入皮肤、关节、肌腱等感受器的痛觉、温度觉、触觉、压觉和本体觉；

• 植物（或内脏）传入纤维：传入内脏痛觉；

• 特殊躯体传入纤维：传导来自特殊感觉器（眼、耳）的冲动；

• 特殊内脏传入纤维：传导味觉和嗅觉；

• 一般躯体传出纤维：将运动冲动传导给骨骼肌（舌下神经、动眼

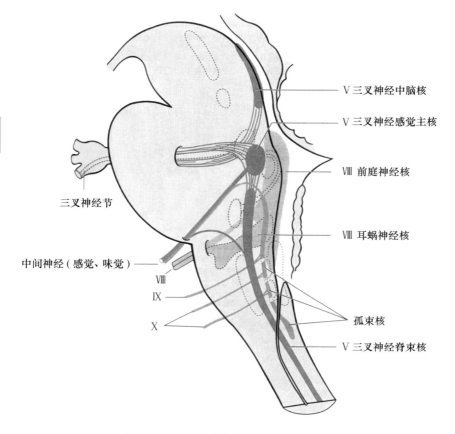

図中标注（自上而下，右侧）：

Ⅴ 三叉神经中脑核
Ⅴ 三叉神经感觉主核
Ⅷ 前庭神经核
Ⅷ 耳蜗神经核
孤束核
Ⅴ 三叉神经脊束核

左侧标注：

三叉神经节
中间神经（感觉、味觉）
Ⅷ
Ⅸ
Ⅹ

图 4.4　颅神经感觉/感知性核团侧面观

神经、滑车神经和外展神经）；

● 内脏传出纤维：支配平滑肌、心肌和腺体的副交感和交感神经；

● 特殊鳃弓性传出纤维：支配由中胚叶鳃弓衍化而来的肌肉（面神经运动支管理第二鳃弓肌，舌咽神经管理第三鳃弓肌，迷走神经管理第四及其他的鳃弓肌）。

表 4.1 颅神经

颅神经		组成	起源	功能
I	嗅神经	特殊内脏传入	嗅黏膜内的双极嗅细胞	嗅觉
II	视神经	特殊躯体传入	视网膜节细胞层	视觉
III	动眼神经	躯体传出	动眼神经核（中脑）	支配上、下、内直肌，下斜肌、提上睑肌
		内脏传出（副交感性）	EW 核	瞳孔括约肌、睫状肌
		躯体传入	眼肌本体感受器	本体觉
IV	滑车神经	躯体传出	滑车神经核（中脑）	上斜肌
		躯体传入	本体感受器	本体觉
V	三叉神经	躯体传入	半月神经节双极细胞	颜面皮肤、鼻腔、口腔黏膜感觉
	第一鳃弓	鳃弓传出	三叉神经运动核	咀嚼肌
		躯体传入	咀嚼肌本体感受器	本体觉
VI	外展神经	躯体传出	外展神经核	外直肌
		躯体传入	本体感受器	本体觉
VII	面神经	鳃弓传出	面神经核	面部表情肌、颈阔肌、茎突舌骨肌、二腹肌
	中间神经 第二鳃弓	内脏传出	上涎核	鼻、泪、涎（舌下腺、颌下腺）液分泌
		特殊内脏传入	膝状神经节	舌前 2/3 味觉
		躯体传入	膝状神经节	外耳、部分外耳道、鼓膜外面感觉

	颅神经	组成	起源	功能
Ⅷ	前庭蜗神经	特殊躯体传入	前庭神经节	平衡觉、半规管壶腹嵴、椭圆囊囊斑、球囊囊斑
			螺旋神经节	听觉、Corti 器
Ⅸ	舌咽神经第三鳃弓	鳃弓传出	疑核	茎突咽肌、咽肌
		内脏传出（副交感性）	下涎核	唾液分泌、腮腺
		特殊内脏传入	下神经节	舌后 1/3 味觉
		内脏传入	上神经节	舌后 1/3 和咽部感觉（呕吐反射）
		躯体传入	上神经节	中耳、咽鼓管感觉
Ⅹ	迷走神经第四鳃弓	鳃弓传出	疑核	咽肌、喉肌
		内脏传出（副交感性）	迷走神经背核	胸、腹腔内脏运动
		内脏传入	下神经节（结状神经节）	腹腔感觉
		特殊内脏传入	下神经节（结状神经节）	味觉、会厌
		躯体传入	上神经节（颈静脉神经节）	耳道硬脑膜感觉
Ⅺ	副神经	鳃弓传出	疑核（颅根）	咽和喉肌
		躯体传出	前角细胞（脊髓根）	胸锁乳突肌、斜方肌
Ⅻ	舌下神经	躯体传出	舌下神经核	舌肌

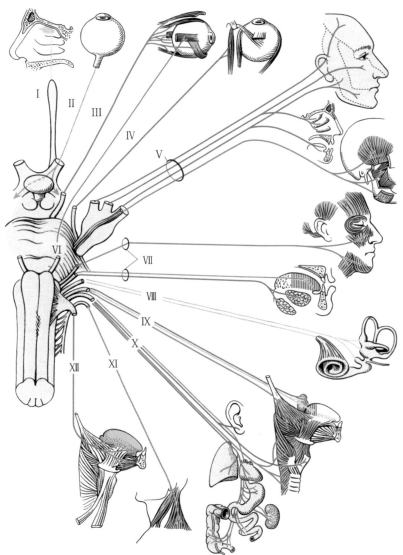

图 4.5　颅神经：从脑干穿出的部位，功能组成及其支配区

颅神经与支配器官用红色线条相连；颅神经与感觉器官用蓝色线条相连

4

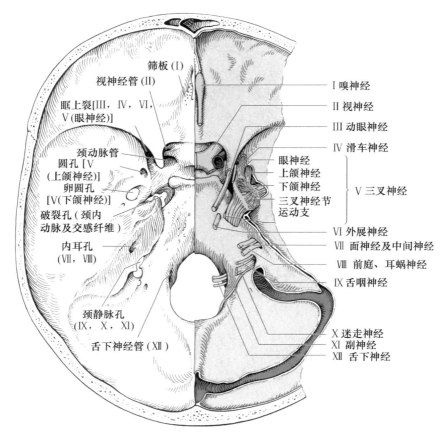

筛板（Ⅰ）
视神经管（Ⅱ）
眶上裂[Ⅲ，Ⅳ，Ⅵ，
Ⅴ（眼神经）]
颈动脉管
圆孔 [Ⅴ
（上颌神经）]
卵圆孔
[Ⅴ（下颌神经）]
破裂孔（颈内
动脉及交感纤维）
内耳孔
（Ⅶ，Ⅷ）
颈静脉孔
（Ⅸ，Ⅹ，Ⅺ）
舌下神经管（Ⅻ）

Ⅰ 嗅神经
Ⅱ 视神经
Ⅲ 动眼神经
Ⅳ 滑车神经
眼神经
上颌神经
下颌神经
三叉神经节
运动支
Ⅴ 三叉神经
Ⅵ 外展神经
Ⅶ 面神经及中间神经
Ⅷ 前庭、耳蜗神经
Ⅸ 舌咽神经
Ⅹ 迷走神经
Ⅺ 副神经
Ⅻ 舌下神经

图 4.6　颅神经从颅骨穿出的部位
左边为颅神经穿出的孔道（孔、裂、管），右边为颅神经断端

4.3.2　嗅觉系统（Ⅰ颅神经）

图 4.7 和图 4.8 显示嗅觉系统由鼻腔嗅黏膜、嗅丝、嗅球、嗅束和皮质区（嗅皮质）组成，嗅觉系统从颞叶的海马回钩经过前穿质直至胼胝体膝部下方的额叶内侧面。

嗅黏膜：分布在每侧鼻腔顶部，面积大约 2 cm²，覆盖部分上鼻甲和部分鼻中隔，在这个区域分布着感觉细胞和支持细胞以及 Bowman 腺。腺细胞分泌浆液也称嗅黏液，可溶解芳香性物质。感觉细胞（嗅细胞）为双极细胞，其周围突起终止于嗅上皮的嗅毛内。

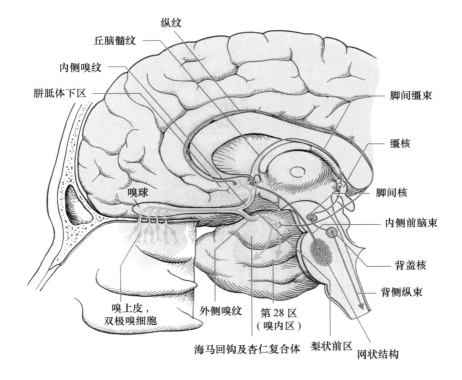

图 4.7 嗅神经（嗅束）与嗅传导束及皮质终点

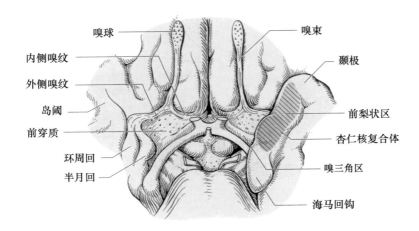

图 4.8 嗅神经（嗅束）脑底面观

4

嗅丝和嗅球：嗅细胞的中央突起（轴突）集合成束，这些束含有数百个无髓鞘纤维，一起被 Schwann 鞘包裹。嗅丝每侧约 20 条，为真正的嗅神经，是所有的神经纤维中传导速度最慢的。嗅丝穿过筛板后在嗅球内发生一级突触连接，嗅球为端脑的突出部分，该部突触结构复杂，与僧帽细胞、簇状细胞和颗粒细胞的复杂突触连接。

嗅传导束：嗅传导束的一级神经元为双极嗅细胞，二级神经元的细胞为嗅球内的僧帽细胞和簇状细胞。这些细胞的轴突在大脑额叶基底部下侧构成嗅束（二级神经元），行走于两侧直回外侧嗅沟的表面。嗅束在前穿质前方分为两条嗅索，即外侧嗅纹和内侧嗅纹，部分终止于前穿质前方的嗅三角内。外侧嗅纹纤维经过岛阈到达杏仁核、半月回及环周回（前梨状区）。在这里，第三级神经元发出纤维至海马旁回前部（28 区）（嗅觉系统的皮质投射区和联合区）。内侧嗅纹的轴突终止于胼胝体膝下方和前连合前方的中隔区内（胼胝体下区）的神经核团，并在此与对侧大脑半球以及边缘系统发生联络。嗅传导束是唯一不在丘脑内交换神经元而将冲动直接传达到脑皮质的感觉传导束。嗅觉系统的中枢性联络复杂，部分通路尚不明确。

嗅觉系统与其他脑区的联络：诱发食欲的气味可引起反射性唾液分泌，臭味则可导致恶心、呕吐，这些反应都伴有情感变化，有愉快和不愉快的嗅觉。情感刺激可能是由于嗅传导束与下丘脑和丘脑以及边缘系统有联络而产生，中隔区还通过联合纤维与扣带回联络。

与自主神经区联络的主要神经纤维为内侧前脑束以及丘脑髓纹（见图 6.9）。内侧前脑束从侧面经过丘脑并在此发出分支至下丘脑的神经核团，一部分纤维继续行至脑干网状结构内的自主神经中枢内涎核及迷走神经背核。

丘脑髓纹终止于缰核，该传导束继续走行经过脚间核和网状结构。（见图 6.9）。

嗅觉障碍：临床上分为数量上的嗅觉障碍和性质上的嗅觉障碍。数量上的嗅觉障碍有嗅觉减退或嗅觉缺失，其原因必定是嗅丝范围内的周围性嗅神经损害（例如鼻炎，外伤导致筛板内嗅丝断裂，药物副作用）或者二级神经元损害（嗅束，例如额底脑膜瘤）。性质上的嗅觉障碍也称为嗅觉倒错，表现为不适的恶臭觉（粪臭味）或嗅觉过敏，大多为中枢性病变（例如颞叶癫痫）引起。

4.3.3 视觉系统（Ⅱ颅神经）

视觉通路（视路）

视网膜：为视觉冲动的感受器（见图 4.9a），和视神经一样为脑向前延伸的部分，主要由神经细胞、感觉细胞和光感受器组成。光感受器（视杆细胞和视锥细胞）构成视网膜最深层，然后向上依次为双极神经细胞和神经节细胞。

视杆细胞和视锥细胞：当光线映入视网膜，在视杆细胞和视锥细胞内引发光化学反应，由此产生神经冲动，传导至视皮质。以往认为：视杆细胞主司明亮感觉和夜光视觉，而视锥细胞主司颜色感觉和日光视觉。新的研究对此理论提出质疑，并推测这些过程可能更为复杂，本书不做进一步讨论。

视觉最敏锐区为视网膜中央凹，只分布有视锥细胞，且一对一地与双极神经细胞相连，而视网膜其他区域则混合分布视锥细胞和视杆细胞。

视觉物体在视网膜上的成像类似照相胶片上的成像，为头倒置且左右反向。

视神经、视交叉和视束：视网膜双极神经细胞通过其树突与视杆细胞和视锥细胞联络，然后将接受的神经冲动向中枢方向传导给神经节细胞。神经节细胞的长轴索穿过视神经乳头，构成视神经。视神经含有约 100 万根神经纤维，约 50% 在视交叉处交叉，来自视网膜颞侧的纤维不交叉，而鼻侧的纤维交叉后到对侧（见图 4.9b）。

视交叉之后，同侧视网膜颞半侧的纤维和对侧视网膜鼻半侧的纤维合并成视束。

另有一小束视神经纤维由视束分支出来后到四叠体上丘以及顶盖前区的神经核团（见图 4.26）。它们为各种视觉反射（尤其是一些重要光反射）的传入性纤维，将在后面叙述。

外侧膝状体、视放射和视皮质：视束终止于有 6 个细胞层的外侧膝状

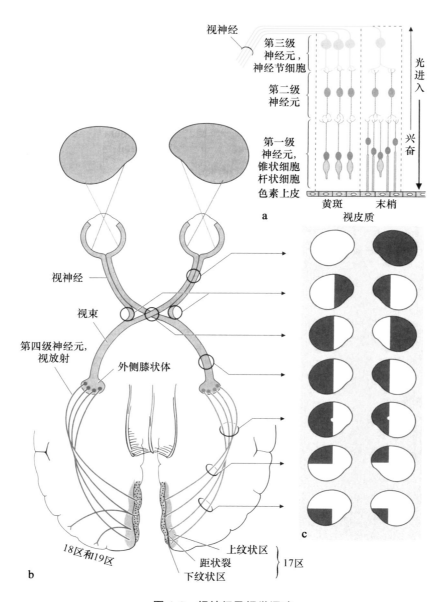

图 4.9　视神经及视觉通路
a. 视网膜组成；b. 视路可能的病灶；c. 相应的视野缺损

体，视神经的大部分纤维在此交换下一级神经元。这些纤维先通过内囊后肢的最后部（见图 3.2），然后形成宽带状的 Gratiolet 视放射纤维束（图 4.10）围绕侧脑室下角和后角，终止于枕叶内侧和距状裂上、下方的视皮质（Brodmann 17 区）。由黄斑而来的纤维占据了视皮质的最大区域（见图 4.11）。17区也称纹状区，因为切面标本上可见由横行纤维构成的 Gennari 纹。

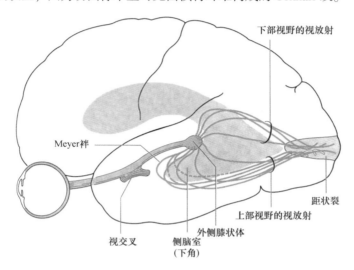

下部视野的视放射

Meyer袢

距状裂

上部视野的视放射

外侧膝状体

视交叉　　　侧脑室
　　　　　（下角）

图 4.10　Gratiolet 视放射

　　视觉通路的躯体特定区组织结构：虽然视神经纤维在交叉处部分交叉，但是从视网膜到视皮质的各神经纤维仍然保持了严格的点对点躯体特定区排列顺序（见图 4.11）。

　　视觉刺激的投射方式如下：视野左侧的物体同时在左眼视网膜鼻半侧以及右眼视网膜颞半侧上成像。在视交叉处，来源于左眼视网膜鼻半侧的纤维交叉到右侧，其交叉纤维与右眼视网膜颞半侧神经纤维合并成视束向后进入右侧的外侧膝状体，最后到右侧视皮质。所以说，右侧视皮质主管视野左半侧的视觉，相应地，来自右侧视野的所有视觉刺激通过左侧视束到达左侧视皮质（见图 4.12）。

　　由于起源于黄斑的视神经中枢性纤维在视神经乳头中排列于颞侧，所以当这些纤维损伤时会导致视神经盘（简称"视盘"）颞侧区域的萎缩（颞侧视盘苍白）（见图 4.12）。

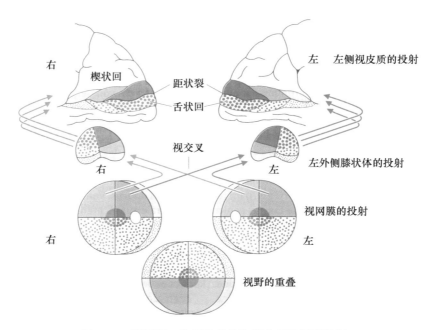

图 4.11　视网膜、外侧膝状体和视皮质的视野投射

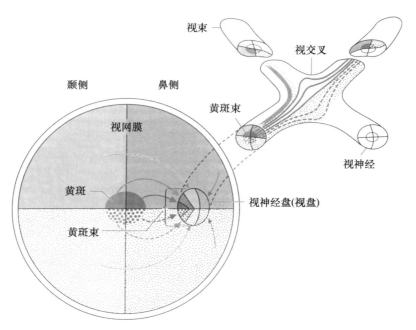

图 4.12　视网膜、视神经和视交叉中黄斑纤维束的位置

视觉通路病变

视神经损害：视神经可以在视盘、视神经前段或视神经球后段受损，视盘病变（例如许多代谢性疾病的视盘水肿或颅内压增高时的淤血性视盘）通过眼底镜检查即可诊断，视神经前段病变常见于脉管炎（例如颞动脉炎），视神经球后段病变为多发性硬化的主要症状（球后视神经炎）。在所有这些情况下都会出现受累眼临床上长期的视力减退或丧失。一只眼睛短暂性的、只持续几秒钟至几分钟的视觉障碍（"一过性失明"）叫作一过性黑矇发作，大多是由于视网膜微小血栓引起，此时应检查有无颈内动脉段血管狭窄。

视交叉损害：例如由于垂体肿瘤、颅咽管瘤或鞍结节脑膜瘤引起视交叉损害时，则出现视交叉中央的交叉纤维中断，双颞侧视野视觉丧失，结果是双颞侧偏盲（"马眼罩现象"）。一般来说，首先损伤视交叉下部神经纤维，它们来自视网膜下半侧，所以首先出现双上颞侧象限盲，而且首先是色盲。

少数情况下还可出现双鼻侧偏盲，并且发生于肿瘤生长在视交叉周围，致使外侧未交叉纤维受损（这些纤维来自视网膜颞半侧，司鼻半侧的视野）。有时也可由颈内动脉瘤以及颅底脑膜炎引起。在这些情况下，常常不是单独出现一侧视野障碍。

视束损害：一侧视交叉损害则引起一侧偏盲，而视束损害则引起同侧偏盲，例如右侧视束神经纤维中断时，来自视网膜右半侧的所有冲动中断，结果是左半侧视野偏盲（见图 4.9b 和 c）。病因大多是肿瘤或颅底脑膜炎，很少是由于外伤引起。

由于视束中断时到上丘及顶盖前区的视神经纤维也中断，所以当光线投照病侧半侧视网膜时，不引起光反射。但是由于很难将光线只投照到半侧视网膜，所以该试验（偏盲光反射）没有太大临床意义。

视放射损害：Gratiolet 视放射起始部中断时，也是同侧偏盲，但由于视放射纤维相互分开较远，所以常常是不完全性的同侧偏盲（见图 4.9）。如果为上象限盲，则说明由于 Meyer 视放射袢（Meyer's Loop，见图 4.10）损害所致，病灶在颞叶嘴侧；如果为下象限盲，则由视放射枕部损害引起。

病例 1　多发性硬化合并视束损害

19 岁女高中生，在完全健康状态下发现视觉障碍，该女生在某些视角下仅仅视物模糊，24 小时内这种"模糊感觉"发展到整个右侧视野。该女生因此就诊于私人医师，然后被转诊到医院。

主管神经内科医师进行了视野检查，发现除右侧视野上部的右侧偏盲之外，所有其他检查，特别是其他神经系统体征没有发现异常。

作为辅助检查，进行了头颅 MRI 检查、脑脊液检查以及视觉诱发电位测量，所有检查结果都证实中枢神经系统炎性病变（多发性硬化症）导致视束损害的拟诊。病人获得可的松大剂量治疗，3 天后症状消失（图 4.13）。

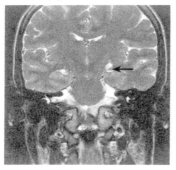 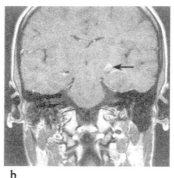

a　　　　　　　　　　　　　　b

图 4.13　多发性硬化合并左侧视束炎性病变
a. 冠状位 T2 加权像，可见脉络膜裂上方左侧视放射区高信号病灶，只有视束基底部分未累及（箭头）；b. 注射造影剂后冠状位 T1 加权序列，可见相应部位病灶增强，为急性炎性病灶

4.3.4　眼球运动（Ⅲ、Ⅳ和Ⅵ颅神经）

这三对颅神经支配眼肌，即动眼神经（Ⅲ颅神经）、滑车神经（Ⅳ颅神经）和外展神经（Ⅵ颅神经）（见图 4.14 和图 4.15）。

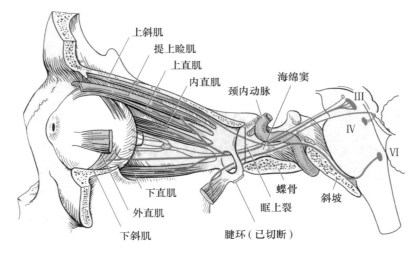

图 4.14 眼肌运动神经的走行（侧面观）
外直肌被切断，以便于观察眼窝内结构

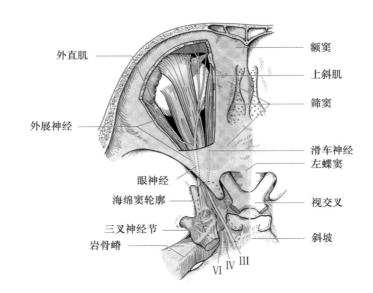

图 4.15 眼肌运动神经的走行（背面观）

　　动眼神经核及滑车神经核位于中脑被盖内，而外展神经核则位于第四脑室底下方脑桥的被盖部区内。

　　下面首先介绍单侧眼球由各眼肌神经调控下的运动。但是不要忘记，眼球运动一般是同向的，即两眼同时在水平方向或垂直方向运动。两眼以及脑干内的眼肌神经核团被对侧神经支配，完成这些同向眼球运动复杂的中枢神经连接也是本章的内容。最后还将在本章节中叙述各反射弧（眼调节和眼集合反射、瞳孔反射和光学保护反射）中的眼肌神经。

动眼神经 （Ⅲ颅神经）

　　动眼神经核位于上丘内的导水管下方的导水管周围灰质内，它们分为两部分：① 中间的副交感核团，即所谓的 Westphal-Edinger 核（自主性副核），支配眼内肌（瞳孔括约肌和睫状肌）；② 位于副交感核两旁的较大的核群，支配四块眼外肌（内直肌、上直肌、下直肌和下斜肌），还有一个较小的核，支配提上睑肌（参见以猴为例的 Warwick 模式，图4.16）。

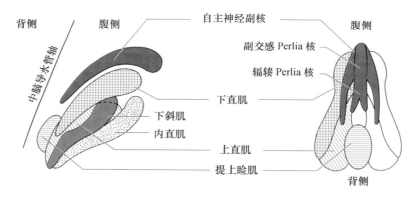

图 4.16　动眼神经核群
（仿自 Warwick）

　　这些核团的根纤维部分交叉（支配上直肌的纤维全部交叉）、部分不交叉，均与副交感纤维一起向腹侧走行，部分横行通过红核，最后形成动眼神经从脚间窝两侧离开脑干。

　　动眼神经首先在小脑上动脉和大脑后动脉之间、紧贴小脑幕边缘走行，经过基底池的蛛网膜下腔（见图4.17），穿过硬膜，穿过下间隙和蝶骨岩部的韧带，再穿过海绵窦，最后通过眶上裂到达眼眶（见图4.15 和

图 4.17）。此后发出副交感神经分支到睫状神经节，在睫状神经节节前纤维交换成短的节后纤维支配眼内肌。

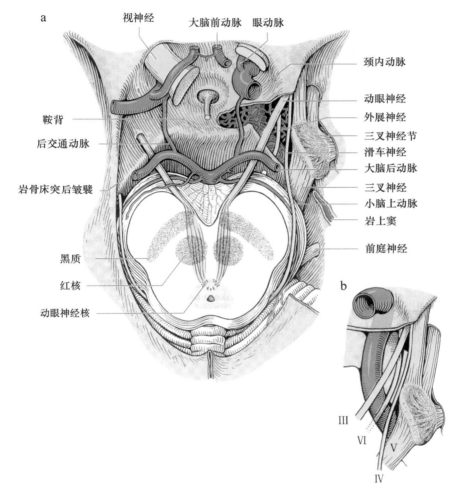

图 4.17 眼肌神经与颈内动脉、三叉神经节及其三叉神经分支在海绵窦内的局部解剖关系
a. 上面观；b. 矢状面观

动眼神经的躯体纤维分为两支：上支支配提上睑肌和上直肌，下支支配内直肌、下直肌及下斜肌。

滑车神经（Ⅳ颅神经）

Ⅳ颅神经核位于四叠体（下丘）平面导水管周围灰质的腹侧，紧靠动眼神经核下方。其神经根纤维环绕中央灰质，然后在上髓帆内交叉到对侧。滑车神经是唯一的一根从脑干背侧通过中脑顶盖穿出的颅神经。之后，滑车神经沿着大脑脚侧面向腹侧走行，然后伴动眼神经到达眼眶内。滑车神经支配上斜肌，上斜肌使眼球向下、内旋和小范围地外展。

外展神经（Ⅵ颅神经）

Ⅵ颅神经核位于脑桥下部被盖内、紧靠第四脑室底下方。Ⅶ颅神经即面神经的根纤维环绕在外展神经核周围。外展神经的根纤维穿过脑桥，在延髓和脑桥之间的腹侧恰在锥体上方穿出成为外展神经。接着，外展神经在基底动脉两旁的蛛网膜下腔上行经过脑桥，然后在斜坡前通过硬脑膜下间隙穿过硬膜后与另外两根眼肌神经伴行。所有三根眼肌神经在海绵窦内与三叉神经第一、第二分支以及颈内动脉紧邻（见图4.17），此外，还与蝶窦上部和外侧部以及筛窦紧邻（见图4.15）。

图4.18显示往6个诊断视向（注视方向）注视时各眼肌的协同作用；图4.19显示不同眼肌轻瘫时眼球的位置和出现的复视。

眼肌瘫

眼肌瘫痪可引起相应眼球运动和注视障碍（见图4.18），可以借助光源照射角膜（角膜反射试验）时的不对称性光反射检查而发现轻度眼球轴偏移。用红绿眼镜和手电筒检查复视时，令患者尽量向瘫痪侧眼肌的作用方向注视，可出现瘫痪侧眼球复视，在这个方向上双重影像的间距最大，最外侧的影像源于瘫痪侧眼球（见图4.19）。

水平方向上的眼球异位称为内斜视（会聚）或外斜视（分散）。垂直方向上的眼球异位称为上斜视或下斜视。

眼神经核团受损对眼球运动的影响与这些神经周围部分受损时的结果一样，但是神经核团受损一般合并脑干内相邻结构受损。

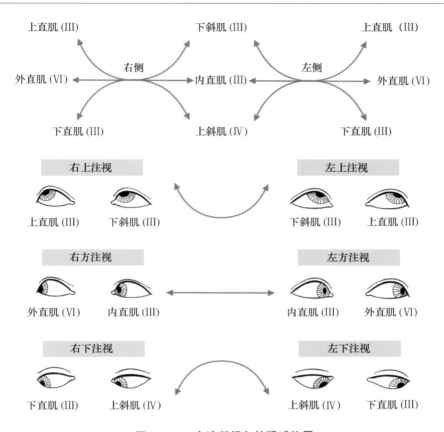

图 4.18　6 个诊断视向的眼球位置

这些视向能清楚地显示出相应眼肌的瘫痪

动眼神经瘫

完全性动眼神经瘫痪产生下述综合征（见图 4.19）：

• 眼睑下垂，因提上睑肌瘫痪，面神经支配的眼轮匝肌占优势（但直视后的睑裂张开有时是由额肌收缩引起的）；

• 向外下方注视时眼球位置固定，因为外直肌（N.Ⅳ）和上斜肌（N.Ⅵ）占优势；

• 副交感神经支配的瞳孔括约肌瘫痪导致瞳孔散大，结果是对光和调节反射消失（睫状肌瘫）。

4

神经瘫	眼球位置	代偿性头位 (=最小程度的偏斜)	各视向时 复视的位置

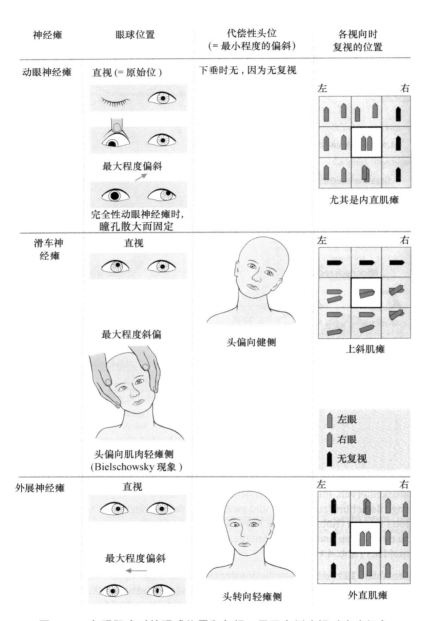

图 4.19　各眼肌瘫时的眼球位置和复视，显示右侧病损时瘫痪征象
（根据 Mumdnthaler, M., Mattle, H.：Neurologie, Thieme 2002）

完全性动眼神经瘫（合并以内、外眼肌麻痹，参见下文）少见。

如果单独出现内眼肌（即瞳孔括约肌和睫状肌）瘫痪，则称为内眼肌瘫。这时，眼球可随意运动，但却出现绝对的瞳孔固定，由于调节障碍，病人视物不清。这种情况下，为动眼神经的副交感纤维损伤。

如果眼球运动受限，但自主性（副交感）神经支配尚保留，则称为外眼肌瘫。

动眼神经瘫比外展神经瘫少见，动眼神经瘫约占眼肌瘫痪的 30%，而外展神经瘫占眼肌瘫痪的 40%～50%。周围神经损伤时以眼睑下垂为主，神经核损伤时眼睑下垂少见。瞳孔运动神经纤维从脑干出来后直接行走于该神经外膜下，这可以解释为什么这些纤维在外伤、肿瘤或动脉瘤时受压而极易受损。同样原因可以解释为什么这些纤维在（例如糖尿病导致）血管性病变时却很少受损。单独性动眼神经瘫的最常见原因为动脉瘤（30%）、肿瘤（约 15%）和血管性病变（包括糖尿病，15%～20%）。

滑车神经瘫

滑车神经瘫导致上斜肌麻痹，病侧眼球向上和稍向内，向健侧眼球方向偏斜（见图 4.19）。当病侧眼球向下向内向健侧方向注视时，则注视障碍特别明显，头向病侧偏倾和健侧眼球固定，更加重了病侧眼球向内向上的偏斜程度（Bielschowsky 征）。

滑车神经瘫最常见原因为外伤（30%～60%），其次是血管性病变和肿瘤。

外展神经瘫

病人直视前方时，由于外直肌麻痹，患眼内收，不能外展而致内斜视。当病人向鼻侧注视时由于下斜肌的优势作用，患眼朝向内上方。

外展神经麻痹多单独出现，由肿瘤或血管性病变所致。由于该神经在硬膜下走行最长，所以在脑膜炎和 SAH 时也受累。同样，在腰穿出现脑脊液压力改变时也可引起一过性瘫痪。

4

病例 2　脑干梗死导致滑车神经核损伤

46 岁男性职员，在下午工作中感觉恶心和呕吐，同事都说他突然心不在焉，但他本人却回忆不起来。短时间后恶心症状消失，但随之却很快出现了复视，特别是向下看时明显。这一症状在他下楼梯时最先发现，病人因此到医院就诊。

通过临床检查（眼球位置、眼球跟踪运动）推测复视原因为左侧上斜肌轻瘫。MRI 检查发现颅内占位病变，T2 加权序列可见中脑左侧 Ⅳ 神经核团区域一病灶（图 4.20），其他序列检查未发现扩散病灶或病灶增强。根据影像学检查结果和临床症状发展过程（以恶心和突然出现复视而急性起病）考虑因缺血引起的中脑病灶（急性腔隙性中脑梗死）。未发现中枢神经系统炎性病变征象。

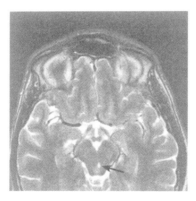

图 4.20　急性中脑梗死导致左侧滑车神经核病损，伴上斜肌瘫
T2 加权序列可见中脑内高信号病灶（箭头）

同向注视运动：只有所有眼肌进行精细的共同作用才能将一物体同时在两侧视网膜中央凹内成像。两眼的拮抗肌和协同肌被神经同步支配（Hering 规则）。一块协同肌每次收缩都有相应拮抗肌松弛（Sherrington 规则）。眼球相同的同向运动叫作同向倾斜，相反的非同向运动叫作异向倾斜，单只眼球的运动叫收或展和旋转（旋转运动）。

水平方向或垂直方向的注视运动

眼球同向水平运动：动眼神经系统的中枢性联络部位在正中旁脑桥网状结构内（PPRF；也叫脑桥视中枢）Ⅳ和Ⅵ颅神经核团区域。从这里发出完成眼球同向水平运动时所有的联络神经，即同侧外展神经核与支配对侧内直肌的动眼神经核之间的传导束。这一传导束经过内侧纵束，沿着脑干中线两旁走行，从中脑向下一直到颈髓，连接各眼肌神经核团（见图4.21）。

内侧纵束还传导来自颈髓（颈肌和项肌）、前庭神经核及脑皮质和基底节的冲动。

眼球水平注视运动障碍：如果单侧如左侧内侧纵束受损，病人则不能支配左侧内直肌，这种情况下的肌肉瘫痪既无神经核损伤，又无周围神经损伤，而行集合反应时内直肌照常反射性收缩。检查时，病人向右注视，左眼不能跟随，受外展神经支配的右眼发生单眼性眼震，这种症状称为核间性眼肌瘫痪（见图4.22）。所谓的"一个半综合征"即是：正中旁脑桥网状结构和内侧纵束受损，导致一只眼的完全性水平运动瘫痪和另一只眼的外展受限。

由于双侧内侧纵束位置很近，所以大多是双侧受损，在这种情况下，水平向一侧注视时外展的眼球不能内收，主导眼呈单眼性眼震，两眼其他方向运动不受限，瞳孔反射正常。

核间性眼肌瘫痪最常见原因为多发性硬化，其次是脑炎，老年患者也可能由血管病变引起。

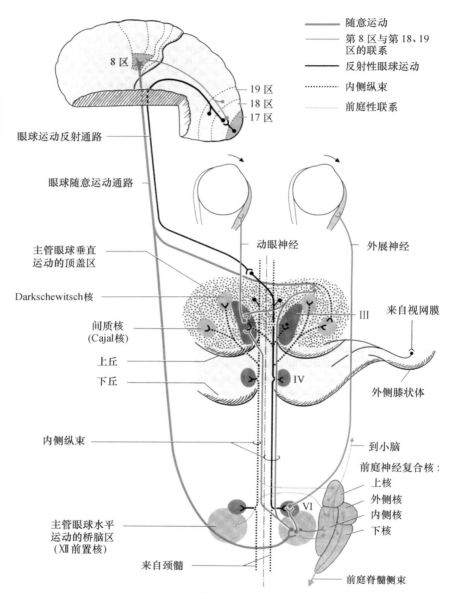

图 4.21　眼球同向运动的解剖结构

主管眼球随意性和反射性同向运动的眼肌运动神经核、内侧纵束和前庭神经复合核，
以及核上性和核下性通路（部分仿自 Hassler）

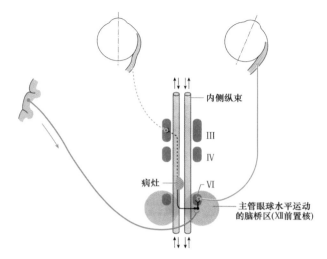

图 4.22 内侧纵束损害造成核间性眼肌瘫痪

病例 3 急性中脑梗死导致核间性眼肌瘫痪

48 岁男性患者，既往健康，突感恶心、呕吐和复视。住院查体，有典型核间性眼肌瘫痪症状（参见上述内容），无其他神经系统缺失。临床病程和 MRI 检查结果支持缺血性病变（腔隙性梗死伴内侧纵束损害）。没有中枢神经系统炎性病变征象，未发现栓塞来源（图 4.23）。

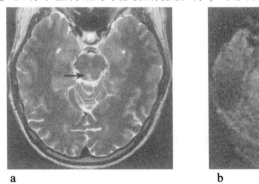

a   b

图 4.23 急性中脑梗死导致核间性眼肌瘫痪

a. 中脑横断面薄层 T2 加权像，中线旁右侧紧邻中脑导水管可见高信号病灶；b. 横断面弥散加权像证实同一部位新鲜病灶。综合两项结果说明为缺血性病变眼球垂直同向注视运动：眼球垂直运动的中枢结构位于中脑背上区网状结构内（见图 4.21），这里的网状结构有一些特殊部分，即第三脑室后壁旁的前质核（prestitial nucleus），调节眼球上视运动，后连合核调节下视运动，间质核（Cajal 核）及 Darkschewitsch 核调节眼球的旋转运动。

调节眼球同向注视运动的其他中枢性结构：四叠体上丘前壁同样也可支配眼球垂直运动。这一区域受损则导致向上注视瘫痪（Parinaud 综合征）。

枕叶发出的冲动也同样可到达对侧脑桥视中枢（旁外展核），引起同向性眼球侧向运动。试验性刺激 18 区和 19 区，主要引起眼球侧方运动，但也可引起眼球下视和上视。侧方注视运动对人类无疑发挥着重要的作用，因为它是最常见的枕叶始动运动（见图 4.21）。

位于中央前回前方 Brodmann 8 区（或许还有部分 6 区和 9 区参与）内的额叶眼区调节眼球随意运动（见图 4.21），刺激该区最常见引起眼球向对侧同向偏斜（conjugate deviation）参见下文（见图 4.24），有时还伴有头部转向对侧。

额叶眼区与眼肌之间的联络尚不完全明确，该区神经纤维与皮质核束一起通过内囊和大脑脚，但不直接终止于颅神经核团，而是通过各种"中间站"（上丘、网状结构内的中间神经元、内侧纵束）再到达颅神经核团（见图 4.21）。

所有眼球随意运动都受到神经反射弧影响，并且这些反射弧有些属于视反射，有些属于听觉、前庭和本体反射弧（起源于颈肌和项肌，经脊髓顶盖束和内侧纵束传导）。

视中枢损伤：如果一侧 8 区损伤，则对侧区占优势，导致患者眼球向患侧同向注视（Déviation conjuguée，患者向病灶方向注视），有时还伴有头部转向患侧。患者眼球不能随意地转向对侧，但仍可反射性地转向对侧（与枕叶损伤的情况相反，参见下文）：如果将一物体在视野内缓慢移动，患者可用眼球追踪，并且还能追踪到不能随意定向注视的方向上。这种眼球偏斜一般在一段时间后又消失。刺激 8 区（例如癫痫发作）则患者视线会朝向与刺激部位相反的方向。

由于皮质脑桥束交叉走行，脑桥病灶的表现则正好相反（见图

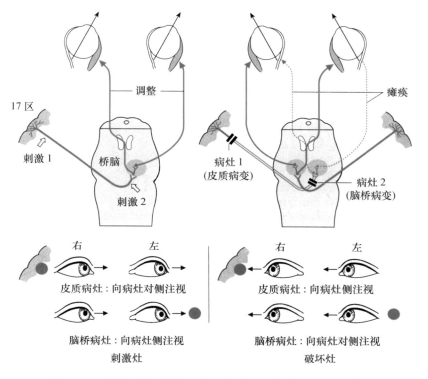

图 4.24　皮质和脑桥病灶（刺激或破坏）导致的眼球同向偏斜

4.24）。刺激脑桥视中枢则眼球转向刺激部位方向，而损伤时则朝向相反的方向。脑桥病损引起的眼瘫很少能够完全恢复。

反射性眼球同向注视运动

固定反射：通过迅速的、颤动的和精细的眼球运动，我们可以随意地将视线对准某一物体，但是大多数眼球运动是反射性的，当一个物体进入视野，注意力和目光会自动地对向物体，物体移动时，眼球会不随意地跟踪，并且将物体影像总是保持在视野最清晰的范围，即黄斑中心凹。这个动作的发生无关于观察者或者感兴趣物体是否在活动中或者两者是否都在活动中。也就是说，所有的随意性眼球运动都附加有不随意的反射性眼球运动。在盎格鲁-撒克逊文献中，这种将注视目标反射性固定在黄斑中心凹的动作称为固定反射。

固定反射的传入支由视网膜经过视觉传导通路到达视皮质（17 区），再从 17 区传导到 18 区和 19 区。传出支从这些区起始，可能沿着 Gratiolet 视放射（其具体走行尚不明确）走行到对侧的中脑和脑桥视中枢，由视中枢到达相应的眼肌神经核。可能有一部分传出性神经纤维直接到达脑干视中枢，还另有一分支直接经过 8 区。

固定反射的损害：如果枕叶损害则可出现眼球反射运动障碍，病人两眼可做各方向的随意运动，但却不能对准追踪移动着的物体。运动物体很快从视觉最敏感区脱离，必须有意识地移动眼球，才能再次追踪到物体。

视动性眼球震颤：当一次视觉看物体时，物体的影像一致投射在两眼的最敏感区（融合），无论物体前后或近或远移动，总是能通过精细调节保持影像在两眼的黄斑中心凹〔平稳追踪运动（smooth pursuit movement），参见固定反射〕。一旦影像离开黄斑区，由视网膜发出的信息冲动通过视路到达视皮质，再经枕顶盖纤维到达眼球运动神经核，激活眼肌，使影像重又回到黄斑区（视动过程），在此过程中眼球运动快而急（视动性眼球震颤）。这种眼震可发生在注视奔驰的火车时，阅读时，或者试验性注视缓慢旋转的有相间黑白竖条纹的圆柱体时，急速回跳与上述缓慢眼球运动交替发生，回跳方向与缓慢眼球运动方向相反。如果视动性眼球震颤的反射弧在任一部位中断，这一反射都会消失。视动性眼球震颤的消失肯定是病理性的。

辐辏和调节

如果注视的物体在视野内越移越近，会引发其他反射，即辐辏和调节。这时出现三种不同反应。

● 辐辏：两侧内直肌同时收缩，使两眼轴对准物体，由此使物体影像恰好落在视网膜的相应部分，即视力最敏感区。

● 调节：睫状肌收缩时，晶体的悬挂器（睫状小带）松弛，晶体（由于其本身的弹性作用）变圆，由此屈光力加强。以这种方式将移近视野的物体在视网膜上清楚成像，以相同方式，视远物时睫状肌松弛，悬挂器又拉紧晶体，晶体变扁，屈光力减弱，远处物体在视网膜上清楚成像（见图 4.25）。

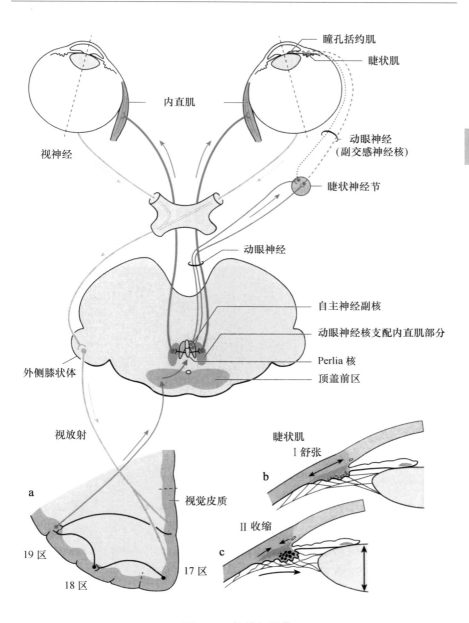

瞳孔括约肌

睫状肌

内直肌

视神经

动眼神经
（副交感神经核）

睫状神经节

动眼神经

自主神经副核

动眼神经核支配内直肌部分

Perlia 核

顶盖前区

外侧膝状体

视放射

睫状肌
Ⅰ 舒张

b

a

视觉皮质

Ⅱ 收缩

c

19 区

18 区

17 区

图 4.25　辐辏与调节

a. 辐辏和调节的解剖结构；b. 睫状肌松弛（远视物）；c. 睫状肌收缩（近视物）

4

● 瞳孔收缩：瞳孔缩小使物体尽可能清晰地成像于视网膜上（可比较照相机原理：缩小光圈，使清晰度提高）。

上述三种反应都可以在凝视近物时随意发生，但是当某一远物突然靠近时也可反射性发生。

辐辏和调节的解剖结构：冲动从视网膜传到视皮质，然后又从视皮质传出经过顶盖前区到副交感核团，该副交感核被称为 Perlia 核，位于中线 EW 核［动眼神经小细胞性外侧核，为副核（自主性）］的腹侧（见图 4.25）。从这一核团发出的冲动传导到两侧内直肌的神经核团（支配眼球的集合）和 EW 核，再从 EW 核传导到睫状神经节，最后到达睫状肌（调节反射）以及瞳孔括约肌（收缩瞳孔）（见图 4.26）。调节反射和光反射可以分别消失，也可能由不同的传导束联络睫状肌和瞳孔括约肌。例如梅毒可造成 Argyll-Robertson 瞳孔综合征：即瞳孔光反射消失，但辐辏和调节反射仍存在。

瞳孔直径和光反射的调节

光线进入视网膜会使瞳孔直径发生变化：亮光使瞳孔缩小，弱光使瞳孔放大（瞳孔反射）。瞳孔反射决定落入视网膜的光量大小，一方面保护光感受器使之免受强光刺激；另一方面使视觉物体更清晰地成像于视网膜上，这就像相机光圈的调节作用一样。因该反射发生在皮质下水平，所以是无意识的。

瞳孔反射的神经传入支：瞳孔反射的传入性神经纤维与视路的神经纤维一起在视神经和视束内走行到内侧膝状体，但并不进入内侧膝状体内，而是继续往上丘方向走行，终止于顶盖前区的神经核团内。中间神经元连接两侧的副交感 EW 核（副核，自主性）（见图 4.26），由于 EW 核接受双眼球视网膜发出的冲动，所以引起同感性光反射，即光线刺激一侧眼，同时也引起对侧眼瞳孔收缩。

瞳孔反射的传入支受损：Gratiolet 视放射或视皮质受损本身不影响光反射，上丘受损也很少影响光反射，但是顶盖前区受损会导致瞳孔反射消失。因此推断：瞳孔反射的传入支走行在这一区域，但其传导束的具体解剖定位尚不明确。如果视神经传入纤维受损，光刺激患侧眼球时同

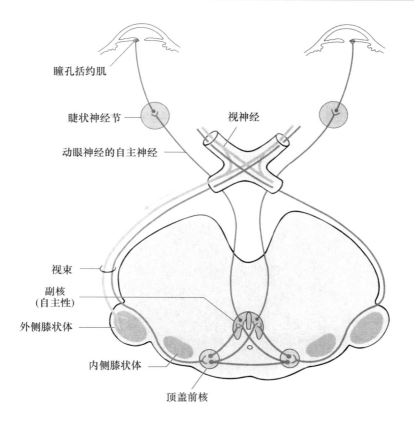

瞳孔括约肌

睫状神经节

视神经

动眼神经的自主神经

视束

副核
（自主性）

外侧膝状体

内侧膝状体

顶盖前核

图 4.26 瞳孔反射

侧和对侧光反射消失，光刺激对侧眼球，则两侧光反射存在。

瞳孔反射的神经传出支：传出支起源于 EW 核，与动眼神经一起进入眼眶内，并且该副交感性神经节前纤维在此发出分支，在睫状神经节内交换神经元呈短程的神经节后纤维，而进入眼球支配瞳孔括约肌（图4.26）。

瞳孔反射的传出支受损：如果动眼神经和睫状神经节受损，由 Gratiolet 视放射发出的冲动便不能到达同侧眼球的瞳孔括约肌，结果导致瞳孔散大和光反射消失。

影响瞳孔直径的其他因素：瞳孔直径并非仅仅由落入眼球内的光亮来调节，眼外的刺激也可引起瞳孔直径的大小改变。剧烈疼痛时，特别是项肌疼痛时，或有强大的精神刺激，都可导致瞳孔扩大。目前一般都认为，这种瞳孔散大是交感神经系统影响所致，并且是由于支配瞳孔开大肌的交感神经收缩所致（参见下文），但也有人对此提出质疑。新的研究认为，疼痛刺激和精神兴奋时的瞳孔散大应是副交感神经支配被抑制所致。

瞳孔不等：瞳孔直径大小不等称为瞳孔不等。两侧瞳孔大小可有微小差别，大多数是精神因素所致，若差别较大时，则大多是由颅内占位性病变（单侧）压迫动眼神经所致。

眼的交感和副交感神经支配

眼的副交感神经支配（见图 4.27）：瞳孔括约肌和睫状肌的副交感神经支配在瞳孔反射和调节反射的有关章节中已有叙述，刺激眼的副交感神经表现为瞳孔缩小（缩瞳）和对近物调节。

眼的交感神经支配（见图 4.27）：交感神经核区又称睫状脊髓中枢，位于第 8 颈髓至第 2 胸髓的灰质侧角内，发出的节前纤维上行至颈上神经节，交换神经元后发出节后神经纤维，伴颈内动脉上行至眼眶，支配瞳孔开大肌、上睑板肌、下睑板肌以及眼眶肌（见图 4.27 和图 4.28）。此外，交感神经还支配同侧半面部的汗腺和血管。

至睫状脊髓中枢的传入纤维：视网膜传入纤维连接到下丘脑（视交叉上核），然后再发出中枢性交感神经束，下行到中脑内交叉后经过脑干和颈髓到达睫状脊髓中枢。

Horner 综合征：中枢性交感神经束、睫状脊髓中枢、颈上神经节和/或节后交感神经纤维至眼球的走行中受损，均可导致 Horner 综合征（见图 4.28）。临床表现为以下症状：眼裂变小（上、下睑板肌瘫）、瞳孔缩小（瞳孔开大肌瘫，继发性瞳孔括约肌的副交感神经占优势）和眼球凹陷（眼眶肌瘫）。如果睫状脊髓中枢和由此发出的传出性纤维受损，则还伴患侧半面部无汗和血管扩张。

保护性瞬目反射

一个物体突然出现在眼前时会立即反射性引起眼睑闭合（瞬目反

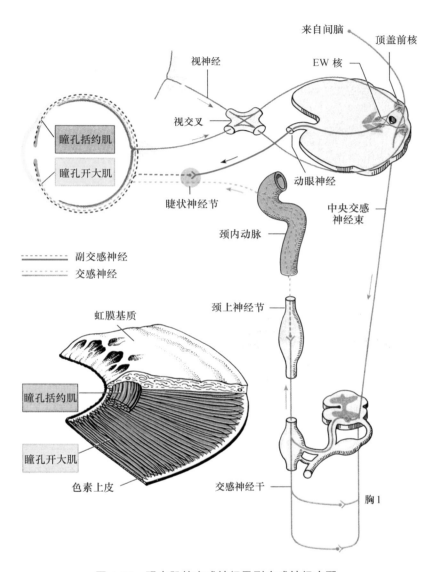

来自间脑

顶盖前核

视神经

EW 核

视交叉

瞳孔括约肌

瞳孔开大肌

睫状神经节

动眼神经

颈内动脉

中央交感
神经束

------- 副交感神经
------- 交感神经

虹膜基质

颈上神经节

瞳孔括约肌

瞳孔开大肌

色素上皮

交感神经干

胸1

图 4.27　眼内肌的交感神经及副交感神经支配

射）。该反射的传入纤维来自视网膜，直接到中脑顶盖，再经顶盖核束到
支配两侧眼轮匝肌的面神经核（传出支）。神经冲动还可通过顶盖脊髓束
纤维到达颈髓前角细胞，再到颈肌，产生扭头避开的动作。

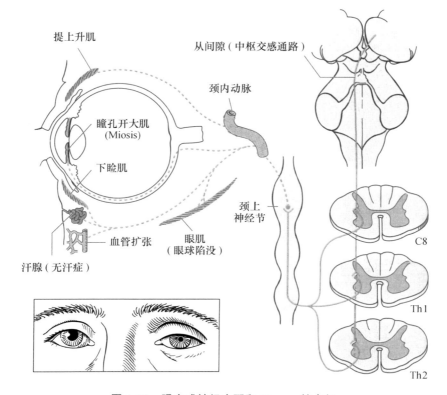

图 4.28　眼交感神经支配和 Horner 综合征

眼的交感神经除支配瞳孔开大肌之外（见图 4.27），还支配睑板肌以及眼眶肌。此外还显示了面部交感神经支配的汗腺和血管（血管收缩性纤维）

4.3.5　三叉神经（Ⅴ颅神经）

　　三叉神经为混合性神经，大部分为面部感觉神经纤维，小部分为支配咀嚼肌的运动神经纤维。

　　三叉神经节和脑干内神经核团：三叉神经节（Gasserian 半月神经节）与脊神经节相似，含假单极神经节细胞，其周围突与触觉、辨别觉、压觉、痛觉、温度觉感受器相连，其中枢突终止于三叉神经感觉主核（司触觉和辨别觉）及三叉神经脊束核（司痛觉、温度觉）。三叉神经中脑核很特殊，其神经元相当于脊髓神经节细胞，可认为是移位入脑干的神经节，其细胞发出纤维到咀嚼肌肌梭内的周围性感受器和压力感受器。

如图 4.30 所示，上述三组三叉神经核从颈髓一直延伸到中脑，这些核团受损则导致洋葱皮样的与其中央区相对应的感觉障碍。

三叉神经节位于颅底海绵窦后外侧部以外颞骨岩尖上方，如图 4.6 所示。三叉神经节的周围突构成：①眼神经，它经过眶上裂出颅；②上颌神经（经圆孔出颅）；③下颌神经（经卵圆孔出颅）。

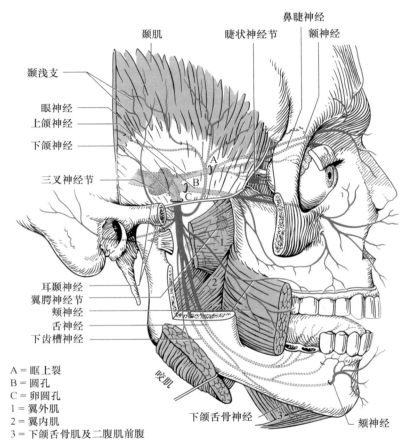

A = 眶上裂
B = 圆孔
C = 卵圆孔
1 = 翼外肌
2 = 翼内肌
3 = 下颌舌骨肌及二腹肌前腹

图 4.29　三叉神经的感觉和运动纤维的周围分布

三叉神经躯体感觉纤维：图 4.29 显示三叉神经的周围分支。三叉神经躯体感觉纤维支配面部皮肤直至头顶。图 4.30 显示三组分支所支配的皮区。三叉神经支配的皮区与 C2 和 C3 颈神经根的皮区交界（第 1 颈神经根为单纯运动性神经根，支配头颅和上颈椎之间的各项肌）。

此外，三叉神经感觉纤维支配区还包括：口腔、鼻腔和鼻旁窦的黏膜，上、下颌牙齿，（前和中颅凹底）大部分硬脑膜，外耳和耳道的前部以及鼓膜的一部分。耳道其余部分的感觉由中间神经、舌咽神经和迷走神经支配。

来自咀嚼肌和硬腭（控制咀嚼力量）的本体感觉冲动也经下颌神经传导。

所有的躯体感觉纤维都终止于位于脑桥背外侧（相当于后索）区域的三叉神经感觉主核。二级神经元的纤维交叉到对侧后，伴内侧丘系至丘脑腹后内侧核（见图 4.30）。

三叉神经的感觉纤维参与多个重要的反射弧。

角膜（瞬目）反射：眼黏膜的感觉冲动经眼神经传导至三叉神经感觉主核（传入支），在此交换神经元后继续走行至面神经核，由面神经核发出传出支。该反射弧在传入性三叉神经部分或传出性面神经部分中断，都会导致角膜反射消失（轻触角膜时反射性闭眼）。

喷嚏反射和吸吮反射：其他感觉纤维将来自鼻黏膜的冲动传导至三叉神经核，为喷嚏反射的传入支。传出支则由 V、Ⅶ、Ⅸ、Ⅹ 颅神经以及与呼气有关的神经等共同参与。此外还有吸吮反射，即触碰婴儿的嘴唇会引起吸吮动作。

三叉神经的疼痛觉和温度觉纤维：传导痛觉和温度觉的神经纤维为三叉神经脊束，下行终止于三叉神经脊束核，该核团一直延伸到颈髓。在颈髓内，三叉神经脊束核向下延续为 Lissauer 带和后角胶状质，接受来自最上颈段的疼痛刺激。

三叉神经脊束核的下部具有躯体定位特征：核的最下部接受来自眼神经支的痛觉纤维，稍上部为上颌神经纤维，再上部为下颌神经纤维。面神经（中间神经）、舌咽神经和迷走神经的纤维也加入三叉神经，它们传导来自耳、舌的后 1/3 以及咽和喉的痛觉刺激（见图 4.48 和图 4.49）。

三叉神经脊束核的中部和上部可能接受传导压觉和触觉的传入纤维。三叉神经这一核区的情况尚不完全清楚，应该还有传导来自牙髓的痛觉

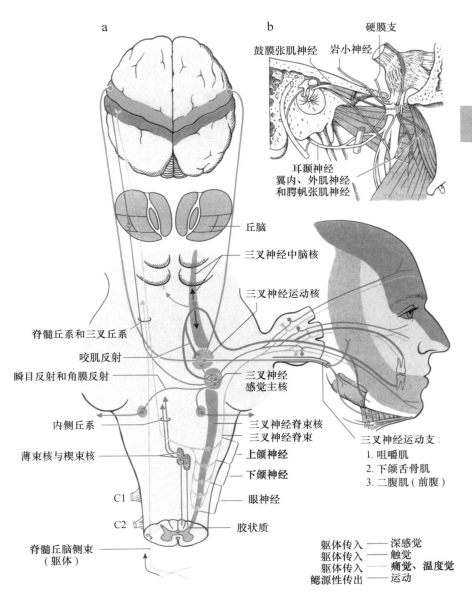

图 4.30　各种三叉神经纤维的中枢性联络及其所属的核团
a. 示意图；b. 三叉神经运动根

刺激的纤维终止于中部。由三叉神经脊束核发出的二级神经元的纤维呈扇形交叉到对侧，然后经过脑桥与脊髓丘脑侧束伴行到丘脑，终止于丘脑腹后内侧核（见图4.30）。

三叉神经感觉通路的三级神经元从丘脑发出纤维，经过内囊后肢到达中央后回下部（见图2.19）。

运动性三叉神经纤维：三叉神经运动支是一个很小的部分，其核团位于脑桥被盖外侧、三叉神经感觉主核的内侧，运动支随下颌神经一起出颅，支配咬肌、颞肌、翼外肌、翼内肌、腭帆张肌、鼓膜张肌、下颌舌骨肌和二腹肌前腹（见图4.29和图4.30）。

运动核团以及咀嚼肌群，通过皮质核束接受主要是来自对侧，但也部分来自同侧的中枢性冲动。所以一侧核上性三叉神经通路受损不会产生明显的咀嚼肌瘫。

核上性三叉神经通路起源于中央前回下部的神经细胞（见图3.2和图4.30）。

运动性三叉神经纤维受损：运动性三叉神经纤维的核性或周围性损伤会导致咀嚼肌弛缓性瘫痪伴萎缩。检查单侧咀嚼肌瘫痪的方法是：咬牙时触摸咀嚼肌群，原本可触及的咬肌收缩在患侧消失。如果令病人张口做下颌前突动作，因健侧翼状肌占优势，下颌会偏向瘫痪侧，正常情况下张口位，叩诊锤轻叩下颌，会引起咬肌收缩，瘫痪时咬肌反射消失。

三叉神经病变

三叉神经痛：经典三叉神经痛的典型症状为：限于三叉神经一支或多支分布区的爆发性尖锐刺痛发作（痛性抽搐），通常因触碰某一特定区域（例如洗脸、刮脸、刷牙等碰及了触发区）而引发。神经系统检查无异常发现，病理生理学上推测为周围性和中枢性机制引起。过去被称为原发性三叉神经痛，1959年Gardener和1982年Jannetta论述认为是由于血管袢（大多为小脑上动脉）压迫了三叉神经根引起，因为该血管袢围绕着三叉神经根的中枢性无髓鞘部分，恰在三叉神经穿出脑桥处（见图4.31）。将血管袢移位，在动脉和神经之间衬垫合成海绵，可以解除约80%病例的疼痛，也可不采用创伤性手术，用药物卡马西平治疗，以及对

较年轻病人用加巴喷丁治疗，80%～90%病例可解除疼痛或明显减轻疼痛。只有药物治疗无效时，才采用Jannetta的手术方法，或者选择经皮热凝固术。

症状性三叉神经痛的最常见原因为多发性硬化（MS），约2.4%MS病人有三叉神经痛，而其中14%为双侧性。

症状性三叉神经痛的其他比较少见的原因有牙齿疾病，鼻窦炎，小脑脑桥角区、鼻部或口腔的骨折或肿瘤。眼部或前额部疼痛时还须考虑青光眼或虹膜炎的可能，因青光眼疼痛发作可类似原发性三叉神经痛的疼痛发作。

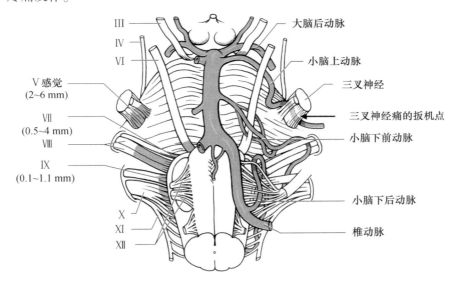

图 4.31　三叉神经在脑桥处的解剖

无髓鞘颅神经根段（橙色，左侧）和可引起神经根兴奋的邻近血管祥（暗红色，右侧）。特别显示小脑上动脉血管祥也可引起三叉神经痛

鉴别诊断：有多种其他原因引起的面部疼痛症状需要进行鉴别诊断，这里只简述最常见的几种：

Tolosa-Hunt综合征（痛性眼肌麻痹）的特点是反复发作的眼周围疼痛，伴明显的动眼神经麻痹，可的松疗效明显。

Gradenigo综合征（岩骨尖综合征）为三叉神经额支所支配区域的疼

痛，伴有外展神经麻痹，因岩骨尖乳突炎而引发。

其他病因的面部疼痛极少发生，这里不再赘述，包括耳颞神经痛、SUNCT 综合征（短暂的单侧神经痛性质的头痛发作，伴结膜充血和流泪）、海绵窦综合征、肌筋膜疼痛综合征、Raeder 综合征以及非典型面部疼痛。

4.3.6　面神经（Ⅶ颅神经）和中间神经

面神经分两支，较大一支为本意的面神经，为单纯运动性神经，支配面部表情肌（图 4.32），它伴有另一支很细的神经，即含内脏和躯体传入性纤维以及内脏传出性纤维的中间神经（见图 4.1）。

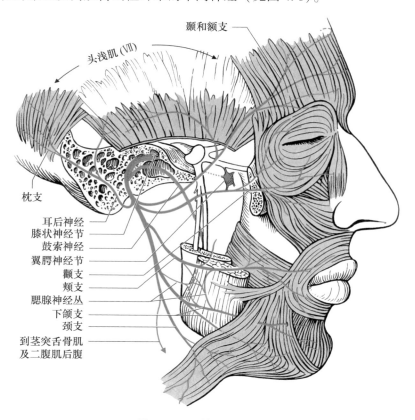

图 4.32　面神经的周围支

面神经运动支

面神经运动核位于脑桥被盖的腹外侧（见图 4.2、图 4.3 和图 4.33）。运动核相当于运动性前角细胞，它是第二鳃弓的衍生物。运动核的根纤维走行非常复杂，它们围绕外展核（面神经内膝，见图 4.2）在菱形窝底形成一个小的隆丘（面神经丘，见图 4.1），然后合并成一束，与中间神经和Ⅷ颅神经（前庭蜗神经）一起进入内耳道。在内耳道内，面神经和中间神经与Ⅷ颅神经分离，继续在面神经管内向外侧走行，达膝状神经节水平，面神经管在此处向后锐转（面神经外膝），在面神经管下端，面神经穿过茎乳孔出颅。各运动性神经纤维分布于面部，部分纤维穿过腮腺，面神经运动纤维支配由第二鳃弓衍生而来的面部表情肌（口轮匝肌、眼轮匝肌、颊肌、枕肌、额肌、镫骨肌、颈阔肌、茎突舌骨肌和二腹肌后腹）（见图 4.32）。

面神经参与的反射：运动性面神经核参与多个反射弧：角膜反射见上述，强光刺激时，神经冲动从四叠体上丘经过顶盖延髓束传导，使眼睑闭合（瞬目反射）。同样，听觉冲动通过斜方体背核传导至面神经运动核，依据噪声的强弱不同引起镫骨肌的松弛或收缩（镫骨肌反射）。

面神经支配区的运动性损害：额肌的核上性神经支配来自两侧大脑半球，而其余的面肌则仅受对侧中央前回的控制（见图 4.33）。下行通路单侧受损时，例如大脑病灶，不出现额支神经瘫（见图 4.34a）；患侧还可以皱额和闭眼（中枢性面神经瘫）。相反，如果核性或周围性损伤（参见下文），则导致同侧面肌全部瘫痪（见图 4.34b），因此可以借助于临床征象，鉴别中枢性和周围性病变引起的面肌瘫痪。单纯的核性瘫痪几乎不发生，大多为其他脑干颅神经/神经纤维段附加合并受累。

运动性面神经核不仅受中央前回的支配，还受间脑的支配（情感表情表达动作），此外还接受基底节的神经冲动。这些部位病变，可引起表情淡薄或无表情（Parkinson 征）。另外还有运动障碍综合征（面肌"错误的"运动过程，例如面肌痉挛、面神经运动障碍或睑痉挛），在这种情况下受损部位不明确。

特发性面神经瘫：最常见的面神经损害为特发性面神经瘫，其发病

4

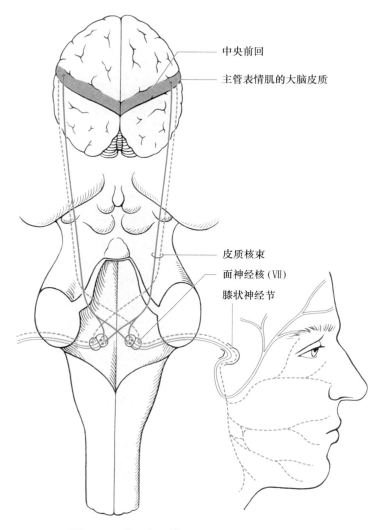

中央前回

主管表情肌的大脑皮质

皮质核束

面神经核（Ⅶ）

膝状神经节

图 4.33　脑干内面神经核团的中枢性神经支配
负责支配额肌的核团受两侧大脑半球的调节，由于受两侧神经支配，所以一侧皮质
核束损伤不会引起额肌的功能障碍。而其余神经核却只由对侧大脑半球调节，所以
一侧皮质核束损伤引起除额部之外的对侧面部肌群瘫痪

率为每年每 10 万人中有 25 人发病。病因仍不明确，但有非疱疹病毒和其
他炎症为其病因的讨论。临床表现为所有表情肌（包括额肌）弛缓性轻
瘫。依据损害平面的不同，还伴有各不相同的症状。图 4.35 显示面神经

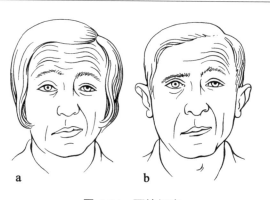

图 4.34 面神经瘫
a. 面肌中枢性瘫：额肌不受累；b. 周围性面肌瘫：额肌受累

管内面神经损伤时出现的各种症状，图 4.36 显示典型的 MRI 检查结果。鉴别诊断时要考虑到，急性周围性面瘫时，10% 的病例可由耳部带状疱疹引起，4% 的病例可由中耳炎引起，2% 的病例可由肿瘤（腮腺瘤、神经鞘瘤）引起。当双侧面神经损伤时，要怀疑到 Guillain-Barre 综合征（GBS，格林-巴利综合征，也即 MillerFisher 症候群）或者要考虑到莱姆病（Neuroborelliosis，常常为单侧发病，50% 的病例为双侧）的可能。

60%~80% 的病人未经治疗则可完全或部分恢复。开始出现症状后 10 天内采用类固醇（1 mg/kg 体重，5 天）药物治疗可加速恢复，在一些研究报告中有 90% 以上的病例完全恢复。

周围性面瘫之后，由于部分的再生神经支配或错位的再生神经支配，有时还会出现面肌挛缩或表情肌"错位的"联带运动（synkinesia）。这种错位的再生神经支配还可以解释"鳄鱼泪"综合征，即用餐时不随意地流泪，推测可能是支配唾液腺分泌的神经纤维长入了支配泪腺的再生神经纤维的 Schwann 鞘内。

中间神经

中间神经含有各种不同的传入性和传出性神经纤维（表 4.1）。

传入性味觉神经纤维：传入性纤维的胞体位于膝状神经节内，与神经节一样含有假单极神经元。一部分传入性纤维起始于舌前 2/3 的味蕾（见图 4.37），这些味觉纤维先伴随舌神经三叉神经行走，然后经过鼓索

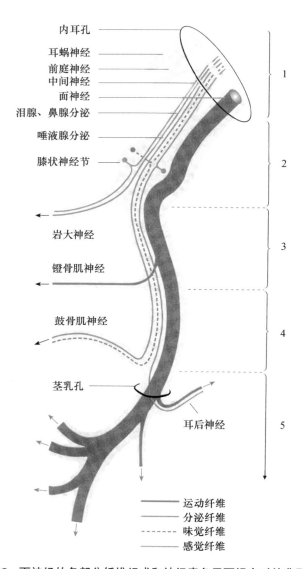

内耳孔
耳蜗神经
前庭神经
中间神经
面神经
泪腺、鼻腺分泌
唾液腺分泌
膝状神经节

岩大神经

镫骨肌神经

鼓骨肌神经

茎乳孔

耳后神经

1
2
3
4
5

—— 运动纤维
—— 分泌纤维
---- 味觉纤维
—— 感觉纤维

图 4.35 面神经的各部分纤维组成和神经索各平面损害时的典型症状

1. 面神经支配的肌肉（表情肌）的周围性运动瘫，伴重听或耳聋和前庭反射减低；2. 表情肌周围性运动瘫，味觉障碍、泪腺和唾液腺分泌障碍；3. 表情肌周围性运动瘫，味觉障碍、唾液腺分泌障碍和听觉过敏；4. 表情肌周围性运动瘫，味觉障碍和唾液腺分泌障碍；5. 表情肌周围性运动瘫

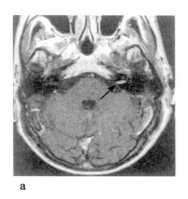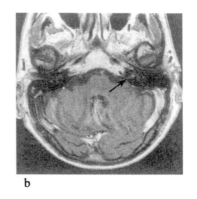

a   b

图 4.36 女性病人，73 岁，迅速出现的无痛性完全性面神经瘫（特发性面神经瘫），MRI 检查结果

a. 注射造影剂后横断面 T1 加权序列，可见左侧面神经走行区有明显的造影剂增强信号，而右侧未见异常；b. 岩骨尖面神经走行区也可见异常增强信号。首次可的松用药 3 周后症状完全消失

到达膝状神经节之后，随中间神经到达孤束核。舌咽神经的味觉纤维（支配舌后 1/3 轮状乳头）和迷走神经的味觉纤维（会厌）也达孤束核。由此可见，味觉冲动由两侧的三组神经（Ⅶ、Ⅸ、Ⅹ 颅神经）向中枢传导，所以几乎从不出现完全性失味症。

味觉冲动的中枢性传导：孤束核是所有味觉纤维的公共中继站。味觉冲动由该核团传导到对侧丘脑（具体通路尚不清楚），终止于腹后内侧核的最内侧部。

味觉通路由丘脑继续走行到脑岛上方的中央后回下部（见图 4.37）。

传入性躯体神经纤维：一些来自外耳的一小部分区域、耳道以及鼓膜外表面的躯体传入纤维加入面神经，经膝状神经节至三叉神经核群。耳部带状疱疹时皮肤起疱说明了这支纤维的存在。

传出性分泌纤维：中间神经中还有上涎核发出的传出性副交感纤维（见图 4.38），上涎核位于运动性面神经核的下内侧，上涎核的根纤维部分在膝状神经节水平离开面神经干，然后经过翼腭神经节至泪腺和鼻黏膜腺体。另一部分纤维则继续下行，伴随鼓索和舌神经至颌下神经节，节前纤维在颌下神经节交换神经元，然后节后纤维分布到舌下腺和下颌下腺促进唾液分泌（见图 4.38）。如前所述，上涎核接受经背侧纵束传来

4

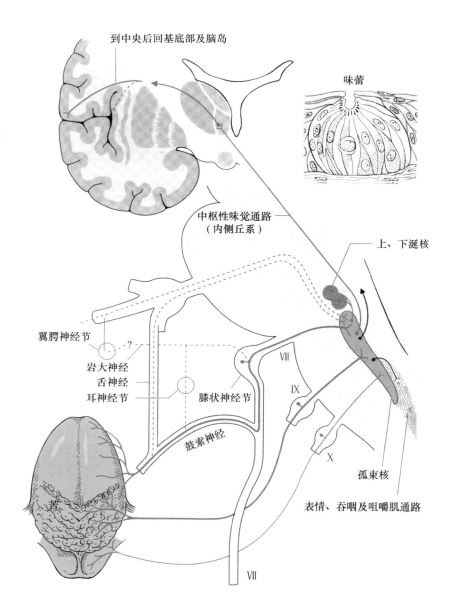

图 4.37   味觉通路的传入性味觉纤维

周围性感受器（味蕾）、味觉纤维（经过中间神经、舌咽神经和迷走神经）的周围分
布以及脑干内所属神经核团与中枢的转换联络

的嗅觉系统的冲动,食物香味刺激可通过其传导引起反射性唾液分泌。泪腺的中枢性冲动则源于丘脑(情感)通过网状结构和三叉神经脊束核(结合膜刺激)获得。

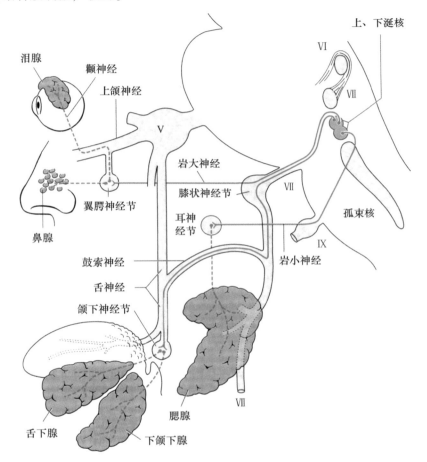

图 4.38 面部腺体的副交感神经支配

4.3.7 前庭蜗神经(Ⅷ颅神经)及耳蜗和听觉器官

解剖与功能

两侧岩骨内的前庭蜗器由一个共同的原基演化而来:椭圆囊演化成

三个半规管的前庭系统，由球囊演化成听觉器官及耳蜗管（图 4.39）。

声学刺激的感觉：气振动和声波（声响、说话、唱歌、音乐、杂音、噪声等）通过外耳道传到鼓膜，鼓膜隔绝外耳道与中耳（鼓室）。

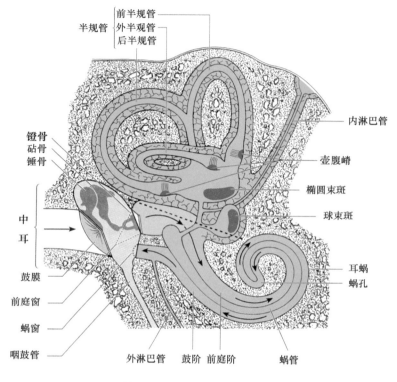

图 4.39　听觉器官和平衡器官

中耳（图 4.39）：内含气体，通过咽鼓管（Eustachian 管）与鼻咽腔（外界）相通，它由被覆黏膜的骨腔，即前庭所组成。其内侧壁有两个被胶原组织封闭的孔洞，即前庭窗（卵圆窗）以及蜗窗（圆窗），这两个孔洞将鼓室与充满外淋巴的内耳隔绝。鼓室内还有两块小肌肉，鼓膜张肌（Ⅴ颅神经）和镫骨肌（Ⅶ颅神经），它们可以通过收缩牵张影响小骨的运动，使 Corti 器避免因强大声波过度摇动。声波由鼓膜借助于三个听小骨（锤骨、砧骨、镫骨）传导到前庭窗，使前庭窗振动。

内耳：内耳的听觉部分由骨部和膜部组成（图 4.39 和图 4.40），骨

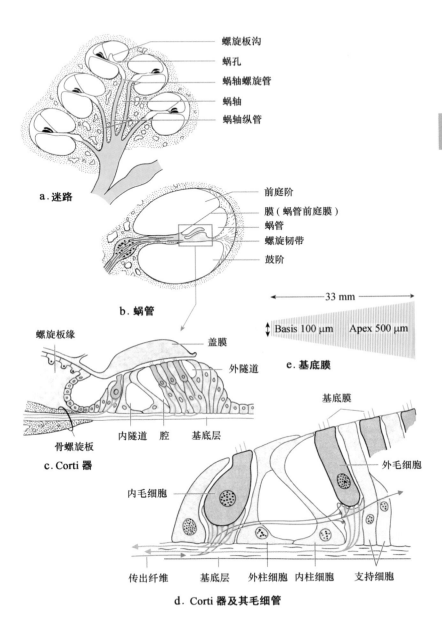

图 4.40　听觉器官的显微结构

蜗为一个螺旋状环绕二圈半的弯管，形似蜗牛。出于教学的原因，在此只作简单叙述：骨蜗由前庭和被覆上皮细胞的骨管组成，骨管环绕蜗轴，蜗轴为一个圆锥状骨质轴、含有螺旋神经节。蜗管的切面上可见三个膜性分隔腔，前庭阶、鼓阶和含有 Corti 器的中阶（见图 4.40b）。前庭阶和鼓阶充满外淋巴，而蜗管充满由血管纹产生的内淋巴。蜗管以盲端起始于前庭盲端，以盲端终止于顶盲端。蜗管上壁为很薄的 Reissner 膜（蜗管前庭膜），将内淋巴与前庭阶内的外淋巴分隔开，但并不妨碍传导前庭阶内压力波使基底膜振荡。压力波在外淋巴内从前庭窗通过前庭阶传导至耳蜗尖，在耳蜗尖经一狭窄的孔洞，即蜗孔与鼓阶交通，并返回到蜗窗，蜗窗通过一层膜与中耳隔绝。Corti 器（螺旋器）全长从前庭至尖部都搁置在基底膜上（见图 4.41），由毛细胞和支持细胞组成（见图 4.40c 和 d）。毛细胞为听觉器官的感受器，能够将机械能量转化为电化学位能。毛细胞分为内毛细胞和外毛细胞。内毛细胞（3 500）排成一列，而外毛细胞（12 000~19 000）则排成三列或多列。它们分别载有约 100 根静纤毛，部分静纤毛伸入盖膜内，当基底膜振动时，静纤毛被不振动的盖膜顶弯，这大概是对听觉感受器细胞的相应刺激。Corti 器内除感觉细胞以外，还有各种支持细胞，例如 Deiter 支持细胞和空腔（隧道），本书不再对此进一步详细叙述（见图 4.40d）。镫骨底在前庭窗向内运动，产生"游走波"沿基底膜索传导，这些基底膜索条与波的走行方向垂直。一个声响在基底膜上有其最大偏移（最大振幅）的特殊位置［音调定位（tonotopic）或位置器官］，高频率被记录在基底部，低频率被依次记录在尖端，基底膜尖部比基底部更宽（见图 4.40e）。

螺旋神经节（见图 4.42）内含约 25 000 个双极神经元和约 5 000 个单极神经细胞，具有中枢性和周围性突起。周围突与内毛细胞联络，而中枢突形成蜗神经。

耳蜗神经与听觉通路：神经节细胞中枢突构成的耳蜗神经与前庭神经一起穿过内耳道，在小脑下脚后方进入脑干小脑脑桥角。在耳蜗腹侧核内蜗神经纤维呈"T"形分支，部分在耳蜗腹侧核内，部分在耳蜗背侧核内交换成二级神经元，二级神经元通过不同路径向中枢传导冲动，部分发生中间神经元交换（见图 4.43）。

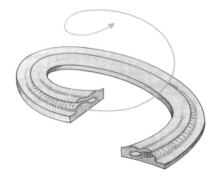

图 4.41　基底膜的走行

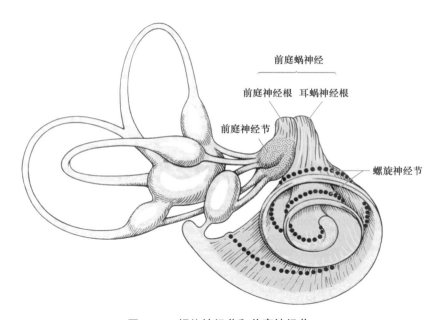

图 4.42　螺旋神经节和前庭神经节

　　耳蜗腹侧核轴突形成斜方体纤维交叉到对侧，部分轴突在斜方体核内交换成下级神经元，其余轴突则在上橄榄核内或外侧丘系核内以及网状结构内交换神经元，然后听觉冲动经外侧丘系向上传至下丘，部分则直接到内侧膝状体。

　　耳蜗背侧核轴突从小脑下脚背侧走行至对侧，部分形成髓纹，部分

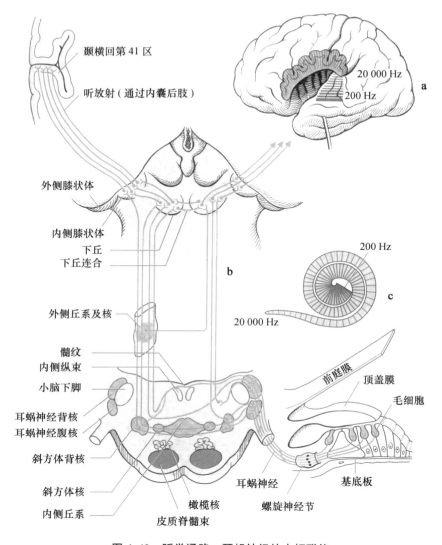

图 4.43　听觉通路，耳蜗神经的中枢联络

也经过网状结构，最后与腹侧核纤维一起上行至下丘。

　　下丘内交换到下级神经元与丘脑内侧膝状体连接，听觉冲动由内侧膝状体经过听放射穿过内囊后肢（见图 3.2），最后达到颞横回（Brodmann 41 区，也叫 Heschl 横回）的初级皮质区（见图 9.10）。与视觉系统相似，从 Corti 器向上至听皮质也有一个按照声音频率排列的音调定位排列特征（见图 4.43）。

听觉冲动的双侧投射：并非所有的听觉纤维在脑干内交叉到对侧，而有部分纤维在同侧走行，因此一侧外侧丘系损害不会造成完全性耳聋，只会引起对侧听力减退和定位听觉损害。

听觉联合区：颞叶外侧的二级皮质区（42 区和 22 区，见图 9.26）与初级皮质区连接，在这些区域内对听觉刺激进行分析、判断，并与以往的听觉记忆相比较，以及将其含义理解为杂音、声响、音调、旋律、单词和词句以及语言。若这些皮质区损害，则丧失如辨别杂音、理解语言等能力（感觉性失语）。

听觉刺激接受与各反射弧的联系：从 Corti 器至听皮质经过 4~6 个神经元中转，沿途在各中继站（上橄榄核、网状结构、外侧丘系核以及下丘）发出侧支，参与构成反射弧：

• 一些冲动传至小脑，其他冲动则经内侧纵束至眼肌神经核，使眼球向杂音方向同向运动。

• 还有一些冲动经下丘和上丘到顶盖前区，然后继续经顶盖延髓束至各颅神经核团，例如面神经核（镫骨肌），以及经顶盖脊髓束至颈髓运动性前角细胞。它们使头朝向或背离声源方向转动。

• 冲动于上行激活系统内传导至网状结构（催醒反应）。

• 其他冲动经外侧丘系下行，经过中间神经元调节影响基底膜张力，其影响应该为部分抑制性。推测其作用为：通过同时抑制相邻音频，而使对特定音频的听觉更加清晰。

听觉障碍

传导性重听和感音性重听

临床上将重听分为两类：中耳或传导性重听；内耳或感音性重听。

传导性重听由外耳或中耳疾病引起，后者更常见。空气振动只能部分地或完全不能进入内耳以及 Corti 器，但是通过骨传导的声音能被 Corti 器记录下来。

传导性重听的病因有：鼓膜缺损，浆液性、黏液性鼓室积液或鼓室积血，听小骨链断裂（外伤、炎症），听小骨钙化（耳硬化症），骨破坏性病变（例如胆脂瘤）或肿瘤（颈静脉球瘤，少见的听道癌）。

内耳或感音性重听由 Corti 器、蜗神经及其中枢性连接部位受损引起。

内耳损害可由畸形、药物（抗生素）、职业毒性（例如苯、苯胺、有机溶剂）、炎症（流行性腮腺炎、麻疹、带状疱疹）、代谢性疾病或外伤（骨折、噪声性外伤）引起。

听觉障碍的诊断：Rinne 试验检查出听觉刺激经过空气传导更好，还是骨传导更好。将振动的音叉放在颞乳突上，当听不到声音后再将音叉放在耳前，检查受试者此时是否仍能听到音叉的振动，正常时应能听到（Rinne 试验阳性＝正常）。中耳重听时，病人经骨传导较经空气传导听到的声音时间长（Rinne 试验阴性＝病理性）。

Weber 试验时，将振动的音叉置于病人头顶，传导性重听病人于患侧听得更清楚，而内耳重听病人于健侧听得更清楚。

进一步诊断，中耳疾患属于耳鼻喉科，而蜗神经及其中枢性传导通路病损的征象却对神经科医师很有意义。

临床上仅靠传导性障碍和感音性障碍的检查不足以作出详细诊断，进一步鉴别诊断还需要数量上的可重复的方法，即听力测定法：首先确定经过空气传导和骨传导的听阈，传导性重听时经空气传导测得的听阈低于经骨传导的听阈。而感音性重听时，如果是老年性重听（老年性聋），则出现高音失听；如果是急性或慢性听力损害，则出现高音听力减低；如果是 Ménière 病，则出现盆状低音听力减低。

伴听觉障碍的重要神经系统相关疾病：有一种伴有神经系统症状的内耳疾病，即前面提及的 Ménière 病，其特征为以下三联征：恶心和呕吐，波动不稳的单侧听力减退或听力丧失，耳杂音（耳鸣）。病因为内淋巴的渗透压平衡障碍，伴内淋巴腔积水以及内淋巴和外淋巴分隔壁破裂。治疗上对症应用抗眩晕药和各种输注方案。β-组织胺可作为预防性用药。

急性听力丧失（突聋）：大多伴有耳鸣，其病因推测为病毒感染和迷路动脉（为终动脉）血液循环障碍。

脑干内中枢性通路可因血管性病变、炎症以及肿瘤而受损，结果导致听觉减退（重听）。只有双侧性听觉通路损害才会导致双侧性耳聋。

听神经瘤并非顾名思义所想来源于听神经，而是来源于前庭神经，所以在前庭蜗神经章节中叙述。

4.3.8　前庭蜗神经（Ⅷ颅神经）及前庭部分和前庭系统

共有三个系统参与维持身体平衡：① 前庭系统；②（来自肌肉和关节的）本体感觉系统；③ 视觉系统。

前庭系统：包括迷路、Ⅷ颅神经的前庭神经支（前庭蜗神经）以及位于脑干内的前庭神经核及其中枢性传导通路。

迷路：位于岩骨内，包括椭圆囊、球囊和三个半规管（见图 4.39）。膜迷路内含淋巴液，通过充满外淋巴液的狭窄间隙与骨迷路分隔。

保持平衡的感受器在椭圆囊、球囊和半规管的壶腹内。

三个半规管位于不同平面，以岩骨轴为基准，前半规管呈垂直位，后半规管与岩骨轴平行，外侧半规管呈水平位。由于岩骨本身的前倾斜45°，所以一侧的前半规管与另一侧的后半规管在同一平面，反之亦然，两侧水平位半规管在同一平面。

三个半规管与椭圆囊相连，每个半规管在其末端都膨大成壶腹，内含感受器，称为壶腹嵴（见图 4.44）。壶腹嵴的感觉纤毛包埋在胶状基质内，该胶状基质向上高耸，不含耳石，称为壶腹嵴顶。壶腹嵴的感觉纤毛可被半规管内淋巴液的运动激活，为动力感受器。

椭圆囊和球囊内也有感受器，即椭圆囊斑和球囊斑（见图 4.45）。椭圆囊斑位于椭圆囊底部，与颅底平行，球囊斑垂直于球囊内侧壁。囊斑的毛细胞包埋在含有耳石（碳酸钙结晶）的胶状膜内，并被支持细胞围绕着。

这些感受器将提供头部空间位置信息的静止冲动向中枢传导，影响肌张力。

来自迷路感受器的冲动构成反射弧传入支，这些反射弧协调眼球以及项肌群和躯干肌群，使头部在任一姿势和动作下都保持平衡。

前庭蜗神经：前庭系统内冲动传导的下一站是前庭蜗神经，含双极细胞的前庭神经节位于内耳道内。其周围突与前庭器官内的感受器联络，其中枢突形成前庭神经，与耳蜗神经一起经过内耳道和小脑脑桥角至脑

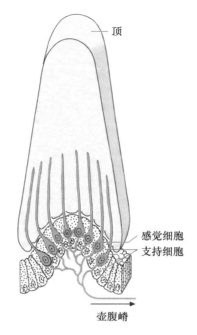

图 4.44　壶腹嵴

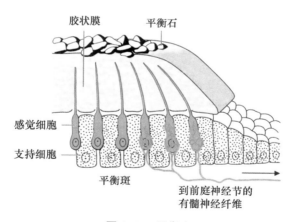

图 4.45　平衡斑

干，在延髓和脑桥移行处到达第四脑室底的前庭神经核。

前庭神经复合核（图 4.46）：前庭神经复合核由以下神经核团组成。

● 前庭上核（Bechterew）；

- 前庭外侧核（Deiters）；
- 前庭内侧核（Schwalbe）；
- 前庭下核（Roller）。

前庭神经纤维在进入前庭神经核的各核群之前分支，并在前庭神经核群内转换到二级神经元（图 4.46）。

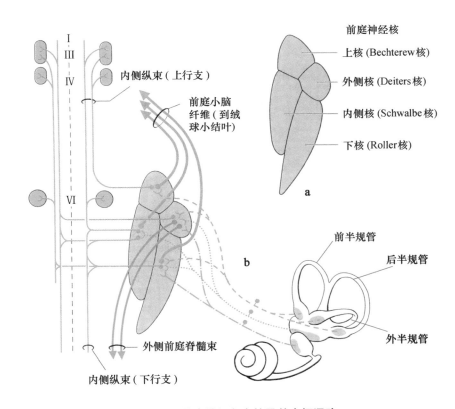

图 4.46　前庭神经复合核及其中枢通路
a. 前庭神经核的组成；b. 前庭神经核各部的中枢通路

前庭神经核的传入支和传出支：关于各前庭神经核传入支和传出支的具体解剖情况尚不明确。已知的有（见图 4.47）：

- 少数前庭神经纤维将神经冲动直接经绳状体旁束（走行在小脑下脚旁）传导至小脑绒球小结叶（古小脑），冲动再由此经顶核、经钩状束

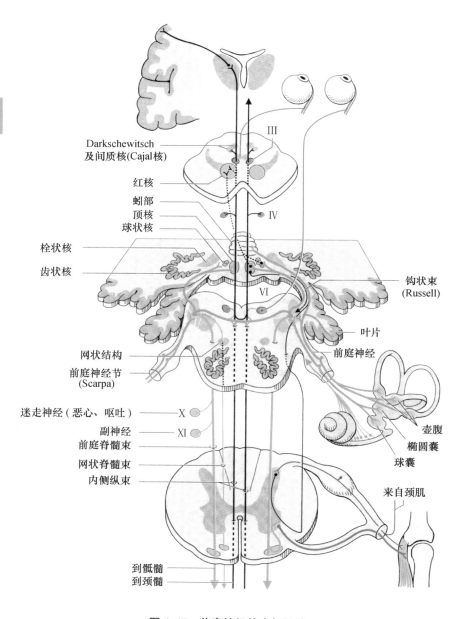

图 4.47 前庭神经的中枢通路

（Russell）返回至前庭神经核，经前庭神经继续传导至迷路的毛细胞，产生调节作用，主要是抑制性影响。古小脑还接受来自前庭上核、前庭内侧核和前庭下核发出的二级纤维（见图 4.46 和图 4.47），并发出传出支直接返回到前庭神经复合核，以及经过小脑网状连接和网状脊髓连接至脊髓运动神经元。

● 前庭外侧核（Deiters 核）发出重要的前庭脊髓侧束，在同侧前索内下行，直至远达骶节的脊髓 γ-运动神经元和 α-运动神经元。此传导束可易化伸肌反射，还保持全身肌肉具有足够张力，以维护身体平衡。

● 前庭内侧核（Schwalbe 核）：其纤维并入两侧的内侧纵束，至颈髓前角细胞，并通过前庭脊髓内侧束到达胸髓上部，在颈髓段，这些纤维在前正中裂旁的前索内构成钩缘束下行，终止于胸髓上部。它们影响颈肌张力使之适应于头部各种姿势，可能还参与通过上肢补偿运动以保持身体平衡的反射弧。

● 所有前庭神经核通过内侧纵束与眼肌神经核联络。一些神经纤维与 Cajal 核（间质核）和 Darkschewitsch 核直至与丘脑相连（见图 4.47）。

前庭神经核与小脑绒球小结叶一起组成对维持身体平衡和骨骼肌张力具有最重要意义的复合体。参与该复合体的还有其他调节平衡的系统，即脊髓小脑连接和大脑、小脑连接，对此将在小脑章节中介绍。

前庭功能障碍

眩晕和平衡障碍：是继头痛之后最常见的促使病人就医的症状。口语中"眩晕"这一概念用于各种感觉，不仅用于相对性的旋转和运动感觉（旋转木马、摇晃的船、启动或停落中的升降电梯），还用于单纯的恶心、两眼发黑、头昏昏沉沉、感觉将要昏厥、步行不稳（特别常见于高龄老人的主诉症状）以及幽闭恐怖感。所以在采集眩晕病人病史时，首先要明确是否为定向性眩晕，其特征为感觉周围环境（或自身身体）假动（振动幻视）。然后才能考虑可能有前庭或视觉感受器及其传入支的病变，或者其脑干中枢内一级换元站病变，并进一步行神经病学检查。非定向性（摇晃）眩晕常常是循环障碍或中毒的非特异性结果，或者是抑郁症的症状。

　　大多数定向性眩晕的原因：为视觉、前庭和躯体感觉冲动之间的不平衡，这种现象也被称为感知矛盾（或称感知错配）。

　　"不习惯"的运动本身就可使正常人产生眩晕，这种"晕动病"表现为自主神经的刺激反应症状及恶心（恶心、面色苍白、低血压、困乏伴哈欠、冷汗和最后出现呕吐），而眩晕只是次要症状。如果增加感知矛盾状态，如停留在大船的顶篷下，这些症状会明显加重。"稳定的周围环境"这一视觉信息与平衡器发出的连续运动信息矛盾，症状于24小时内缓慢消退。

　　前庭性眩晕：如前面所述，前庭性眩晕总被认为是前庭系统（即前庭器官、前庭蜗神经和前庭神经核组成的单位）损伤的结果。这种眩晕为旋转样（在半规管平面）的感觉或线样运动（通过耳石）的感觉，并伴有眼球震颤。如果一侧前庭器官或前庭蜗神经损伤，则两侧前庭神经核之间产生兴奋差异，表现为由中枢前庭系统发出的冲动引起（健侧）转向侧面的高水平活动和前庭-眼球反射伴眼球向患侧慢相眼震（容易观察到的快相眼震则跳向健耳，参见前庭神经元炎）。前庭性眼震常常伴有旋转相，在（用"Frenzel眼镜"检查）眼球固定停止之后观察最清楚，并且眼球转向眼震快相方向时加重（Alexanders定律）。前庭性眩晕时，至少在初始阶段会出现恶心和呕吐以及向患侧跌倒倾向，眼球震颤导致周围环境的假动（振动幻视），因此病人宁愿闭眼和将患侧耳向上、头位保持不动，以减轻前庭刺激，第四脑室底前庭神经核病变可引起类似的症状。

　　根据以下说明的自体试验，可大致了解前庭性损害患者的病情。

　　本体感受性眩晕：如果从颈椎发出的本体感受性传入通路受损，则会导致与运动相关的大多为非定向性的眩晕。本体感受性"眩晕"还可见于神经病或后索损伤，因为来自足部和下肢的位置信息冲动丧失，这时步态不稳为主要症状，不伴眼震，其特征是：闭眼时或黑暗中步态不稳加重，因为视觉调节也同时受损。

自体试验激发前庭性眩晕：

　　将一物体（如一硬币）置于地面，站到其上方，弯腰至（约30°）能看见硬币，盯着硬币，以自身为轴向右快速转5~6圈，突然停止，站立，两臂前伸，会出现什么情况呢？这时被检查者会感觉到自己仍然向左旋转、身体要向右倒、上肢向右指时出现偏移。由于该试验有摔倒的危险，所以检查时一定要有他人在旁保护，该试验可出现恶心甚至呕吐，还可出现反向于旋转方向的眼震。

　　由于头部在试验时前倾，使水平位半规管位于旋转平面，身体的快速旋转引起半规管中内淋巴液流动。当被检查者突然停止旋转后，内淋巴液依其惯性仍向原方向流动并刺激壶腹嵴，产生身体仍在旋转的错觉。

　　该试验中，神经冲动由半规管向上传导至眼肌运动核（眼球震颤）、脊髓（行走和站立不稳、跌倒倾向）和网状结构的自主性神经中枢。

周围性前庭性损害

体位眩晕

　　良性阵发性体位眩晕为定向性眩晕的最常见原因，约占20%。大多为自发性，少数为外伤所致（17%）或前庭神经病引起（15%），女性较男性多发，发病率随年龄增长，一般在数周或数月后自动缓解，只有约10%的患者症状长达半年以上。10%的自发性病例和20%的外伤性病例表现为双侧性的，大多为不对称性的体位眩晕，复发较常见（约30%）。

　　良性阵发性体位眩晕病人的典型症状为较重的短暂旋转性眩晕发作，特别是头后仰时或头向患耳侧（在床上翻身）时明显，10秒钟至60秒钟内眩晕症状缓解，这种眩晕的原因在于耳石从耳石膜上脱落。耳石由于重力作用移动到迷路最下部，那里有后半规管的入口，病人仰卧位时耳石可被冲到入口处。少数情况下，撕脱的耳石还可进入外侧半规管。

在相应半规管平面运动时，由于结晶体在半规管内运动，引起内淋巴液相对流动（管内耳石病：注射器活塞效应）并传到壶腹顶。由相应半规管发出的信息使产生旋转感觉和被激发半规管平面的眼球震颤，这种眼震有较短的潜伏期，最多 60 秒钟后缓解。重复诱发头位时，由于感受器的习惯作用而使症状一过性消失。

处理方法是：在相应半规管平面迅速变换体位，使耳石从半规管出来。

前庭神经疾病

急性单侧前庭功能丧失（神经病或前庭神经元炎＝一侧前庭器官/一侧前庭蜗神经的急性功能丧失）是旋转性眩晕的第二常见原因。虽然大多数病例没有发现明确病因，但是有许多征象提示有病毒性病源，类似于原发性面轻瘫或急性耳聋。

主要症状为急性发作后持续多日的剧烈旋转性眩晕，随头部运动加重，同时还出现朝向健耳方向的水平旋转性眼震，向患侧摔倒倾向、恶心、呕吐和重症病征。急性发作前几日有时会有轻度的前驱症状，表现为短暂的眩晕感觉，一般没有听觉损害，否则必须与以下疾病鉴别诊断：感染性疾病如流行性腮腺炎、麻疹、单核细胞增多症、脑螺旋体病、神经梅毒和耳部带状疱疹，听神经瘤，迷路动脉血液循环障碍，梅尼埃病。好发年龄在 30~60 岁，老年人发病率较低，这正说明其病因不是原发性血管病变。诊断依据为：温度试验中病侧迷路无兴奋性或兴奋性低下，无其他神经病学症状（例如合并颅神经损害、小脑或脑干症状），眩晕和摔倒倾向在 1~2 周内缓慢消退，3 周后一般症状消失。处理方法只是在开始 2~3 天内采用卧床休息和抗眩晕药，应尽早地进行针对性的训练平衡的医疗体操疗法，体操方法要既容易掌握又能独立坚持下去。

鉴别诊断：必须考虑到第四脑室周围前庭神经核旁损害引起的中枢性体位眩晕，例如小结节损伤导致垂头位时出现向下方的位置性眼震。中枢性体位眩晕可伴有剧烈呕吐，但大多只有轻微恶心。与良性阵发性体位眩晕（BPL）不同的是，眼震和眩晕常常分离，眼震与体位速度无关，也很少消失，可依头位而改变其震颤方向，一般还合并有注视跟踪功能和注视凝固功能的障碍。临床检查要重视床旁三步法 HINTS（Head-Impulse-Nystagmus-Test of Skew，头脉冲-眼震扭转偏斜）：首先进行头脉冲试验（VOR），周围性前庭损伤时只引起向一个方向的水平眼震；各个方向的诱发眼震，如果出现复杂眼震（例如向上）和/或眼轴移位则说明为中枢性损伤。此外，还可以发现一些其他的中枢神经损伤的局灶性神经症状，例如躯干共济失调，长神经束受累的表现，以及常常出现的枕颈部疼痛。

听神经瘤

前面已经提及过，听神经瘤并非来源于耳蜗神经，而是来源于前庭神经，并且前庭神经纤维首先受损，肿瘤侧前庭器官兴奋性大多慢性进展性降低，但是被中枢性代偿，所以病人一般并不感觉到眩晕，但是可通过温度试验检测出来。根据肿瘤生长的速度不同，由于耳蜗神经纤维刺激，或快或慢地会合并高音域听觉障碍，这时根据听觉诱发脑干电位（ABEP）的传导时间延长和听力测定证明高音重听，可高度怀疑听神经瘤，进一步借助于 MRI 确诊，肿瘤大小与失听程度之间并没有直接关系。

肿瘤进一步生长，压迫邻近结构（小脑、面神经、三叉神经），则引起其他颅神经受损（例如鼓索受损导致唾液分泌减少和味觉减退），最终导致后颅凹中枢性神经结构受压的症状。

如果为双侧性神经鞘瘤，还必须考虑到Ⅱ型神经纤维瘤病。

治疗采用手术切除，老年病人或较小肿瘤可选择性采用定向放射治疗。

4.3.9 迷走系统（Ⅸ、Ⅹ颅神经和Ⅺ颅神经的颅内部分）

舌咽神经（Ⅸ颅神经）

舌咽神经与中间神经、迷走神经和副神经颅内段有许多共同之处，所以最好是将它们总括为"迷走系统",以避免不必要的重复。这些神经为混合性神经,并共同起始于疑核和孤束核的区域(参见表 4.1,图 4.2 和图 4.3)。

解剖通路和支配区:舌咽神经与迷走神经和副神经一起经颈静脉孔出颅,颈静脉孔处有两个神经节:上神经节(颅内)和下神经节(颅外)(见图 4.48)。出颈静脉孔后,舌咽神经在颈动脉和颈静脉之间走行至茎突咽肌,然后在茎突咽肌和茎突舌骨肌之间走行至舌根部,分布于咽黏膜、扁桃体和舌后 1/3 区域。在其走行中发出以下分支(见图 4.48)。

- 鼓室神经:自下神经节发出,至鼓室和鼓室神经丛,然后经岩小神经和耳神经节至腮腺(见图 4.38)。支配鼓室和咽鼓管黏膜的感觉。
- 茎突咽支:支配茎突咽肌。
- 咽支:与迷走神经分支一起形成咽神经丛,支配咽部横纹肌。
- 颈动脉窦支:与颈动脉伴行至颈动脉窦和颈静脉球。
- 舌支:接受来自舌后 1/3 区域的味觉冲动。

舌咽神经损害

单纯性舌咽神经损害少见,大多伴有迷走神经和副神经损害。

舌咽神经损害的原因:颅底骨折、乙状窦血栓、后颅窝底肿瘤、椎基底系统动脉瘤、医源性损伤(如耳鼻喉科手术)、脑膜炎和神经炎。

舌咽神经损害综合征:

- 舌后 1/3 味觉减退或消失(无味征);
- 催吐反射和腭反射减退或消失;
- 咽上部、扁桃体和舌根部感觉障碍和感觉消失;
- 轻度吞咽困难(咽下困难);
- 腮腺唾液分泌功能障碍。

舌咽神经痛:舌咽神经痛的发病率约为三叉神经痛的万分之一。其症状类似于三叉神经痛,为一侧剧烈疼痛,常常起始于咽部、颈部、扁桃体区和舌区,疼痛为突发性,且大多持续时间短(数秒至数分钟),可因吞咽、咀嚼、咳嗽或说话诱发疼痛发作。因为害怕疼痛,病人不敢饮食而很快消瘦。一般在 6 个月以内自行缓解,如果疼痛仍然持续不退,

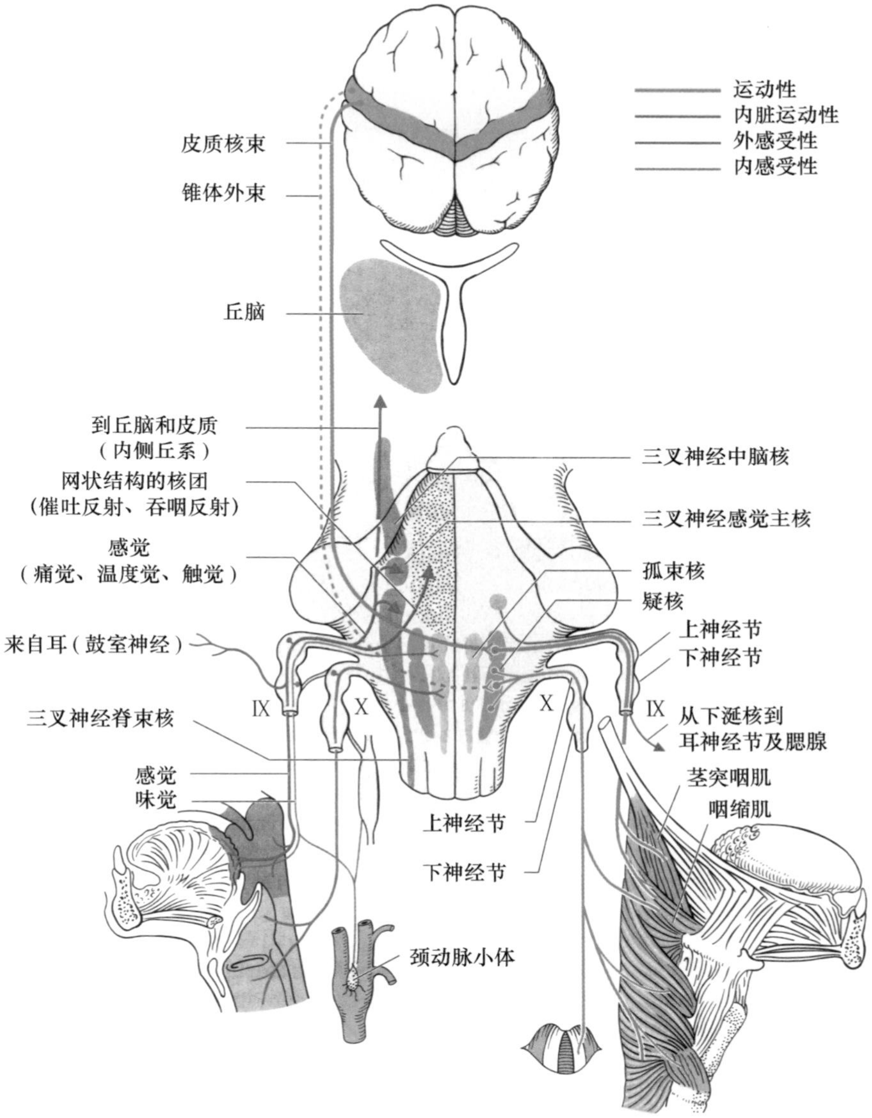

图 4.48 舌咽神经和迷走神经的支配区和中枢性联络

则必须排除其他原因，例如咽部恶性肿瘤。与三叉神经痛的治疗一样，首先采用卡马西平和加巴喷丁药物治疗，如果足够剂量药物治疗后疼痛仍然持续，则应该考虑以手术方法将基底动脉或小脑下后动脉的血管袢移位（Jannetta，1977）。

迷走神经（Ⅹ 颅神经）

和舌咽神经一样，迷走神经也有两个神经节：上神经节（颈静脉神经节）和下神经节（结状神经节），均位于颈静脉孔区。

解剖通路：迷走神经起源于第四鳃弓及其以下鳃弓；在下神经节（结状神经节）下方与颈内动脉和颈总动脉一起下行，经胸部上口进入纵隔。右侧迷走神经干越过锁骨下动脉，左侧迷走神经则在肺根后方越过主动脉弓。两侧迷走神经走行均与食道紧邻，但右侧神经在食道背面，而左侧神经在食道前方，两者共同构成食道神经丛，终末支沿食道通过膈肌食道裂孔进入腹腔。

迷走神经分支，从上神经节至腹腔，迷走神经沿途发出以下分支（见图4.48、图4.49和图6.14）：

● 硬脑膜支：从上神经节发出，经过颈静脉孔返回，支配后颅窝硬脑膜。

● 耳支：从迷走神经上神经节下行，支配耳后皮肤和外耳道后下壁。为迷走神经唯一的皮肤支。

● 咽支：与舌咽神经纤维和颈交感神经链的纤维一起进入咽神经丛，支配咽和软腭的肌群。

● 喉上神经：自下神经节发出至喉部，其外支支配咽缩肌和环甲肌；内支为感觉支，传导来自喉黏膜、声带和会厌黏膜的神经冲动（此神经还含有来自会厌的味觉神经纤维和支配黏膜腺的副交感纤维）。

● 喉返神经：右侧返支绕过锁骨下动脉，左侧返支绕过主动脉弓（见图4.49b），此后，两支在食道和气管之间的间沟内行到喉部，其运动纤维支配除环甲肌以外的喉内肌，其感觉纤维则传导声带以下喉黏膜的冲动。

● 上颈心脏支和胸心脏支：这些分支与交感神经纤维共同经心脏神

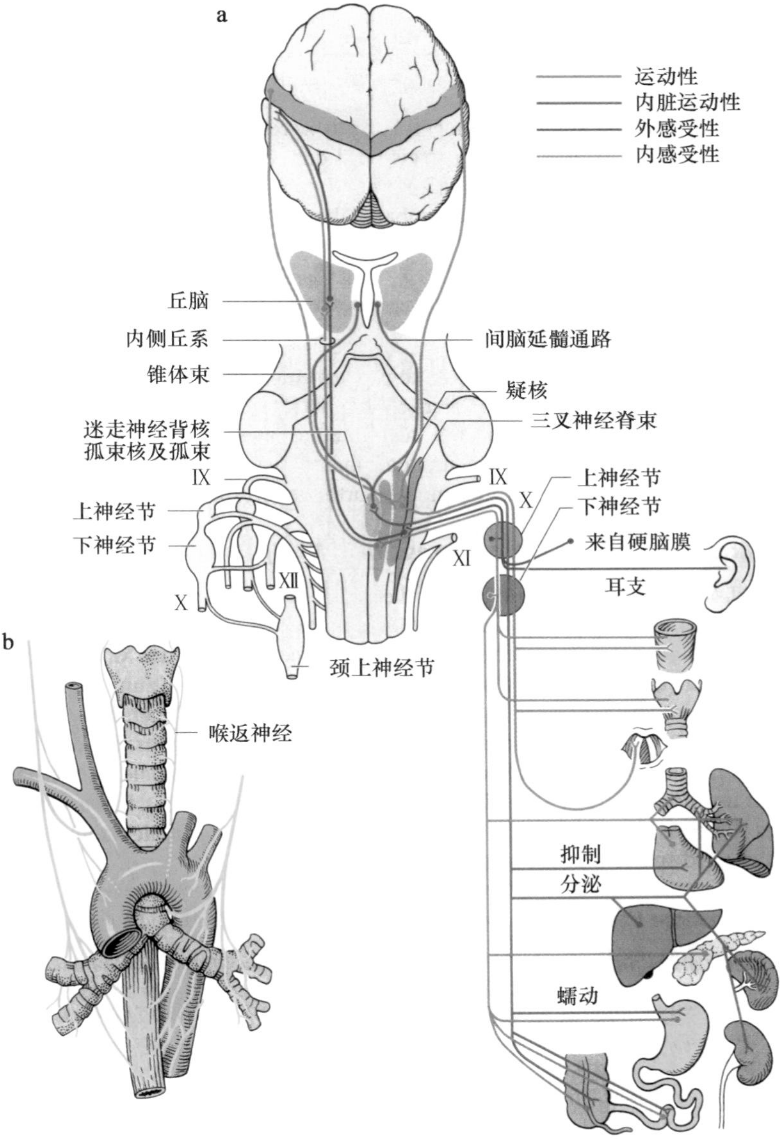

a

运动性
内脏运动性
外感受性
内感受性

丘脑
内侧丘系
锥体束
迷走神经背核
孤束核及孤束
IX
上神经节
下神经节
X
XII

间脑延髓通路
疑核
三叉神经脊束
IX
X　上神经节
　　下神经节
来自硬脑膜
耳支
XI

颈上神经节

b

喉返神经

抑制
分泌

蠕动

图 4.49　迷走神经的支配区和中枢性联络
a. 概貌；b. 喉返神经的局部解剖关系

经丛支配心脏。

● 气管支：形成气管壁内的肺神经丛。

● 前和后胃支、肝支、腹腔支和肾支：所有这些分支加入腹腔神经丛和肠系膜上神经丛（分前、后支），与交感神经一起支配腹腔脏器（胃、肝、胰、脾、肾、肾上腺、小肠及结肠第一段）。左、右侧迷走神经纤维在腹腔内与交感神经纤维混杂在一起，难以互相分开。

单侧迷走神经损害综合征

● 患侧软腭下垂，干呕反射减退，说话带鼻音，因为鼻腔不能对口腔封闭，由于咽缩肌瘫痪，发音时腭帆被拉向健侧；

● 声带瘫痪造成声音嘶哑（喉返神经损伤伴环甲肌以外的喉内肌瘫痪）；

● 吞咽困难，可能还有心动过速或心律失常。

病因：很多疾病可造成单侧迷走神经损害：寰枕区畸形（Chiari Ⅰ 型畸形、Dandy-Walker 综合征等）、肿瘤、出血、血栓、炎症、延髓空洞、肌萎缩性侧索硬化或动脉瘤。周围性损害的原因可能是神经炎、肿瘤、腺体疾病、创伤、主动脉瘤。

副神经（Ⅺ 颅神经）

副神经有两个根，颅内根和脊髓根（见图 4.50）。颅内根的初级神经元位于迷走神经核旁的疑核内，副神经的颅内部分实际上可看作是迷走神经的一部分，因其与由疑核发出的迷走神经部分有相似的功能（相反，副神经的脊髓根的功能与此完全不同）。颅内根在颈静脉孔处与脊髓根分离而与迷走神经合并，所以副神经的颅内部分属于"迷走系统"。脊髓根见后述。

Ⅸ和Ⅹ颅神经的共核及支配区

疑核（Nucleus Ambiguus）

疑核为舌咽神经、迷走神经和副神经颅内部分共同的运动性神经核

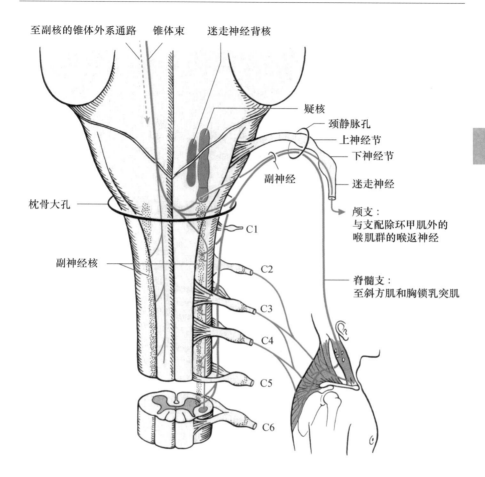

图 4.50　副神经的支配区和中枢性联络

团（图 4.48 至图 4.50）。此核接受经皮质核束传来的双侧大脑半球皮质的冲动。由于为双侧神经支配，所以当一侧中枢性上行纤维损害时，不会导致疑核支配区明显的功能障碍。疑核的轴索随舌咽神经、迷走神经和副神经颅内部分一起支配软腭、咽和喉的肌群以及食道上部的横纹肌，疑核同时还接受三叉神经脊束核和孤束核的传入性纤维，这些纤维参与诱发咳嗽、干呕和呕吐的反射弧，这些反射弧起始于呼吸道和消化道黏膜。

IX 和 X 颅神经的副交感核团

迷走神经背核：迷走神经背核和下涎核为 IX 和 X 颅神经的两个副交感核团。上涎核是中间神经的副交感核团（见图 4.48 和图 4.49）。

迷走神经背核的传出纤维为迷走神经的节前纤维，进入头、胸、腹内各神经节。短的节后纤维将内脏运动冲动传导至呼吸器官乃至结肠脾曲的胃肠道的平滑肌以及心肌。刺激这些副交感迷走神经引起心率减慢、支气管平滑肌收缩，支气管黏膜内腺体分泌增加、胃肠道蠕动增加、胃和胰腺分泌增加。

迷走神经背核接受来自下丘脑、嗅觉系统、网状结构内自主神经中枢以及孤束核的传入纤维。这些联系参与并构成调节心血管、呼吸和消化机能的重要反射弧。颈动脉窦壁的压力感受器发出的冲动经舌咽神经传导，参与动脉血压的调节。颈动脉球内的化学感受器参与血中氧分压的调节。主动脉弓内和旁主动脉体内的感受器也有类似功能，其冲动经迷走神经传导。

下涎核：下涎核发出的副交感纤维经舌咽神经至腮腺，见前述。

IX 和 X 颅神经的内脏传入纤维

特殊的内脏传入纤维：舌咽神经的内脏传入性味觉纤维来自颅外下神经节（假单极神经元），迷走神经的传入性味觉纤维则来自节状神经节，二者均传导来自舌后 1/3 和会厌区的味觉冲动。舌咽神经是传导味觉的主要神经，神经节细胞的中枢支经孤束至孤束核，孤束核还接受经中间神经传导的舌前 2/3 味觉（见图 4.37）。孤束核传出的味觉冲动经丘脑腹后内侧核上行至中央后回下部的味觉皮质（见图 4.37）。

其他内脏传入纤维：舌咽神经的内脏传入纤维经上神经节的假单极神经元传导，迷走神经的内脏传入纤维则经下神经节的假单极神经元传导。它们传导来自舌后 1/3 黏膜、咽黏膜（IX 颅神经）和胸腹腔内脏（X 颅神经）的感觉冲动（见图 4.48 和图 4.49）。

IX 和 X 颅神经的躯体传入纤维

痛觉和温度觉纤维：舌后 1/3、上咽部、咽鼓管和中耳的痛觉，可能还有温度觉，经舌咽神经和上神经节传导至三叉神经脊束核。而下咽部、喉部、耳后、部分外耳道、鼓膜以及后颅窝硬脑膜的痛觉，可能还有温度觉，经迷走神经和（颈静脉）上神经节传导至三叉神经脊束核。

触觉纤维：上述区域的触觉纤维可能终止于三叉神经感觉主核，再经内侧丘系和丘脑到达中央后回。

副神经脊髓根（XI 颅神经）

副神经的脊髓部分为纯运动性，起始于 C2~C5（或 C6）颈髓前角腹外侧的细胞柱（见图 4.50）。其根纤维先在侧索内上行 1~2 个节段，然后在齿状韧带背后、蛛网膜下腔内前根和后根之间穿出脊髓侧面，根纤维与较高节段的根纤维相继合并，构成一个主干，向上走行经枕大孔入颅，入颅后与副神经颅内根合并后走行一短程，在穿过颈静脉孔时，副神经脊髓部与颅内部分离，即脊髓部成为外支，颅内部接着与迷走神经一起上行。副神经外支在颈部下行，支配胸锁乳突肌和斜方肌，此外，C2~C4 节段还发出脊髓躯体传出纤维。

关于副神经和 C2~C4 脊神经各自在多大程度上参与支配斜方肌尚存争议。有些学者认为副神经在斜方肌的下部支配占优势，也有人认为主要支配斜方肌的上部，副神经损伤时主要是斜方肌上部发生萎缩。

副神经外支还含有一些传入性纤维，将本体感觉冲动传入中枢。

副神经脊髓根损害

原因：颅外周围性副神经瘫的最常见原因为旁侧颈三角区手术（例如淋巴结摘除术）医源性损伤、压力性或放射性损伤。此外，伴有或不伴颅底骨折的外伤、颅底肿瘤（特别是枕大孔区）和颅颈交界处畸形也都可导致副神经损害。

少见髓内损害会累及 C1~C4 一侧前角灰质（脊髓空洞症、创伤、脊髓灰质炎）。

典型损害：穿出颈静脉孔后的副神经外支如果单侧损伤，对胸锁乳突肌和斜方肌可产生不同的影响：胸锁乳突肌为完全性弛缓性瘫痪，斜方肌仅上部瘫痪，因为斜方肌由 C3 和 C4 以上节段脊神经支配。如果副神经在支配胸锁乳突肌的近侧损伤，则仅仅斜方肌受累。这种情况偶见于手术摘取胸锁乳突肌后缘淋巴结或活检时，副神经脊髓根为纯运动性，所以无感觉障碍。

当胸锁乳突肌一侧瘫痪时，头向双侧转动困难；两侧瘫痪时，头直立困难，病人卧位时不能抬头。一侧斜方肌瘫痪时，患侧肩稍下垂，肩胛骨偏向外下方，上肢侧方上举90°以上困难，因为正常情况下斜方肌协助前锯肌完成这一动作。望诊副神经瘫病人，可见胸锁乳突肌轻度萎缩和肩下垂。

中枢性瘫痪：副神经脊髓部接受皮质核束和皮质脊髓束的中枢性传导冲动，主要来自对侧，很小部分来自同侧。因此，下行通路中枢性损伤时，有时可导致对侧胸锁乳突肌和斜方肌轻瘫，但由于同侧传导冲动尚存，所以这种轻瘫不明显而容易被忽视。

颈静脉孔综合征：是指Ⅸ、Ⅹ、Ⅺ颅神经同时受损，或者颈静脉孔邻近受损，例如由于颅底骨折、肿瘤、炎症或颈内动脉瘤所致。

4.3.10　舌下神经 （Ⅻ颅神经）

舌下神经核（见图4.2、图4.3和图4.51）位于延髓下方1/3部，紧靠中线两旁和菱形窝底下方（舌下神经三角），由多组神经元组成，每组神经元支配一定的舌肌。这些神经元本身在发生学上类似于运动性前角细胞。

舌下神经核的核上神经支配：舌肌的随意运动受皮质核束支配，皮质核束与皮质脊髓束一起自中央前回经过内囊至舌下神经核。

舌下神经核接受的冲动主要来自对侧大脑半球，但也有少量来自同侧大脑半球。此外，舌下神经核还接受网状结构、孤束核（味觉）、中脑（顶盖脊束）和三叉神经的传入纤维，参与吞咽、咀嚼、吸吮和舔舌反射。

由于两侧舌肌相互紧密交织，并且受两侧神经支配（虽然主要受对侧神经支配），故单侧核上性损害不会明显影响舌肌运动。

舌下神经的走行和支配区：舌下神经为躯体传出运动性神经，其轴索经延髓下行，在下橄榄体和锥体之间的前外侧沟内穿出脑干成为根纤维（见图4.1）。舌下神经通过舌下神经管出颅（见图4.6和图4.51），

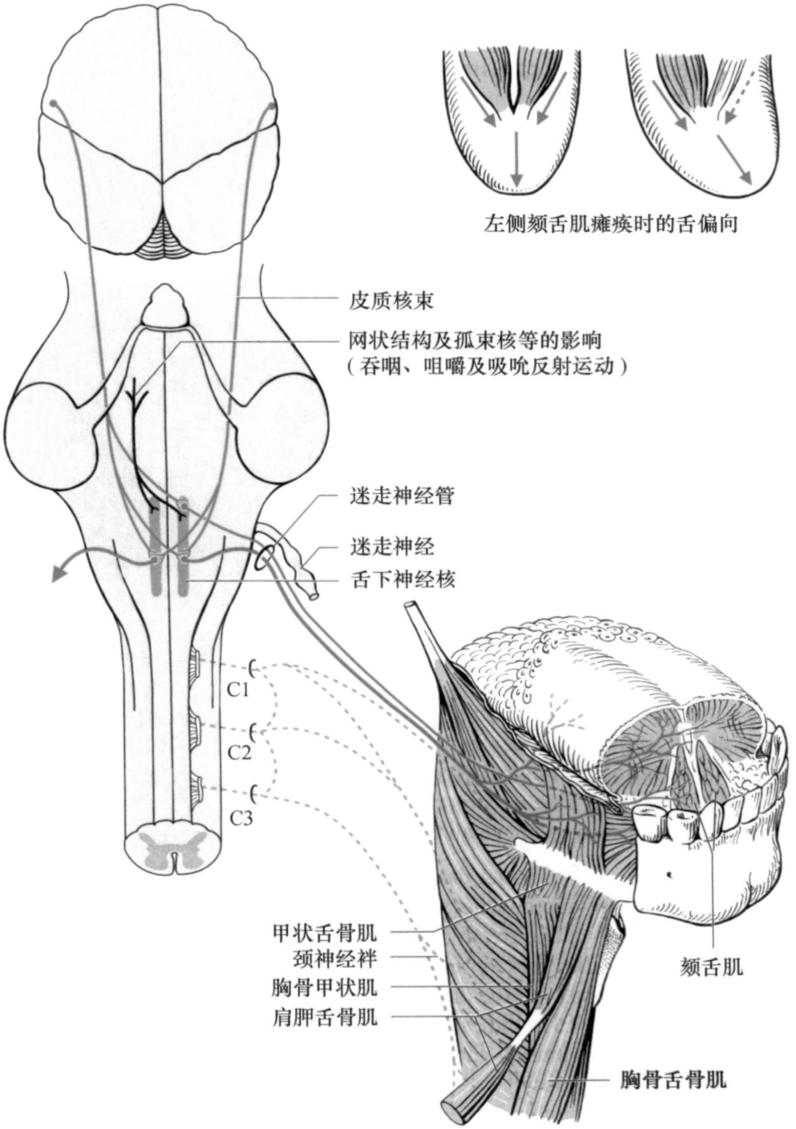

左侧颏舌肌瘫痪时的舌偏向

4

皮质核束

网状结构及孤束核等的影响
（吞咽、咀嚼及吸吮反射运动）

迷走神经管
迷走神经
舌下神经核

C1
C2
C3

甲状舌骨肌
颈神经袢
胸骨甲状肌
肩胛舌骨肌

颏舌肌

胸骨舌骨肌

图 4.51　舌下神经的支配区和中枢性联络通路

在下颈部与上述三个颈髓节段的神经纤维一起（舌下神经袢）走行于颈内静脉和颈内动脉之间。但是，这些上颈髓神经纤维并不并入舌下神经，很快即与其分开，支配下舌骨肌群，即甲状舌骨肌、胸骨舌骨肌和肩胛舌骨肌。

而舌下神经本身则支配舌肌、茎突舌肌、舌骨舌肌和颏舌肌。

舌下神经瘫：单侧舌下神经轻瘫，伸舌时稍向瘫痪侧偏移。颏舌肌将舌向前推（见图4.51），如果颏舌肌一侧轻瘫，则健侧颏舌肌的"推力"占优势，将舌推向瘫痪侧。病人偏瘫时开始可有一些讷吃，但几乎无吞咽困难，双侧核上性瘫痪时，出现严重的言语和吞咽障碍（假性延髓性麻痹）。

因为两侧舌下神经核相距很近，所以单侧舌下神经核损伤常常导致双侧弛缓性轻瘫，伴有舌肌萎缩和舌肌肌束颤动。在舌肌严重瘫痪时，舌则弛缓性垂于口腔底部出现强烈的肌束颤动，言语和吞咽明显障碍，发生的原因有进行性延髓性麻痹、肌萎缩性侧索硬化、延髓空洞症、脊髓灰质炎和脑血管疾患。

周围性舌下神经损害体征除舌肌瘫痪为单纯性外，其余与舌下神经核性损害的体征相同，常见原因有肿瘤、炎性和血管性疾病。

4.4　脑干局部解剖

前面叙述了脊髓内上行和下行传导通路、颅神经核团的具体部位及其穿出脑干的根纤维和中枢性联络。下面将补充经过脑干的传导束的局部解剖、脑干内其他核团的位置和功能，了解这些解剖关系对于理解一些病理过程的临床症状很有必要。

4.4.1　脑干的内部结构

除脑干各断面的解剖结构必须掌握外，还有一些脑干内重要的核团，例如网状结构、橄榄体、红核以及黑质等，它们之间的相互联系以及它们与大脑、小脑和脊髓之间的联系也必须明了。

图4.52和图4.53显示脑干各横断面上的各神经核、上行和下行传导通路之间的解剖关系。

图4.54a和图4.55从侧面观和背面观显示脑干各传导系统之间的解剖关系。

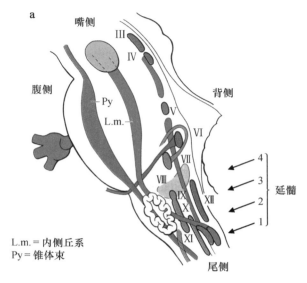

图 4.52a　延髓各横断面
各断面水平示意

延髓

　　图 4.52a 显示在锥体交叉水平的断面上，灰、白质结构排列与脊髓有所不同，前角尚可辨认出其含有 C1 和副神经根的运动神经元。从锥体下行的皮质脊髓束纤维绝大部分在锥体交叉后成为锥体侧束，继续在脊髓内下行。后索内也有神经核团，即楔束核和薄束核，为后索纤维的二级神经元，将冲动经过内侧丘系传导至对侧丘脑。楔束核和薄束核内的躯体定位排列顺序为：上肢的纤维在楔束核内交换神经元，下肢的纤维在薄束核内交换神经元。这种排列（点对点躯体投影）在内侧丘系、丘脑直至大脑皮质内依然保存。图 4.55c 显示内侧丘系的走行，其中传导下肢冲动的纤维位于外侧，传导上肢冲动的纤维位于内侧。

　　脊髓丘脑侧束（痛觉、温度觉）、脊髓丘脑前束（触觉、压觉）以及（至四叠体的）脊髓顶盖束在延髓下部仍保持其原有位置。

　　脊髓网状结构纤维终止于外侧网状核，该核为一大群神经元，位于下橄榄核的嘴侧。脊髓网状纤维传导来自皮肤和内脏的感觉冲动，大部

b

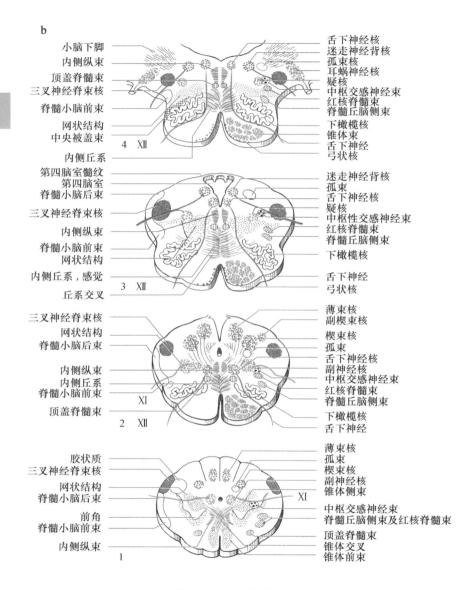

左侧（自上而下）：

小脑下脚
内侧纵束
顶盖脊髓束
三叉神经脊束核
脊髓小脑前束
网状结构
中央被盖束
内侧丘系
4　XII

第四脑室髓纹
第四脑室
脊髓小脑后束
三叉神经脊束核
内侧纵束
脊髓小脑前束
网状结构
内侧丘系，感觉
丘系交叉
3　XII

三叉神经脊束核
网状结构
脊髓小脑后束
内侧纵束
内侧丘系
脊髓小脑前束
顶盖脊髓束
2　XI　XII

胶状质
三叉神经脊束核
网状结构
脊髓小脑后束
前角
脊髓小脑前束
内侧纵束
1

右侧（自上而下）：

舌下神经核
迷走神经背核
孤束核
耳蜗神经核
疑核
中枢交感神经束
红核脊髓束
脊髓丘脑侧束
下橄榄核
锥体束
舌下神经
弓状核

迷走神经背核
孤束
舌下神经核
疑核
中枢性交感神经束
红核脊髓束
脊髓丘脑侧束
下橄榄核
舌下神经
弓状核

薄束核
副楔束核
楔束核
孤束
舌下神经核
副神经核
中枢交感神经束
红核脊髓束
脊髓丘脑侧束
下橄榄核
舌下神经

薄束核
孤束
楔束核
副神经核
锥体侧束
XI
中枢交感神经束
脊髓丘脑侧束及红核脊髓束
顶盖脊髓束
锥体交叉
锥体前束

图 4.52b　延髓各横断面

与图 4.52a 示意各水平相对应的横断面上重要核团和传导连接

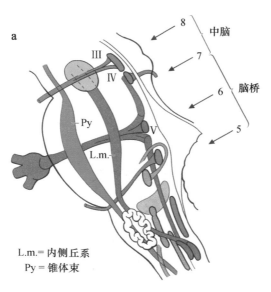

图 4.53a 脑桥和中脑各横断面
各断面水平示意

分在脊髓内分散排列，部分并入脊髓丘脑束。

脊髓小脑后束起源于 Clarke 柱（胸髓核），在脊髓同侧上行，保持它在延髓下部的位置，然后逐渐后移，最后与橄榄小脑束一起经小脑下脚进入小脑（见图 4.54b 和图 4.55b）。部分交叉的脊髓小脑前束经过延髓和脑桥，再经小脑上脚和上髓帆进入小脑（见图 4.54b 和图 4.55b）。

橄榄核群位于延髓嘴部，在下橄榄（见图 4.54 和 4.55）的灰质呈多褶的袋样排列，其传入冲动主要来自中脑红核，经中央被盖束传导。此外，还接受来自纹状体、中央导水管周围灰质、网状结构以及大脑皮质的传入冲动，这些冲动经皮质脊髓束传导。下橄榄的传出纤维交叉后成为橄榄小脑束经小脑下脚进入小脑（见图 4.54b 和图 4.55b），冲动到达整个新小脑皮质。该橄榄小脑束属于控制精细随意运动系统，将在小脑章节和基底节章节中详细叙述。

副橄榄在种系发育上比下橄榄古老，与原始小脑相联系，司平衡功能。

下橄榄或中央被盖束损害，例如缺血，都会引起软腭、咽部，可能

4

b

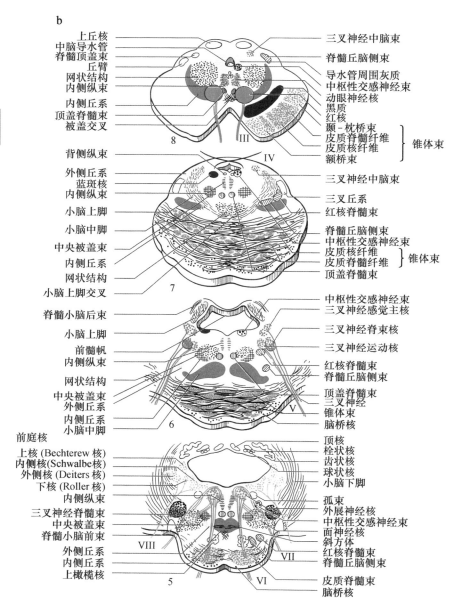

上丘核
中脑导水管
脊髓顶盖束
丘臂
网状结构
内侧纵束
内侧丘系
顶盖脊髓束
被盖交叉

三叉神经中脑束
脊髓丘脑侧束
导水管周围灰质
中枢性交感神经束
动眼神经核
黑质
红核
颞-枕桥束
皮质脊髓纤维　　锥体束
皮质核纤维
额桥束

背侧纵束
外侧丘系
蓝斑核
内侧纵束
小脑上脚
小脑中脚
中央被盖束
内侧丘系
网状结构
小脑上脚交叉

三叉神经中脑束
三叉丘系
红核脊髓束
脊髓丘脑侧束
中枢性交感神经束
皮质核纤维　　锥体束
皮质脊髓纤维
顶盖脊髓束

脊髓小脑后束
小脑上脚
前髓帆
内侧纵束
网状结构
中央被盖束
外侧丘系
内侧丘系
小脑中脚

中枢性交感神经束
三叉神经感觉主核
三叉神经脊束核
三叉神经运动核
红核脊髓束
脊髓丘脑侧束
顶盖脊髓束
三叉神经
锥体束
脑桥核

前庭核
上核 (Bechterew核)
内侧核(Schwalbe核)
外侧核 (Deiters核)
下核 (Roller核)
内侧纵束
三叉神经脊髓束
中央被盖束
脊髓小脑前束
外侧丘系
内侧丘系
上橄榄核

顶核
栓状核
齿状核
球状核
小脑下脚
孤束
外展神经核
中枢性交感神经束
面神经核
斜方体
红核脊髓束
脊髓丘脑侧束
皮质脊髓束
脑桥核

图 4.53b　脑桥和中脑各横断面

与图 4.53a 示意的各水平相对应的横断面上重要核团和传导连接

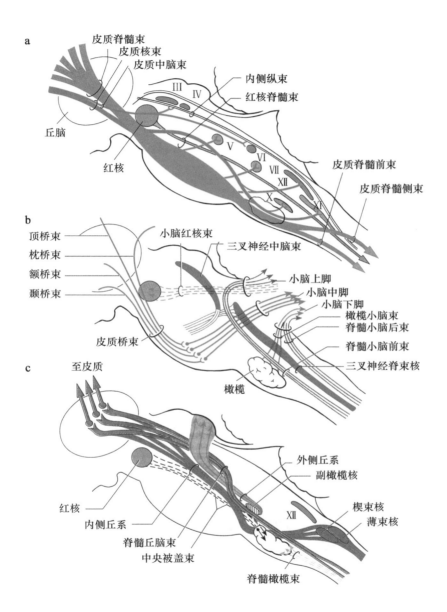

a
皮质脊髓束
皮质核束
皮质中脑束
内侧纵束
红核脊髓束
III
IV
丘脑
红核
V
VI
VII
XII
X
皮质脊髓前束
皮质脊髓侧束
XI

b
顶桥束
枕桥束
额桥束
颞桥束
小脑红核束
三叉神经中脑束
小脑上脚
小脑中脚
小脑下脚
橄榄小脑束
脊髓小脑后束
脊髓小脑前束
三叉神经脊束核
皮质桥束
橄榄

c
至皮质
外侧丘系
副橄榄核
红核
楔束核
薄束核
XII
内侧丘系
脊髓丘脑束
中央被盖束
脊髓橄榄束

图 4.54 脑干内的传导通路，侧面观
a. 传出通路；b. 小脑通路；c. 传入通路

4

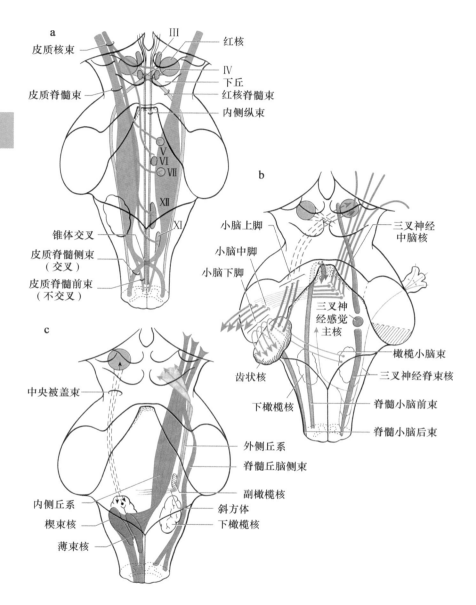

图 4.55　脑干内的传导通路，背面观
a. 传出通路；b. 小脑通路；c. 传入通路

还有膈肌的节律性痉挛（肌节律失常和肌阵挛、呃逆）。

皮质脊髓束和皮质核束的行程可见图 4.54a 和图 4.55a 的各脑干横切面图。

此外经过延髓的还有红核脊髓束，它起始于中脑红核，穿过被盖前交叉（Forel 交叉）后很快交叉到对侧。红核脊髓束伴皮质脊髓侧束行向脊髓（见图 4.55）。

顶盖脊髓束自其核团（中脑顶盖神经元）发出后，绕过导水管周围灰质，经被盖背侧交叉（Meynert 交叉）到对侧，并在此紧靠中线下行，然后逐渐转向腹外侧，至延髓时位于腹外侧，顶盖脊髓束在行至延髓途中发出侧支至眼肌运动核、面神经核和小脑，最后终止于颈髓。功能：上丘接受视网膜的视觉冲动和下丘的听觉冲动，强烈的视觉和听觉刺激，经顶盖核束和顶盖脊髓束引起如下反射动作：闭眼、转头，或许还有上臂高抬（保护动作）。如前所述，枕叶与上丘之间有密切联系，这些通路与顶盖脊髓束"合作"，完成注视活动物体时眼和头的自动跟踪动作。

延髓、脑桥和中脑各断面上，在大核团和上、下行传导束之间弥散分布着一些大小不一的核团，其纤维广泛交织联络成网，在许多平面上又密集成核团群，这些相互呈网状连接的神经元簇/核团总称为网状结构。它们从脊髓（后柱和侧柱之间的夹角内，见图 2.21）经延髓和脑桥向上延续至中脑嘴部（见图 4.52 和图 4.55）。Moruzzi 和 Magoun（1949）首先指出了网状结构的重要性，其重要性将在后文叙述。

延髓内有一值得注意的核团即迷走神经背核，位于第四脑室底下方（图 4.1b），它为自主神经运动性神经元，相当于 T1~L2 脊髓侧角内的神经元。孤束核位置偏外侧，为感受感觉性神经核团，Ⅶ、Ⅸ、Ⅹ颅神经纤维传导的味觉冲动至此核前部，而胸、腹腔内脏的传入冲动至此核后部。孤束核后部与迷走神经背核和网状结构内的内脏中枢相联系，并发出传出性冲动至脊髓侧角自主神经核团的一些神经元，因此上述神经核团参与调节和控制心血管、呼吸、消化和其他自主神经功能的反射弧（见图 4.56）。

本章已述及舌下神经核、疑核、前庭核和三叉神经脊束核。在中线两旁有：内侧纵束（靠后）、顶盖脊髓束（居中）和内侧丘系（偏前）（见图 4.52）。

脑桥

脑桥包括被盖和基底两部分，基底部即脑桥腹侧部。

脑桥腹侧部：许多纤维束从一侧横行穿过脑桥至另一侧，将皮质脊髓束分隔成无数个小束（见图4.55），再从侧面经小脑中脚至小脑，这些横行纤维便是脑桥命名的由来。

这些纤维实际上并不构成脑桥，它们起始于脑桥基底部的核团，这些核团含皮质脑桥小脑束的二级神经元，接受额叶、顶叶和颞叶皮质区发出的同侧皮质脑桥束纤维，这些皮质脑桥束纤维走行于大脑脚内两侧皮质脊髓束和皮质核束的两旁，在脑桥内二级换元后即交叉到对侧，在小脑中脚内进入小脑皮质（脑桥小脑纤维），脑桥核还接受经锥体束侧支传导的冲动。

引起随意运动的所有大脑皮质冲动，均经脑桥核复制后传导到小脑皮质。由此引发的小脑皮质兴奋立即经齿状核、小脑上脚和丘脑返回大脑皮质（反馈机制，参见图5.6），这些反馈环路使随意运动更加精细。

脑桥被盖部与延髓结构类似：内侧丘系呈横带状位于脑桥被盖部最腹侧（见图4.53b和图4.55c），其间内侧丘系发生扭转，使楔状核纤维位于内侧，而薄束核纤维位于外侧。躯体的定位顺序由外至内为下肢、躯干、上肢和颈。脊髓丘脑束和外侧丘系（听觉传导通路）位于内侧丘系的外侧，外侧丘系是斜方体在脑桥下部交叉到对侧的纤维束的延续（见图4.53b和图4.55），斜方体系耳蜗神经核发出的纤维，将听觉冲动部分直接或部分间接地传导至下丘。前庭神经复合核位于第四脑室底最外侧（见图4.53b），前庭神经外侧核发出前庭脊髓束至脊髓神经元，前庭神经核还经过内侧纵束与脑干的躯体运动核和内脏运动核相互联系（见图4.46）。

三叉神经脊髓部终止于脑桥中部的三叉神经主核，即三叉神经感觉主核，它位于脑桥嘴部，其腹外侧为支配咀嚼肌的运动性三叉神经核。三叉神经脊束核（痛觉和温度觉）和三叉神经感觉主核（皮肤精细感觉）的二级神经元发出纤维形成腹侧三叉丘脑束，交叉后至丘脑，部分纤维从主核发出后不交叉，经背侧三叉丘脑束至丘脑。三叉神经中脑核向上延续至中脑（见图4.55b），该三叉神经核团与其他核团的区别在于含有初级感觉神经元（因此，中脑核可被看作是移位到脑干内的感觉性神经节）。其余的初级感觉神经元位于三叉神经节（Gasserian 神经节，即半月神经节）内。这些中脑核的传入纤维主要与咀嚼肌和下颌关节的感觉性感受器联络，传导本体冲动。

中脑

中脑连于脑桥上部，其内部结构参见图4.53b（第8切面），它分为四个部分：①顶盖及其四叠体，位于经过导水管的假想连线的上方；②被盖，位于黑质和顶盖之间；③黑质；④大脑脚。

顶盖：四叠体由上丘和下丘组成，四叠体，特别是上丘已被很好地分化成7层细胞结构，具有很多传入性和传出性联系。本文只粗略介绍。

下丘的核团接受很多听觉传导纤维（外侧丘系）之后的听觉通路经下丘臂到内侧膝状体，最后到颞叶的听皮质（Heschl 横回，即颞横回）。

上丘的核团接受视觉通路的纤维，此外还接受由大脑皮质（枕叶）、脊髓（顶盖脊髓束）和下丘发出的神经纤维。上丘发出的传出性纤维至脊髓（顶盖脊髓束）、颅神经核团（顶盖核束）、红核和网状结构。

上、下丘参与反射弧，下丘到上丘之间有一些神经纤维联系，这些纤维参与使眼和头转向声音方向的反射弧。由视网膜通过外侧膝状体进入上丘的纤维参与另一反射弧，即突然的视觉刺激时闭眼和头转向相反方向，这些反射弧中都有顶盖核束和顶盖脊髓束参与传导冲动。

顶盖前核为一小组核团，两侧各一组，位于顶盖内上丘的前外侧，该核为来自视网膜神经纤维的中继站。发出的纤维绕过导水管周围灰质终止于副交感 Edinger-Westphal 核〔（自主性）副交感神经核〕。这些纤维参与依光线强度调节瞳孔大小的反射弧。

被盖：被盖内两侧黑质和中央导水管周围灰质之间可见较大的卵圆形核团，由于其血管成分较丰富和富含铁，所以在新鲜切片上呈微红色，该核团即为红核。

红核分为两部分，含大细胞的下部和含小细胞的上部。红核的传入冲动来自小脑的栓状核和齿状核，经结合臂（小脑上脚）传导。由种系发生较古老的栓状核发出的纤维，参与调节身体姿势和各种运动的一些反射弧，在人类进化特别完善的齿状核纤维参与另外一些反射弧：这些反射弧直接由皮质发出冲动到小脑，然后由小脑经丘脑返回到皮质，该反射弧协助精确而顺利地完成随意运动。由齿状核发出的另一部分纤维主要终止于红核的小细胞群，所有的小脑红核纤维均在中脑内的上小脑结合臂内发生交叉。红核还接受大脑皮质（皮质红核束）和中脑顶盖发出的传入冲动，汇集于红核内的各种冲动经传出纤维（红核脊髓束和红核网状束）影响脊髓运动神经元，红核脊髓束和红核网状束很快即在腹侧被盖交叉（Forel 交叉）处交叉。还有一些红核传出纤维经中央被盖束到达橄榄体（红核橄榄连接），然后再返回小脑。

被盖内的其他核团和传导通路：被盖外侧部有中脑三叉神经束、三叉丘系、内侧丘系和脊髓丘脑束，它们都抵达丘脑。由脑干背后穿出的滑车神经的根纤维紧靠下丘后方交叉后绕过大脑脚到达颅底，然后在小脑幕缘下方走行到海绵窦。在上丘水平、导水管下方、中央灰质前方、内侧纵束内侧，有动眼神经核团以及副交感神经核团，即 Edinger-Westphal 核［（自主性）副交感神经核］和 Perlia 核。第Ⅲ颅神经的根纤维由脚间窝穿出前部分穿过红核。前庭核的神经冲动经内侧纵束向脊髓传导（内侧纵束为各种神经纤维系统的集合束），经脑桥和中脑向上传导，其相应的神经纤维走行在中线两旁以及在第四脑室底、导水管和中央灰质的下方。部分纤维终止于眼肌神经核团（外展神经核、滑车神经核和动眼神经核）并将这些核团相互联系起来，此外还与网状结构内一些核团［间质核（Cajal 核）和 Darkschewitsch 核］联系。

中枢性交感神经通路可能起源于下丘脑神经核团即网状结构，在中脑和脑桥，紧靠在导水管和第四脑室底的下方走行，在延髓则居其侧部，直至脊髓侧角。此通路损害产生 Horner 综合征。

黑质：为一个大的运动性神经核团，位于被盖和大脑脚之间，黑质的暗黑色缘于神经元内含有的黑色素。黑质与基底节有密切的功能联系，将在第 9 章中叙述。

大脑脚：由皮质脊髓束、皮质核束和皮质脑桥束组成（见图 3.7 和

图 4.53b)。这些传导束穿过内囊后在大脑脚内向中央汇聚，皮质脊髓束和皮质核束纤维的内侧和外侧都有皮质脑桥束纤维（见图 4.53b）。

网状结构

　　网状结构交织于整个脑干，其核团和轴索充斥于颅神经核团、橄榄体以及上行和下行传导束之间（见图 4.52b、图 4.53b 和图 4.56a）。网状结构接受来自脊髓、颅神经核团、小脑以及大脑半球的传入冲动，同时也发出冲动至上述结构。网状结构的部分核团经下行传导束影响脊髓运动功能和自主神经功能。

　　上行性网状激活系统：网状结构其他核团，特别是位于中脑内者，主要经丘脑板内核和丘脑底部投射至上级中枢。这些核团还接受各种上行纤维组（脊髓丘脑束、三叉神经脊髓束、孤束核、前庭和耳蜗核、视觉和嗅觉系统）的侧支冲动，并将这些冲动以多突触形式继续传导至大脑皮质广泛区域产生激活作用。在动物体内刺激这些核团引起"激醒反应"，使睡眠的动物觉醒。基于 Moruzzi 和 Magoun（1949）以及许多其他作者的研究，目前认为：该系统对于人类意识状态以及觉醒-睡眠节律具有重要意义，并将该系统称为"上行性网状激活系统（ARAS）"，该系统损害导致意识障碍甚至意识丧失。能影响该上行性网状激活系统的神经元群组包括胆碱能系统和去甲肾上腺素能系统（缝核，见图 4.56b）以及谷氨酸能神经元。此外，一些新的实验似乎说明一氧化氮（NO）也在发挥着一定的作用，随着网状结构研究信息在互联网的快速传播，认为上行性网状激活系统的许多神经元是通过缝隙连接相互耦合的。对此，本书因版本所限不再细述。出现意识丧失状态无疑是累及了各种不同的脑结构。

　　下行性网状传导束（网状脊髓前束和侧束）：起源于对脊髓运动神经元产生兴奋作用的核团和对脊髓运动神经元产生抑制作用的核团，这些核团又受大脑皮质特别是额叶皮质、小脑和基底节的影响。兴奋性冲动起源于脑干（网状结构的外侧部，特别是脑桥和中脑内），经脊髓侧角内的网状脊髓束和前庭脊髓束传导；而抑制性冲动主要起源于延髓腹内侧部，经皮质脊髓束内的网状脊髓侧束多突触地传导至脊髓运动神经元。兴奋系统和抑制系统均通过中间神经元主要与 γ-运动神经元发生联络。

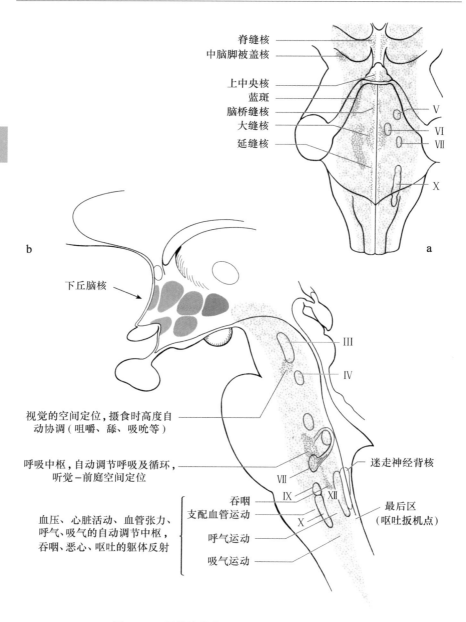

图 4.56　网状结构背面观（a）和侧面观（b）
a. 延髓、脑桥和中脑内最重要调节中枢；b. 缝核

网状结构通过影响多个脊髓反射弧，对维持身体行走、站立以及平衡时的适当肌张力具有重要意义。

自主性神经核团和传导通路：网状结构内许多神经元具有自主神经功能，这些神经元分散于脑桥和延髓内，并与躯体性颅神经核团具有密切联系（见图4.56），它们接受来自下丘脑的冲动，并将其传导至各颅神经核和脊髓。

调节唾液腺分泌：上涎核和下涎核控制唾液分泌，味觉和嗅觉可反射性引起流涎，精神作用可抑制唾液分泌而使口腔干燥。

调节血压：另有一些核团控制血压，传入性神经冲动由颈动脉窦经舌咽神经和迷走神经传导至延髓内相应的网状结构神经核团（血压、心脏活动和血管舒缩的自主性神经中枢），邻近Ⅸ和Ⅹ颅神经核。传出性神经冲动经迷走神经抑制心脏活动，减慢脉率。

调节其他自主性神经功能：还有一些神经冲动通过脊髓抑制调节血管舒缩的交感神经核团，使血管扩张。下橄榄体背侧的网状核控制呼吸，可分为呼气中枢和吸气中枢，还有一些网状核控制和协调胃肠运动。吞咽是一个复杂的反射过程，参与吞咽动作的各肌肉必须在力量和次序上都协调良好，才能使食物从口腔进入胃内。吞咽中枢位于延髓内颅神经运动核附近，负责协调参与吞咽动作肌肉的支配神经。该区还有一神经核团可引起干呕动作（干呕反射），最后区内有呕吐动作的主要协调神经核团，一般认为：蓝斑区内有呼吸和循环的高级协调核团（呼吸核），中脑内有进食（咀嚼、舔、吸吮）动作的高级中枢（见图4.56a）。

4.5 脑干病变

4.5.1 血循环障碍引起的脑干综合征

图4.57显示脑干的各供血动脉，图4.58显示延髓、脑桥和中脑水平的各动脉供血区。脑干的动脉供血及其静脉回流，详见359页和364页大脑章节中的相关部分。了解脑干血管供应是理解以下血管病变综合征的前提条件。

4

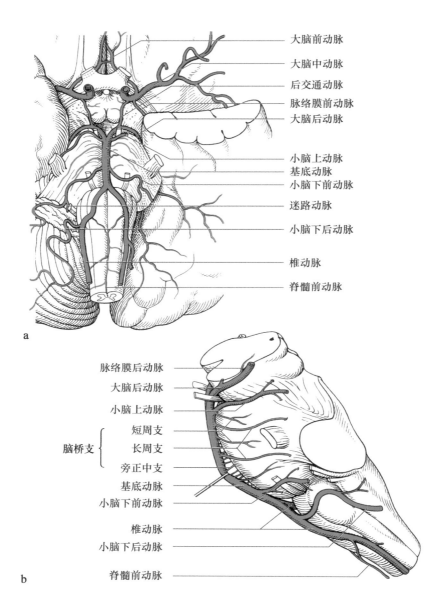

图 4.57　脑干的血液供应

a. 底面观；b. 侧面观

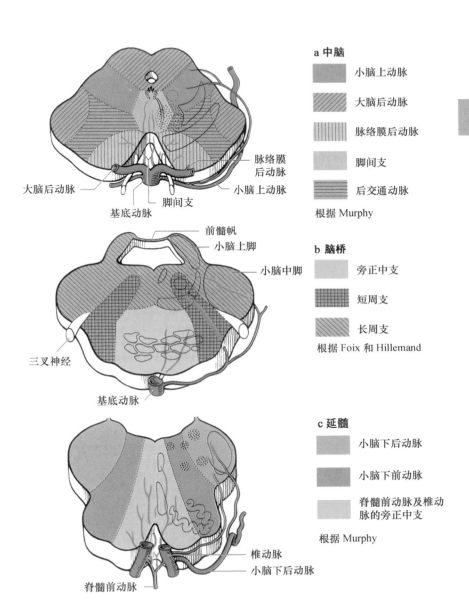

a 中脑

小脑上动脉

大脑后动脉

脉络膜后动脉

脚间支

后交通动脉

根据 Murphy

脉络膜后动脉

大脑后动脉

脚间支

小脑上动脉

基底动脉

b 脑桥

前髓帆

小脑上脚

小脑中脚

旁正中支

短周支

长周支

根据 Foix 和 Hillemand

三叉神经

基底动脉

c 延髓

小脑下后动脉

小脑下前动脉

脊髓前动脉及椎动脉的旁正中支

根据 Murphy

椎动脉

小脑下后动脉

脊髓前动脉

图 4.58 各脑干动脉的血液供应区

4

脑干各区低血流灌注可能是瞬时性的（例如锁骨下动脉盗血综合征引起的间歇性血流障碍），或永久性的（结果导致脑组织坏死、脑干梗死）。梗死大多由动脉性血管闭塞引起，不同的血管受累，引起不同的典型临床症状（血管病变综合征），由于脑干内神经核团和传导通路的密度高，这些症状可明显不同。因此要想了解脑干综合征需要熟悉脑干复杂的局部解剖知识，故将血管病变综合征直接安排在该章节中论述。

下面以锁骨下动脉盗血综合征为例介绍脑干瞬时性低血流灌注，依次列举世界公认最重要的特殊血管病变综合征。

锁骨下动脉盗血综合征

锁骨下动脉盗血综合征发生于椎动脉起始部近端锁骨下动脉处闭塞，同侧椎动脉逆行性"搭线窃血"，使得同侧上肢在血管阻塞的情况下仍有血供，血流由健侧椎动脉向上流向基底动脉，然后逆行经患侧椎动脉返回腋动脉和肱动脉。少数病例可出现以下情况，上肢运动时"残存于"椎基底动脉供血区的血流量太少而引起相应临床症状，且必须是存在椎动脉内逆行性血流。治疗指征仅限于出现手部缺血症状时或与上肢运动有直接关系、出现椎基底动脉供血区缺血症状时（意识丧失或前庭症状）。

"椎基底动脉供血不足"这一概念已经过时，不应再应用。

特殊的脑干血管病变综合征

椎基底动脉供血区梗死与颈动脉供血区梗死一样均为栓塞性：栓子可能来源于心脏、椎动脉壁动脉粥样硬化改变或血管剥离部位的血栓。

临床上和放射学检查都可检查出各种脑干综合征，高分辨率 MRI 检查 T2 加权像和弥散像均可直接显示急性期脑干梗死。脑干的血管结构虽然存在一些个体差异，但仍然比较恒定，所以能定位以下综合征。

脑干梗死的临床表现常常为交叉性瘫痪症状，与梗死的具体部位无关。即同侧损害部位的颅神经功能障碍合并对侧上、下肢瘫症状。图4.59 显示三种脑干平面的交叉性偏瘫综合征及其临床症状。

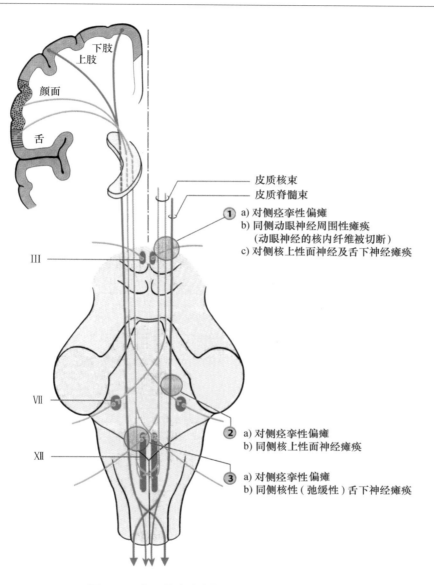

下肢
上肢
颜面
舌

皮质核束
皮质脊髓束

① a) 对侧痉挛性偏瘫
   b) 同侧动眼神经周围性瘫痪
      (动眼神经的核内纤维被切断)
   c) 对侧核上性面神经及舌下神经瘫痪

III

VII

② a) 对侧痉挛性偏瘫
   b) 同侧核上性面神经瘫痪

XII

③ a) 对侧痉挛性偏瘫
   b) 同侧核性(弛缓性)舌下神经瘫痪

图 4.59 交叉性瘫痪举例（交叉性偏瘫综合征）

下面还列举了特殊的血管病变综合征：它们可被单纯视为交叉性偏瘫综合征的"变异"（但是具有非常明显的症状）。为了便于理解脑干病灶的定位，在叙述每一综合征时都附有图示其受损结构和所属临床症状。

延髓背外侧综合征（Wallenberg 综合征，图 4.60 和图 4.61）。原因：小脑下后动脉和椎动脉阻塞或栓塞。症状：突然眩晕发作、眼球震颤（前庭下核和小脑下脚）、恶心和呕吐（最后区）、构音障碍和发音困难（疑核）、呃逆（网状结构的呼吸中枢）。详见图 4.60。

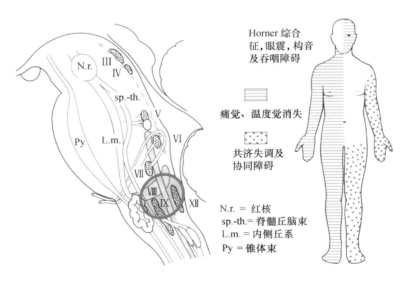

前庭神经下核：眼震与同侧偏斜

迷走神经背核：心动过速与呼吸困难

小脑下脚：共济失调和同侧运动协调障碍

孤束核：味觉消失
疑核：同侧腭、喉、咽部瘫痪

耳蜗神经核：听觉减退
三叉神经脊束核：同侧面部痛觉、温度觉消失，角膜反射消失
中枢性交感神经束：Horner 综合征，汗分泌减少，同侧面部血管扩张

脊髓小脑前束：共济失调，同侧肌张力减低

脊髓丘脑侧束：对侧躯体痛温觉消失

中央被盖束：腭帆及咽部肌肉节律性收缩

锥体束

网状结构（呼吸运动中枢）：呃逆

Horner 综合征，眼震，构音及吞咽障碍

痛觉、温度觉消失

共济失调及协同障碍

N.r. = 红核
sp.-th.= 脊髓丘脑束
L.m. = 内侧丘系
Py = 锥体束

图 4.60　延髓背外侧综合征（Wallenberg 综合征）

病例 4　Wallenberg 综合征

Wallenberg 综合征典型的 MRI 表现（图 4.61）：56 岁男性病人，约在 MRI 检查前 20 小时突然出现眩晕和向左侧倒倾向，左半身共济失调和协同不能，右半身粗感觉障碍。头颅 CT 检查未发现异常。

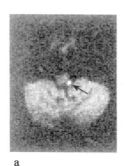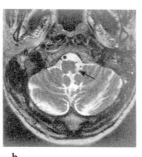

a　　　　　　　　　　　　　b

图 4.61　Wallenberg 综合征

a. 弥散加权序列，左侧延髓背外侧病灶；b. T2 加权像，于相应部位可见高信号病灶。确诊 PICA 梗死的原因为左侧椎动脉闭塞

延髓内侧综合征（Déjérine 综合征，图 4.63）。原因：椎动脉和基底动脉旁中央支梗死（见图 4.58），常常为双侧性。症状：同侧舌下神经弛缓性瘫痪，对侧上、下肢瘫（非痉挛性）伴 Babinski 征阳性，对侧后索性感觉减退（触觉、振动觉、位置觉减退），如果病变累及内侧纵束，则出现眼球震颤。

病例 5　延髓内侧综合征（Déjérine 综合征）

　　延髓中部梗死的典型 MRI 表现：58 岁，女性病人，出现右半身弛缓性轻瘫、精细觉障碍和左侧舌下神经瘫。头颅 CT 检查未见梗死征象。19 小时后进行 MRI 检查（图 4.62）。

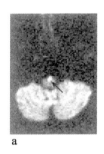 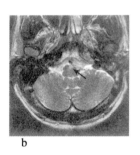

图 4.62　延髓中部综合征

a. 弥散加权序列，延髓前部中线旁弥散障碍；b. T2 加权像于同一部位显示高信号病灶

　　脑桥下部综合征（Millard-Gubler 或 Foville 综合征）。原因：基底动脉周围支梗死、肿瘤、脓肿等。症状：同侧外展神经瘫（周围性）和面神经瘫（核性），对侧上、下肢瘫和痛觉缺失以及温度觉消失。此外还有触觉、位置觉和振动觉减退（见图 4.64）。

　　脑桥被盖下部综合征。原因：基底动脉分支（短周支和长周支）梗死。症状：同侧外展神经和面神经核性瘫痪；眼球震颤（内侧纵束），向病灶侧注视不能，同侧偏身共济失调、协同不能（小脑中脚），对侧痛觉消失和温度觉消失（脊髓丘脑侧束），位置觉、振动觉障碍和减退（内侧丘系），同侧软腭和咽肌节律性失常（中央被盖束）（见图 4.65）。

　　脑桥被盖上部综合征。原因：基底动脉长周支或小脑上动脉梗死。症状：同侧面部感觉障碍（三叉神经所有纤维中断）和咀嚼肌瘫（三叉神经运动核），偏身共济失调、意向性震颤、轮替运动不能（小脑上脚），对侧所有感觉消失（见图 4.66）。

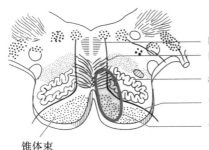

内侧纵束：眼震
内侧丘系：对侧触觉、振动觉及位置觉减退
橄榄体：同侧腭帆及咽部肌肉节律性收缩
舌下神经：同侧舌下神经瘫痪、肌肉萎缩
锥体束：对侧非痉挛性偏瘫，巴氏征阳性

锥体束

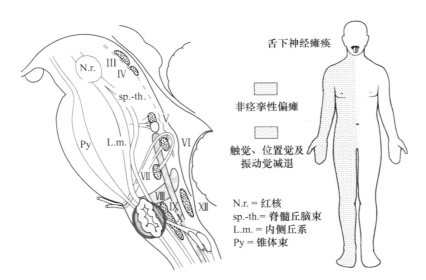

图 4.63 延髓内侧综合征（Déjérine 综合征）

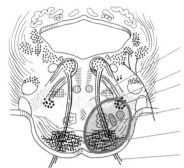

内侧丘系：对侧触觉、位置觉及振动觉减退

外侧丘系：听觉减退

面神经核：同侧周围性面神经瘫痪

脊髓丘脑侧束：对侧躯体痛觉、温度觉消失

锥体束：对侧痉挛性偏瘫

外展神经：同侧外展神经周围性瘫痪

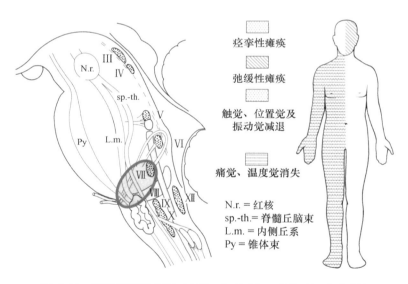

痉挛性瘫痪

弛缓性瘫痪

触觉、位置觉及
振动觉减退

痛觉、温度觉消失

N.r. = 红核
sp.-th.= 脊髓丘脑束
L.m. = 内侧丘系
Py = 锥体束

图 4.64　脑桥下部综合征（Millard–Gubler 或 Foville 综合征）

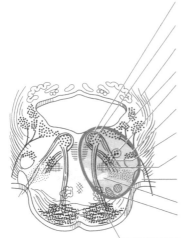

内侧纵束：眼震，朝向病灶侧的注视麻痹

外展神经核：同侧外展神经核性瘫痪

小脑中脚：偏身共济失调，意向性震颤，轮替运动障碍，小脑性语言

前庭神经：眼震，眩晕

中枢性交感神经束：Horner 综合征，同侧汗分泌减少，同侧血管扩张

三叉神经脊束核：同侧面部痛觉、温度觉消失

面神经核：同侧面神经核性瘫痪

中央被盖束：同侧腭帆及咽部肌肉节律性收缩

脊髓小脑前束：协同障碍，同侧肌张力低下

外侧丘系：听力下降

脊髓丘脑侧束：对侧躯体痛觉、温度觉消失

内侧丘系：对侧触觉、振动觉及位置觉减退（共济失调）

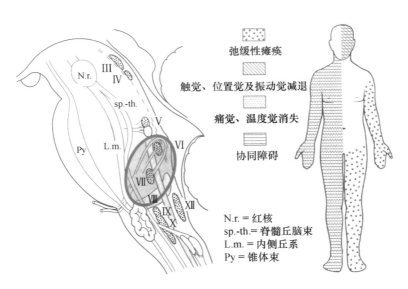

弛缓性瘫痪

触觉、位置觉及振动觉减退

痛觉、温度觉消失

协同障碍

N.r. = 红核
sp.-th.= 脊髓丘脑束
L.m. = 内侧丘系
Py = 锥体束

图 4.65　脑桥被盖下部综合征

4

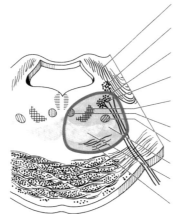

小脑上脚：偏身共济失调，意向性震颤，
轮替运动障碍，小脑性语言

三叉神经感觉主核：同侧面部精细感觉减退

三叉神经脊束核：同侧面部痛觉、温度觉消失

三叉神经运动核：同侧咀嚼肌弛缓性瘫痪

中央被盖束：软腭及咽部肌肉节律性收缩

顶盖脊髓束：瞬目反射消失

脊髓丘脑侧束：对侧躯体痛觉、温度觉消失

外侧丘系：听觉减退

内侧丘系：对侧躯体触觉、位置觉及振动觉减退，共济失调

皮质核束：面神经、舌咽神经、迷走神经及舌下神经瘫痪

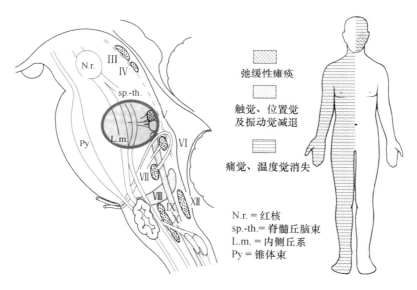

弛缓性瘫痪

触觉、位置觉
及振动觉减退

痛觉、温度觉消失

N.r. = 红核
sp.-th.= 脊髓丘脑束
L.m. = 内侧丘系
Py = 锥体束

图 4.66　脑桥被盖上部综合征

病例6　脑桥旁中部梗死

　　脑桥旁中部梗死病人的典型 MRI 表现（图 4.67）：男性病人，在检查前 12 小时出现左半身瘫，伴粗感觉和精细感觉障碍。

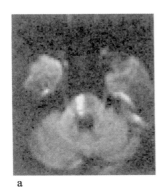
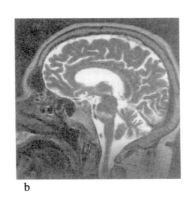

图 4.67　脑桥旁中部梗死

a. 横断面弥散加权序列，显示脑桥右侧中线旁楔形病灶，三叉神经未受累，三叉神经于该平面离开脑干；b. 矢状位 T2 加权像显示脑桥内典型病灶形状。脑桥动脉供血区受累

　　脑桥中部基底综合征。原因：基底动脉旁中央支或短周支梗死。症状：同侧咀嚼肌弛缓性瘫痪，同侧面部感觉减退以及痛觉消失和温度觉消失，同侧偏身共济失调和协同不能，对侧痉挛性偏瘫（见图 4.68）。

　　红核综合征（Benedikt 综合征）。原因：基底动脉脚间支或大脑后动脉梗死。症状：同侧动眼神经瘫痪伴瞳孔散大（中脑内Ⅲ颅神经根纤维中断），同侧触觉、位置觉、振动觉以及辨别觉减退（内侧丘系损害），由于红核损害引起对侧运动过度（震颤、舞蹈、手足徐动），对侧强直（黑质）（见图 4.69）。

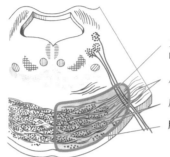

三叉神经根纤维：同侧面部所有感觉消失，咀嚼肌弛缓性瘫痪

小脑中脚：偏身共济失调，同侧协同障碍

皮质脊髓束：对侧痉挛性偏瘫

脑桥核：同侧共济失调

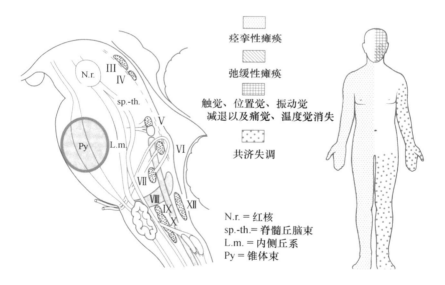

痉挛性瘫痪

弛缓性瘫痪

触觉、位置觉、振动觉减退以及痛觉、温度觉消失

共济失调

N.r. = 红核
sp.-th.= 脊髓丘脑束
L.m. = 内侧丘系
Py = 锥体束

图 4.68　脑桥中部基底综合征

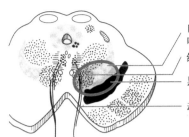

内侧丘系：同侧面部所有感觉消失，咀嚼肌弛缓性瘫痪

红核：偏身共济失调，同侧协同障碍

黑质：对侧痉挛性偏瘫

动眼神经根纤维：同侧动眼麻痹、瞳孔散大

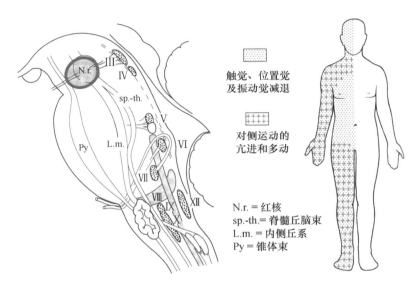

触觉、位置觉及振动觉减退

对侧运动的亢进和多动

N.r. = 红核
sp.-th.= 脊髓丘脑束
L.m. = 内侧丘系
Py = 锥体束

图 4.69　红核综合征（Benedikt 综合征）

　　大脑脚综合征（Weber 综合征）。原因：大脑后动脉脚间支和脉络膜后动脉梗死，少数病例由肿瘤（胶质瘤）引起。症状：同侧动眼神经瘫痪；对侧痉挛性偏瘫，对侧（Parkinson 样）强直（黑质），对侧随意运动失调（dystaxia）（皮质脑桥束）；由于Ⅶ、Ⅸ、Ⅹ、Ⅻ颅神经核上性通路中断，可能引起颅神经受累（见图 4.70）。

　　脑桥嘴部微小梗死灶，因穿动脉梗死所致，可引起表现不一的、局限性常常为一过性的症状。基底动脉硬化时可在脑干单侧或双侧进展性出现多发微小软化灶，最终导致微小血管病变性假性延髓性麻痹。由于运动性颅神经核上性纤维受损，导致语言和吞咽障碍。由于微小血管病变大多由高血压性全身性疾病引起，所以一般还同时存在幕上病变。

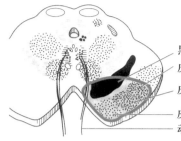

黑质：运动障碍（帕金森综合征）

皮质脊髓纤维：对侧痉挛性偏瘫

皮质核纤维：对侧核上性面神经、舌下神经瘫痪

皮质桥束：对侧共济失调

动眼神经根纤维：同侧动眼神经瘫痪，瞳孔放大

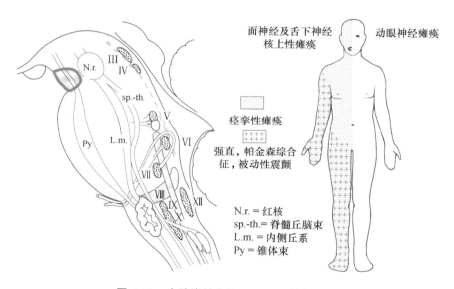

面神经及舌下神经
核上性瘫痪

动眼神经瘫痪

痉挛性瘫痪

强直，帕金森综合
征，被动性震颤

N.r. = 红核
sp.-th.= 脊髓丘脑束
L.m. = 内侧丘系
Py = 锥体束

图 4.70　大脑脚综合征（Weber 综合征）

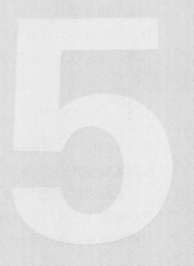

5　小脑

5.1　概述

小脑是维持与调节姿势精确运动的中枢器官，它接受各种（特别是前庭性和本体性）感觉传导与运动性冲动的信息，然后调整小脑和脊髓内运动性核团的兴奋性。

小脑的解剖结构：它由两个半球和位于中央的小脑蚓部组成，通过三对小脑脚与脑干相连。切面上可辨认出位于外周的皮质及内层的髓质，在髓质内埋藏有各种神经核团。小脑主要负责整合及处理传入信息，然后投射至小脑神经核，小脑神经核再将小脑传出性冲动的信息发送出去。

从功能（种系发生）上可将小脑划分为前庭小脑、脊髓小脑和大脑小脑。前庭小脑是最古老的部分，主要接受来自前庭器官的传入冲动，司平衡。脊髓小脑主要处理脊髓小脑传导束的本体感受冲动，司站立和行走动作的顺利进行。大脑小脑是进化最晚的小脑部分，与端脑的运动性皮质区有紧密联系，司所有高级运动过程准确无误地进行。小脑损害表现为相应的运动障碍和平衡失调。

5.2　外部结构

小脑位于后颅窝，被小脑幕覆盖。小脑幕为幕状硬脑膜皱褶，将小脑与大脑分开。

小脑表面（见图 5.1）与大脑表面不同，有许多细窄的、有规律性的横行脑回（小叶），它们被沟（小脑裂）分隔开。小脑正中狭窄部分由于外形似蠕虫，所以称为蚓部，它连接位于两侧的小脑半球。

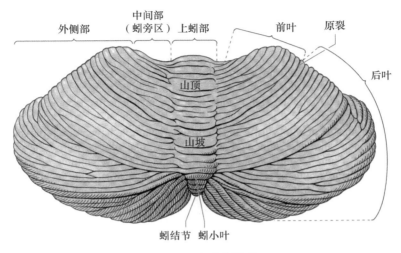

图 5.1　小脑上面观

左侧：小脑分为上蚓部、中间部和外侧部；右侧：小脑分为前叶和后叶。前叶和后叶被原裂分隔开

从小脑的前面和下面看（见图 5.2），小脑脚之间可辨认出第四脑室上部，第四脑室两侧分别通过第四脑室外侧孔（Luschka 孔），正中通过第四脑室正中孔（Magendie 孔）与脑室外的脑脊液腔（蛛网膜下腔）相连。小脑下脚和小脑中脚下方有成对的结构，称为绒球，与蚓部小结连接，二者并称为绒球小结叶。

早期的解剖学者将小脑半球和蚓部分为许多部分并予以各种名（如山顶、山坡等），这些在图 5.1 和图 5.2 中仍保留下来，但没有功能和临床意义。现在按种系发育和功能不同将小脑分为三个不同的部分。

绒球小结叶（古小脑）与前庭器官有密切联系，主要由小结和绒球组成，这个被称为绒球小结叶的小脑部分在种系发育上最为古老。其传入冲动主要来源于前庭核，所以又被称为前庭小脑。本章下文将采用这一名称。

旧小脑的传入冲动主要来源于脊髓，所以又被称为脊髓小脑（下文采用该名称）。其组成包括：蚓部的山顶和中央叶（这两者属于前叶）（见图 5.1），下蚓部的蚓垂和锥体，旁绒球。简而言之，脊髓小脑由小脑蚓部的大部分和蚓旁区（中间部）组成。

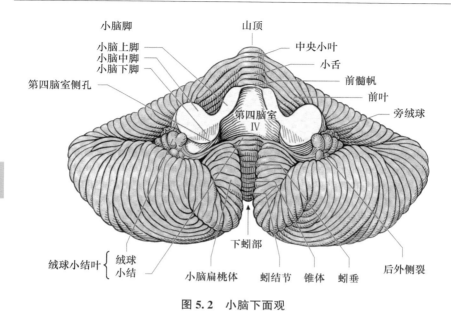

小脑脚

山顶

小脑上脚
小脑中脚
小脑下脚

中央小叶

小舌

第四脑室侧孔

前髓帆

前叶

第四脑室
Ⅳ

旁绒球

下蚓部

绒球小结叶 { 绒球
小结

小脑扁桃体　蚓结节　锥体　蚓垂

后外侧裂

图5.2　小脑下面观

新小脑是小脑最大的部分，在种系发育上是随着大脑的进化和直立行走的能力最后发育而成。新小脑由两侧小脑半球（小脑外侧部）组成，与大脑皮质有密切联系，经脑桥核投射至新小脑。所以新小脑又被称为脑桥小脑或大脑小脑。

5.3　内部结构

小脑虽然在重量上只占全脑的10%，但是小脑含有的神经元数量超过全脑神经元总数的50%，这些神经元分布于有丰富褶襞的小脑皮质的灰质内和四个不同的小脑神经核团内（参见下文）。

5.3.1　小脑皮质

小脑皮质（见图5.3）由三层组成，从外向内分别叙述如下。

分子层：主要由纤维［颗粒细胞轴索、平行纤维和普肯野（Purkinje）细胞的树突］组成，其间有一些神经元（星形细胞、篮状细胞、Golgi细胞）发挥抑制性中间神经元的作用。

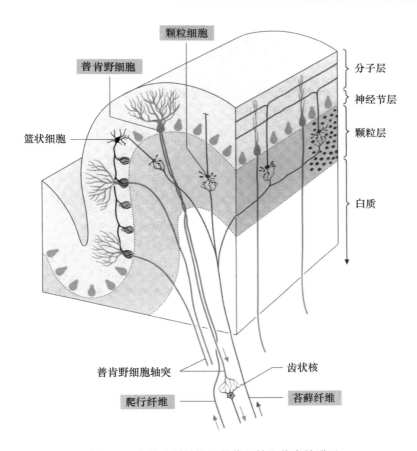

颗粒细胞

普肯野细胞

篮状细胞

分子层

神经节层

颗粒层

白质

普肯野细胞轴突

爬行纤维

齿状核

苔藓纤维

图5.3 小脑皮质结构及其传入性和传出性联系

普肯野细胞层（小脑节细胞层）：该层仅含有一个挨一个单层排列的普肯野细胞的大胞体。这些细胞的树突发达，分支很长，向外伸入分子层，分布在与小脑叶片纵轴垂直的平面上，其树突接受来自中枢系统各部分的综合信息，有些是兴奋性，有些是抑制性，有的直达，有的通过中间站到达。普肯野细胞轴索构成小脑皮质唯一的传出纤维，主要投射至小脑神经核团，通过GABA（γ-氨基丁酸）神经递质抑制小脑神经核团的神经元。此外，由前庭小脑还发出传出纤维绕过小脑神经核团直接投射至小脑外。

颗粒细胞层：该层几乎仅仅由小颗粒细胞紧密堆积在一起的核周浆

组成，其细胞数占所有小脑神经元总数的 95% 以上。这些细胞的无髓鞘轴索主要伸向分子层，为各小脑小叶纵轴平行的纤维，与垂直于小脑小叶纵轴的普肯野细胞树突发生突触连接（约 20 万根平行纤维末梢终止于普肯野细胞）。小脑颗粒细胞神经递质为谷氨酸能，为小脑皮质唯一对靶细胞发挥兴奋作用的神经元。

小脑皮质的传入纤维

至小脑皮质的传入性冲动的通路主要起源于同侧前庭神经核（也有部分直接来源于前庭器官，不经过中间突触联络直接至小脑神经核）、同侧脊髓、对侧脑桥神经核团（间接来源于对侧大脑皮质）和对侧延髓内橄榄复合体（简称橄榄体）（见图 5.3）。来自橄榄体的纤维形成爬行纤维终止于小脑皮质的普肯野细胞，并沿着其树突像攀缘植物样向上攀缘。其余所有纤维形成苔藓纤维终止于小脑皮质的颗粒细胞，颗粒细胞将相应的冲动以调整后的形式经过其轴索（分子层的平行纤维）传导至普肯野细胞树突。苔藓细胞和爬行细胞在到达皮质的沿途中均发出重要侧支至小脑神经核团。

还有一类主要投射至皮质的传入纤维，它来源于网状结构的以单胺为递质的脑干神经核（另外还有以 5-羟色胺为递质的缝核和以去甲肾上腺素为递质的蓝斑），相应的神经冲动能对小脑神经元产生进一步调整兴奋性的作用，但也许不是直接而是与下面叙述的小脑内神经元形成环路联系。

苔藓纤维和颗粒细胞（约占 90% 以上的小脑神经元）均以谷氨酸能为递质，由此，可以理解为什么给小脑病变病人谷氨酸拮抗剂药物后会加重小脑功能障碍。

5.3.2 小脑神经核

每一侧小脑半球的横断面上可见四个神经核团（见图 5.4）。第四脑室顶最内侧为顶核，其传入纤维主要来源于（前庭小脑）绒球小结叶的普肯野细胞，其传出纤维直达前庭神经核（顶核延髓束或小脑延髓束）（见图 5.4）或者交叉至对侧小脑后再进入网状结构或前庭神经核（钩状束）。

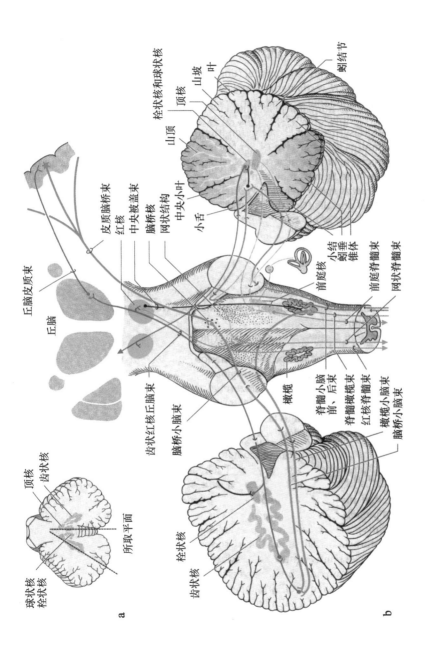

图 5.4 小脑传入性和传出性连接通路

左上方图示意切面水平（左侧通过齿状核，右侧通过蚓部）

顶核的稍外侧为两个较小的核团：球状核（常常分为2~3个小球状核）及栓状核。这两个核团接受蚓旁区皮质的传入冲动，部分还接受蚓部皮质的传入冲动，其传出冲动投射至对侧红核（见图5.4）。

小脑半球髓质内最外侧有最大的小脑神经核团，即齿状核，其传入冲动主要来源于小脑半球（大脑小脑）皮质，极少量来源于蚓旁区皮质，其传出冲动经小脑上脚投射至对侧红核及丘脑（丘脑腹外核）（见图5.4），再换元后投射至运动性大脑皮质区（4区和6区）（见图6.4）。

5.3.3　小脑皮质和小脑神经核团的联系

小脑内神经元交换具有统一模式（图5.5），所有小脑传入冲动均终止于小脑皮质或者通过侧支终止于小脑神经核。在皮质内将传入性信息经多个复杂神经元进行交换处理，然后将传出性冲动最后聚合到普肯野细胞。普肯野细胞又将处理后的结果以抑制性（GABA递质）冲动的形式继续传导至小脑神经核团。原始（来源于普肯野细胞或皮质的）信息和调整后的信息在小脑神经核团内被整合处理之后形成小脑传出冲动，继续传导至小脑投射靶区。

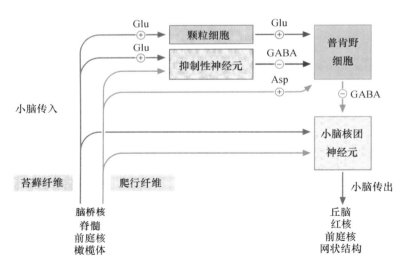

图5.5　小脑内神经元转换模式

5.4　小脑与神经系统其他部分的联系

所有重要的定位感觉（主要是前庭性、触觉性和本体性感觉，视觉和听觉）均投射至小脑。即：小脑通过三个小脑脚获得神经系统非常广泛区域的神经冲动，又经过小脑神经核以并联方式与所有运动系统连接。

下述为小脑丰富的传入性和传出性连接通路及其在三个小脑脚的分布。图 5.4 显示小脑内重要传导束。

5.4.1　小脑下脚

经过小脑下脚（绳状体）的传入性通路有：

● 前庭耳蜗神经纤维以及前庭神经核的纤维终止于绒球小结叶和顶核（图 5.4 和图 4.47）；

● 起源于对侧橄榄体的轴索，形成橄榄小脑束，经过爬行纤维直接终止于整个小脑的普肯野细胞树突（下橄榄核纤维主要投射至小脑半球，副橄榄核纤维主要投射至前庭小脑和脊髓小脑）；

● 脊髓小脑后束起源于邻近脊髓后角基底部的背核（胸核，Clarke 核）（见图 2.16 和图 2.17）。该束主要将来自下肢肌梭和躯干肌梭的冲动传导至前叶和后叶的蚓旁区；

● 起源于胸核以上颈髓神经核团的轴索在楔束外侧部内上行，在延髓副楔束核内交换神经元，与脊髓小脑后束纤维并行至小脑；

● 从网状结构发出的纤维（图 5.4 中未显示）。

经过小脑下脚的传出性通路有：

● 顶核延髓束为最大的传导束，终止于前庭神经核。此外，该传导束纤维还与前庭小脑反馈调节环路连接，小脑通过该环路影响脊髓的运动。

● 来自顶核的纤维终止于网状结构（小脑网状束），来自齿状核的纤维终止于橄榄体（小脑橄榄束）。

5.4.2　小脑中脚

小脑中脚（脑桥臂）内只有传入纤维：

● 脑桥小脑束在脑桥内交叉后变厚，终止于小脑半球皮质。脑桥小脑束纤维由脑桥基底部（脑桥脚）的脑桥核发出，成为在脑桥内换元后的皮质小脑传导束的延续，皮质小脑传导束起源于大脑各叶，特别是额叶，在脑桥核内换元后直接交叉到对侧。

● 其他的传入纤维由以单胺为递质的缝核发出，经过小脑中脚进入小脑。

5.4.3　小脑上脚

传出性通路：小脑传出纤维的主要部分经过小脑上脚（结合臂），它们起源于小脑神经核团，主要进入以下中枢：

● 对侧丘脑（丘脑腹外核和中央中核，见图 6.4 和图 6.6）；

● 对侧红核；

● 网状结构。

到丘脑的由小脑上脚投射至丘脑的纤维起源于齿状核（小脑半球）。冲动由丘脑继续传导至大脑皮质运动区和前运动区，由这些皮质区又发出一部分皮质脑桥束纤维，由此形成一个大的调节环路，从大脑皮质发出的冲动经过脑桥核至小脑皮质，又由小脑皮质发出经过齿状核和丘脑返回到大脑皮质（见图 5.4 和图 5.6）。

到红核和网状结构的传出纤维：另一个反馈调节环路为 Guillain-Mollaret 三角形态。该环路途径：红核—中央被盖束—橄榄体—小脑，再返回至红核（见图 5.7）。小脑通过由红核和网状结构发出的纤维至脊髓内，从而影响脊髓的运动（参见图 3.5）。

传入性传导通路：作为唯一的传入性传导通路，脊髓小脑前束通过小脑上脚，与脊髓小脑后束一起终止于同一小脑区域（脊髓小脑），两者均传导来自周围性肌梭、Golgi 腱器和关节感受器的本体感觉冲动。

小脑上脚最内侧的上髓帆区域内，由顶盖发出顶盖小脑束，将（来自下丘的）听觉冲动，可能还有（来自上丘的）视觉冲动传导至小脑蚓部。

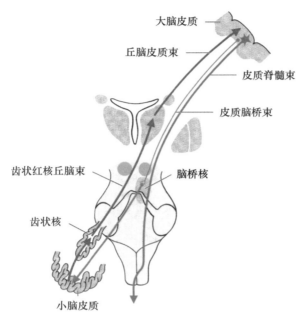

图 5.6 经过脑桥核的小脑反馈环路

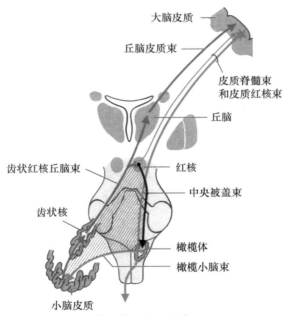

图 5.7 经过橄榄的小脑反馈调节环路，形成 Guillain-Mollaret 三角
（即由红核经过中央被盖束、橄榄体、小脑返回至红核）

5.4.4 小脑传出纤维的相关提示

每侧小脑半球均影响同半侧身体的运动，因为传出性纤维系统部分发生双交叉，小脑红核束从背侧进入脑干后发生交叉，红核脊髓束从红核发出后也立即发生交叉（Forel 交叉）。小脑丘脑纤维也交叉，其冲动在丘脑内换元后不交叉而直达皮质，由皮质经过锥体束又交换到对侧，由此又回到原来的那一侧。

5.5   小脑的功能和小脑综合征

有三点对理解小脑功能尤其重要：

● 小脑接受非常多的感觉和感觉性传入冲动，但是对有意识的感觉刺激和辨别刺激却无重要意义。

● 小脑影响运动，但是小脑损害却并不伴有麻痹。

● 小脑对大多数识别过程无关紧要，但是小脑对运动性学习和运动记忆却具有非常重要的意义。

小脑主要为协调中枢，通过反馈调节环路和复杂的反馈调节机制，保持平衡和控制肌张力，以及协助完成精细而适时的技巧性动作。所有必要的协调过程均在完全无意识的状态下完成。

小脑各部分（前庭小脑、脊髓小脑、大脑小脑）在协调运动的过程中都各自担负着不同的任务。借助于试验可精确剖析这些功能，借助于观察还可得出，不同的小脑部分损害时引起不同的临床神经系统缺失。在常见小脑病变的病程中很少出现下述综合征的单纯形式，因为病变发展过程只是在例外情况下才局限于小脑的三部分之一，多缓慢进展（例如良性肿瘤）而被长期代偿。另外，大脑的其他部分也能够胜任一些小脑的功能。小脑神经核团一旦受累，功能障碍恢复的可能性甚微。

将前庭小脑、脊髓小脑和大脑小脑的功能以及各部分受损时的典型临床综合征分别叙述，是为了便于概括理解（见图 5.8）。

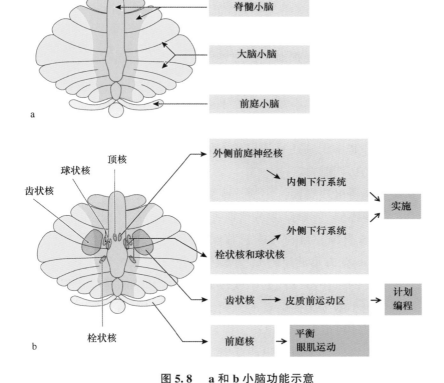

图5.8 a和b小脑功能示意

a. 按照传入神经来源的小脑功能分区；b. 小脑神经冲动传出到小脑神经核（Schünke. M. et al.：Prometheus. Kopf, Hals und Neuranatomie, Thieme, 2012）

5.5.1 前庭小脑

功能：前庭小脑接受来源于前庭器官的关于头部空间位置和头部运动的神经冲动。前庭小脑通过其传出冲动协同影响眼和脊髓的运动，使每一姿势和运动均保持平衡。

转换连接：主要由以下反射弧参与维持平衡，由平衡（前庭）器发出的冲动直接和间接地通过前庭神经核到达前庭小脑皮质并进入顶核。小脑冲动又由前庭小脑皮质返回至前庭神经核和网状结构，并通过前庭脊髓束、网状脊髓束和内侧纵束影响脊髓运动和眼肌运动（见图5.4）。

通过这种方式，稳定了站立和行走以及眼球的位置，使目光固定。

前庭小脑损害

绒球小结叶或顶核受损时，在地球引力场下定向困难，自体运动时难以将目光固定在静止物体上。

平衡障碍：病人站立不稳（起立不能）、步态不稳（步行不能），步态蹒跚、跨步过宽，呈醉酒状（躯干共济失调），不能做走钢丝步态。不稳状态的原因并非由于到达意识层的本体感觉冲动减少，而是由于肌群缺乏对抗重力的协调能力。

眼肌运动障碍眼球震颤：小脑性眼肌运动障碍表现为对运动目标和静止目标的凝视障碍（绒球/旁绒球损害）。结果引起注视跟踪的持续性以及视动性眼球震颤。当病人固视移动物体时，其眼球反向振动增多（square wave jerks，方形波反射），也就是说，在健康者可存在的、但正常情况下不可见的微小持续性的幅度被放大。视动性眼球震颤尤其易于出现在当眼球向小脑损害侧运动时，向病变侧凝视时有所减轻；眼球向中线转回时，眼球可能会反向弹动，称为反跳性眼球震颤。

前庭小脑损害时，无前庭眼球反射（VOR）障碍，转头时眼球持续性反向弹跳。健康者凝视目标时可以抑制这种反向跳动，但是有前庭小脑损害的病人则不能（前庭眼球反射的固视抑制障碍）。小结叶和蚓垂损害还导致前庭眼球反射的习惯化功能减退，并且还会出现周期性交替的眼球震颤，每2~4分钟变换一次跳动方向。

小脑损害可引起非常复杂的眼球震颤，例如振动性眼球震颤（眼球在不同平面上急速的同向性来回运动）、眼球扑动（仅在水平方向上的振动性眼球震颤），其病变定位尚不明确。

5.5.2　脊髓小脑

功能：脊髓小脑控制肌张力，保证拮抗肌群能顺利协作完成行走和站立，它通过传出冲动影响抗重力肌群的活动，控制诱导运动的力度（例如惯性或离心力）。

转换连接：脊髓小脑皮质的传入性冲动来源于脊髓，通过脊髓小脑后束、脊髓小脑前束和楔状小脑束（起源于副楔束核）传入。蚓旁区皮质主要投射至栓状核和球状核，蚓部皮质主要投射至顶核。这些核团的传出纤维通过小脑上脚到达红核和网状结构，通过红核脊髓束、红核网状束和网状脊髓束影响脊髓运动神经元（图5.4）。每半侧身体均受同侧小脑皮质的控制，但没有严格的躯体定位排列顺序。新的研究发现更支持斑点状排列。

一部分栓状核的传出冲动经过丘脑到达运动性皮质区，主要是运动性神经元，调控近侧四肢肌群、骨盆肌群、肩胛带肌群和躯干肌群。脊髓小脑还通过这条通路影响这些肌群目的性随意运动。

脊髓小脑损害

小脑蚓部和蚓旁区损害的突出症状为：

前叶和上蚓部的旁中央部分受损时出现行走和站立障碍，迈步不稳较站立不稳明显。病人呈跨步过宽——共济失调步态，有向病变侧摔倒倾向，即行走时偏向于病变侧。Romberg试验测试中也明显站立不稳，轻击病人胸部，病人开始以2～3 Hz的震颤频率前后摇晃。病变仅限于上蚓部时指鼻试验和跟膝试验阳性。

下蚓部损害时站立不稳较躯干共济失调明显，病人坐和站均不稳，Romberg试验时病人无方向性偏向地缓慢来回摇晃。

5.5.3 大脑小脑

转换连接：大脑小脑的大部分传入冲动间接来源于大脑皮质的广泛区域，主要是Brodmann 4区和6区（运动皮质区和前运动皮质区），经过皮质脑桥束传导（见图5.6），极少部分传入冲动来源于橄榄体，经过橄榄小脑束传导（见图5.7）。大脑皮质内策划的每一个随意运动的信息均先传导至小脑，并立即经过终止于运动性皮质区的齿状核—丘脑—皮质通路（见图5.4和图5.6），以修改和矫正所有的运动性冲动。齿状核还投射至红核的小细胞部，红核的小细胞部不是将冲动经过红核脊髓束传导至脊髓内，而是经过中央被盖束与下橄榄联系，这个齿状核—红核—橄榄—小脑神经元丘系的作用是反馈性深化处理小脑神经冲动。

功能：大脑小脑通过其复杂的转换连接保证目的性运动顺利而精确地完成。同时，小脑半球通过非常快速传导的脊髓小脑束不断地获得周围运动性活动的信息。通过这种方式，小脑半球可以借鉴随意运动过程的错误经验进行矫正，直至所有运动均顺利而准确地完成。也许小脑像电脑一样在人的一生中储存了各种运动模式，并可以随时调出这些模式。这样，我们在小脑的精密调控下，从一定发育阶段开始，就能够不假思考和不费力气地迅速完成所有熟悉的复杂运动。

除上述协调功能之外，小脑对处理感受性刺激和处理记忆需要的信息均具有重要意义。本书对此不做详细论述。

大脑小脑损害

前面已经提及，大脑小脑损害不引起瘫痪，但可导致随意运动的严重阻碍。其症状总是表现在病变的同侧。

随意运动分解：四肢运动共济失调和协调不能，个别还出现辨距障碍，协同失调，轮替运动障碍和意向性震颤，上肢比下肢明显，复杂运动较简单运动明显。辨距障碍即不能及时终止目的性运动，例如手指在目的性运动时可能会指得太远、超过目标（伸展过度），协同失调即各肌群不能精确合作完成某一运动。参与运动的每一肌群只被单独支配，而不被共同支配，轮替运动障碍即拮抗肌群不能迅速合作，例如手旋前和旋后等运动变得缓慢、停顿和节律失常。意向性震颤，更确切地说是体位震颤，主要出现在目的性运动时，并且越是想用手指接近目标时震颤越明显，姿势性震颤的频率为 2~3 Hz，尤其是将手旋前伸直时明显。

反跳现象：让病人使尽力气压向检查者的手，当检查者突然抽回手时，病人不能立即刹住，手臂甩出很远。

肌张力减退和反射减退：急性小脑半球损害后，被动牵拉时肌阻力减退，可能导致例如手的姿势异常，张力减退的肌肉其本体反射也同样减退。

断续性言语和构音障碍：主要见于蚓旁区损害时言语肌群不能协同作用，说话缓慢、停顿、发音模糊、各音节重读不等。

5.6 小脑疾病

5.6.1 小脑缺血和出血

小脑接受三条小脑动脉（小脑后下动脉、小脑前下动脉、小脑上动脉）的血液供应。各小脑动脉的起源、解剖走行以及梗死时的典型临床症状参见血管章节。小脑出血的典型临床表现参见 434 页。

5.6.2 小脑肿瘤

小脑肿瘤极少局限于某一小脑部分。

小脑良性肿瘤：（例如毛细胞型星形细胞瘤）常常是当肿瘤生长到很大时，由于小脑变形方才引起小脑症状，视盘水肿为颅内占位的直接征象，成人患者可较长时间无此征象，儿童患者约 75%可出现此征象。大多数小脑肿瘤病例（约 90%）的起始症状为枕-颈部为著的头痛和空腹呕吐，强迫头位为小脑扁桃体疝入枕大孔的临床征兆。

髓母细胞瘤：为恶性肿瘤，好发于儿童和青少年时期，占该年龄组脑肿瘤的 1/3（约占所有年龄组脑肿瘤的 8%）。髓母细胞瘤早期常常呈扁平状从第四脑室顶长入绒球小结叶的蚓部，可经蛛网膜下腔向颅内和脊髓内转移。由于肿瘤常常起始于前庭小脑，所以典型临床症状为平衡功能障碍，患儿步态呈两腿叉开、蹒跚、从一侧摇晃至另一侧。当肿瘤生长侵及一侧小脑半球时，才逐渐出现常见的小脑症状，如共济失调、辨距障碍、协同不能、轮替运动不能和意向性震颤，随着病程进展，由于第四脑室移位，出现阻塞性脑积水伴颅内压增高的临床症状（见图5.9）。

星形细胞瘤和成血管细胞瘤：与毛细胞型星形细胞瘤和髓母细胞瘤的临床症状相似，为另一种位于后颅窝中线旁的肿瘤。属于 Hippel-Lindau 综合征范围内的成血管细胞瘤和囊性星形细胞瘤主要发生在小脑半球，其典型临床症状为视向性眼球震颤和四肢动力性共济失调。

听神经瘤：为小脑脑桥角区的特征性肿瘤，来源于 Ⅷ颅神经的

Schwann 细胞，逐渐发展突入小脑脑桥角内并可长成较大肿瘤（图 5.10），临床症状参见 175 页。

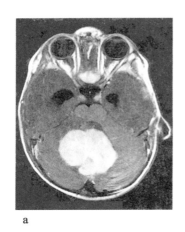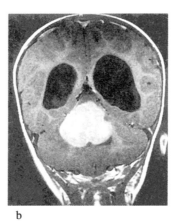

a   b

图 5.9　髓母细胞瘤，T1 加权像增强 MRI 检查

a. 小脑上蚓部大肿瘤、明显增强，压迫第四脑室。侧脑室颞角明显扩张，说明有阻塞性脑积水；b. 肿瘤位于上蚓部，侧脑室明显扩张

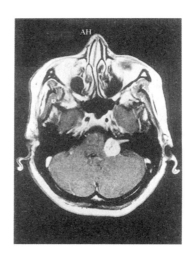

图 5.10　听神经瘤，内耳道平面横断面 T1 加权像增强 MRI 检查

可见右侧典型的内耳道内、外的听神经瘤，肿瘤的内耳道外部膨大呈活塞状

5.6.3 小脑发育性疾病和血栓性病变

在成长发育年龄阶段所缓慢形成的小脑变性并共济失调，其最常见的原因之一是慢性酒精成瘾。需要鉴别诊断的有：其他代谢性疾病（例如 Refsum 病、维生素缺乏性疾病），线粒体病，遗传性共济失调［多种遗传性分类，如脊髓小脑性共济失调（SCA）和 Friedreich 共济失调］以及副肿瘤综合征。

5

6
间脑和自主
神经系统

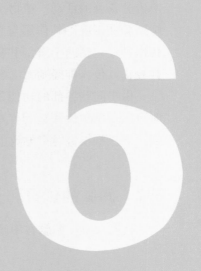

6　间脑和自主神经系统

6.1　概述

间脑位于脑干和端脑之间，它由四部分组成：背侧丘脑、上丘脑、底丘脑和下丘脑。

背侧丘脑位于第三脑室两旁，由众多不同功能的神经核团组成，它是大部分传入性神经通路通向大脑皮质的换元站。各种刺激冲动（特别是痛觉刺激）在丘脑水平即已被粗略感知、整合和形成情感色彩，传入后在大脑皮质内方才产生本身意识，背侧丘脑还与基底节、脑干、小脑和运动性皮质区相联系，因此它与调节运动有关。底丘脑（subthalamus）内埋藏有最重要的神经核，即底丘脑核（Luys 体），与基底节有功能联系。上丘脑（epithalamus）主要由松果体和缰核组成，其作用是调节昼夜节律。位于最下端的间脑为下丘脑（hypothalamus），为多个核团组成，它协调人体生命功能如呼吸、循环、水分代谢、体温和摄食。在这些功能作用中它是自主神经系统的高级调节器官，还通过下丘脑-垂体通道影响内分泌腺的活动。植物性神经中枢负责支配内脏器官、血管以及汗腺、唾液腺和泪腺，其作用与意识无关，所以也称为自主神经系统；其周围传出神经包括两个解剖和功能上可区别开的部分，即交感神经和副交感神经，其传入神经则无法区分。

由于间脑各部的功能不同，间脑损害的症状也各不相同。丘脑损害时可出现感觉性和运动性单侧综合征、运动障碍、意识障碍、疼痛综合征；下丘脑损害时可导致生命功能紊乱或引起内分泌功能障碍。

6.2　间脑的位置和分部

间脑位置：间脑在中脑的嘴侧，但并不沿着脑干的轴向延续，而是向嘴侧倾斜，与大脑半球纵轴大致平行（图 6.1）。它位于大脑半球中央，额叶的腹侧和尾侧，两侧与第三脑室相邻（图 6.2）。

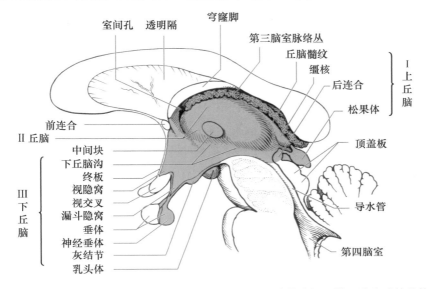

图 6.1　通过间脑和脑干的矢状切面，显示中脑到间脑的移行及第三脑室壁的结构

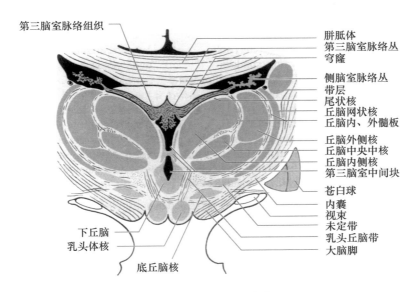

图 6.2　通过间脑的冠状切面

第三脑室壁的上部由丘脑及下丘脑基底部构成。间脑背侧为胼胝体、侧脑室和大脑半球（见图6.2）。第三脑室背侧为薄层第三脑室脉络组织及其脉络丛，前方为大脑终板和前连合，下方为后连合、缰连合以及松果体。丘脑前部的前方、穹隆膝部下方为连通侧脑室和第三脑室的室间孔（Monro孔）。间脑的基底部是唯一暴露于大脑底面的部分，位于视交叉、视束以及两侧大脑脚之间。在这个区域内可见两侧乳头体、灰结节以及连接垂体的漏斗（见图4.8）。

在70%~80%的情况下，被第三脑室分隔开的两侧间脑由丘脑中间块相互连接（见图6.1）。这种连接不是纤维交叉，而是灰质又称灰连合或软连合的连接，内含连合核，间脑两侧与内囊交界。

苍白球与间脑被内囊分隔开（见图8.4），虽它在发育上属于间脑，但要放在基底节章节中叙述。垂体借垂体柄与丘脑连接，将在植物神经系统章节中叙述。

间脑分部：由以下结构组成（见图6.1）。

- 上丘脑：由缰核、缰连合、松果体和上丘脑连合（后连合）组成；
- 背侧丘脑：为一对大的细胞复合体，占间脑的4/5；
- 下丘脑：借下丘脑沟与背侧丘脑分隔，含各种神经核团；它是自主神经系统的上级中枢，由嘴侧过来的穹隆柱经过下丘脑侧壁向上终止于乳头体核（见图6.8）；
- 底丘脑：主要由底丘脑核（底丘脑Luys体，见图6.2）组成，位于背侧丘脑下方、乳头体背外侧。

6.3 背侧丘脑

6.3.1 神经核团

每侧大脑半球内各有一大卵圆形神经细胞灰质复合体，大小约3 cm×1.5 cm，位于第三脑室两侧。它不是一个统一的神经元复合体，而是由无数神经核团聚积而成，这些神经核团含有各种不同的传入纤维和传出纤维。内髓板的有髓纤维层呈白质索条，在切面上似"Y"字形，分别将左、右侧丘脑各分为三大神经元群组（图6.3），即：位于分叉处的前核、位于外侧的腹外侧核和位于内侧的内侧核。腹外侧核又分为腹侧核和外侧核。腹侧核包括腹前核（VA）、腹外核（VL）、腹后外侧核（VPL）、腹后内侧核（VPM）。外侧核分为背外侧核和后外侧核。丘脑尾侧还有一个大的丘脑神经元复合体，即丘脑枕及其下方的内侧膝状体和外侧膝状体。在内髓板内还有一些较小的神经元群（板内核）以及一些较大的位于中央的神经元复合体，即丘脑中央核。丘脑外侧借外髓板与内囊分隔。丘脑网状结构核的薄层细胞紧靠外髓板（图6.2）。

　　丘脑三大核群（即前核、腹外侧核和内侧核）从细胞学和功能上被进一步划分，至今多达120个亚群。其中最重要的核群标示于图6.3。关于划分和命名尚无统一版本。图6.3所列举的为按照解剖学命名。

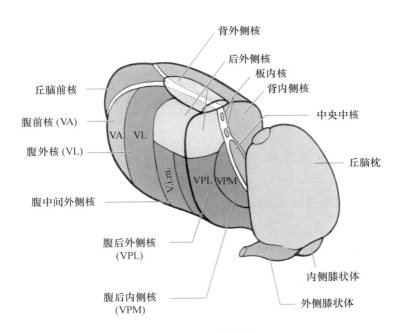

图6.3　丘脑核团

显示四大核团：前核（绿色）、腹外侧核（不同深浅蓝色）、内侧核（红色）、背侧核（丘脑枕及膝状体）

6.3.2 丘脑核团与上行和下行传导束的连接

前几章节中，描述过由脊髓、脑干和小脑经丘脑到达大脑皮质的上行传导束。丘脑是所有传入冲动（除嗅觉传入冲动以外）经过丘脑皮质传导束到达大脑皮质前的最后一个大的中枢性换元站。图6.4表示各种传入通路进入一定的丘脑核团，然后转换至与特定大脑皮质区连接的神经元（见下文）。

与在脊髓和脑干内（例如内侧丘系）一样，这些传入神经在丘脑内以及在其通往大脑皮质的通路中均保持着精确的点对点躯体排列顺序。

特异性和非特异性投射束：接受来自身体外周一定区域的冲动，并将这些冲动经过突触换元后传导至大脑皮质限定区（初级投射区）的丘脑核，称为特异性丘脑核（或初级丘脑核）。与大脑皮质的单一感觉或多感觉联合区相连接的核团也属于特异性丘脑核（二级和三级丘脑核）。所有特异性丘脑核的特征是与大脑皮质直接连接。

相反，非特异性丘脑核接受来自多种不同感觉器官的传入冲动，并且大多是在网状结构内换元后和/或在初级丘脑核内换元后的传入冲动。非特异性丘脑核不是直接，而是绕道（例如经过基底节）将传入冲动传导至大脑皮质区以及联合区。

特异性丘脑核及其连接

丘脑核团与初级皮质区的连接

丘脑腹后外侧核（VPL）和腹后内侧核（VPM）：所有经过内侧丘系、脊髓丘脑束、三叉神经丘脑束等向上传导冲动的躯体感觉神经元，均在腹后核复合体内换元。腹后外侧核为内侧丘系的中继站，腹后内侧核为三叉神经传入支的中继站。从这些腹后核发出的冲动终止于躯体感觉皮质的一些限定区域（3a、3b、1、2区）（见图6.4）。

此外，起源于孤束核的味觉冲动传导至腹后内侧核的内侧尖部，换元后投射至脑岛上方的中央后回（见图4.37）。

内侧和外侧膝状体：外侧和内侧膝状体也属于特异性丘脑核团，外

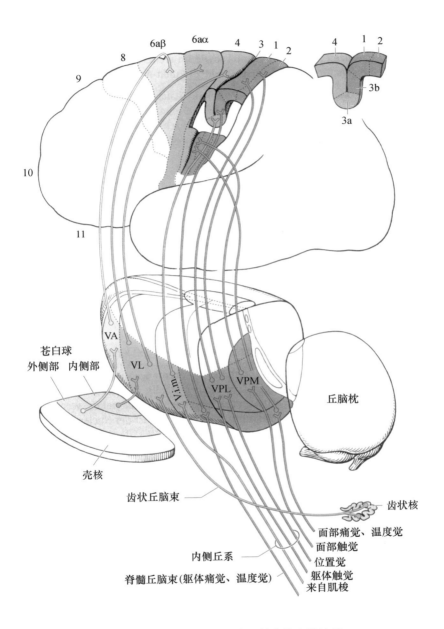

图 6.4 丘脑腹侧核团的传入性和传出性连接

侧膝状体接受视束传导的视觉冲动，再经视放射按照视网膜定位顺序将冲动传导至视皮质（17 区）。听觉冲动经外侧丘系达内侧膝状体，然后经听放射按照音频定位顺序投射至颞叶听皮质（Heschl 横回，41 区）（图 6.5）。

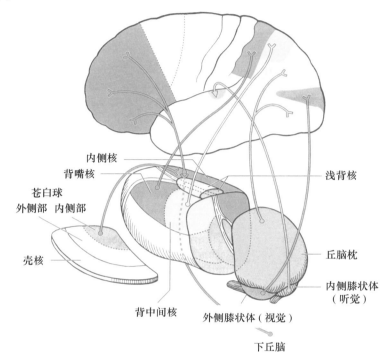

内侧核
背嘴核
浅背核
苍白球
外侧部　内侧部
丘脑枕
壳核
内侧膝状体
（听觉）
背中间核
外侧膝状体（视觉）
下丘脑

图 6.5　丘脑内侧核（红色）、背侧核（紫色/蓝色）以及外侧核（蓝色）的传入性和传出性连接

　　腹嘴核和腹前核：腹嘴后核（V. o. p. 核，为腹外侧核的一个组成部分）接受经齿状丘脑束传导的来自齿状核和红核的冲动（见图 6.4），再将冲动转接到皮质运动区（4 区）。腹嘴前核（V. o. a. 核）和腹前核（VA）（两者同为腹侧核的组成部分）接受苍白球的传入冲动，投射到运动前区皮质（6aα 区、6aβ 区）（见图 6.4）。

丘脑核团与联合区的连接

　　前核、内侧核和丘脑枕属于二级和三级丘脑核，它们投射至大脑皮质的单一感觉或多感觉联合区（351 页）（图 6.5 和图 6.6），传入冲动大多不直接到达这些核团，而是首先主要在丘脑初级投射核团进行突触连接换元。因为与大脑皮质之间是往返连接，所以大脑皮层可以直接影响丘脑的中转功能。腹侧部分核团与视觉区关联，背侧部分核团与颞-顶-额区关联，最常讨论的功能是视觉注意力和视觉-运动整合功能。

前核（图 6.6）：通过乳头丘脑束（Vicq d'Azyr 束）与乳头体和穹隆有往返联系。前核与扣带回（24 区）之间为双向点对点连接，并因此与边缘系统连接。边缘系统的解剖结构和功能参见第 7 章。

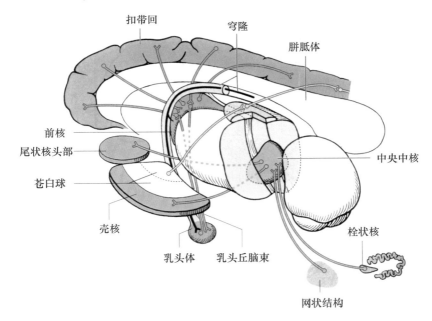

图 6.6　丘脑前核（绿色）和中央中核（橙色）的传入性和传出性连接

内侧核：丘脑内侧核与额叶联合区和运动前区之间为双向点对点连接，它接受来自其他丘脑核团（腹侧核和板内核）、下丘脑、中脑核团和苍白球的传入冲动（见图 6.5）。

因肿瘤或其他疾病而毁损此核区时，产生人格改变的额叶综合征，（自我表达能力，根据 Hassler），类似于额叶白质（视脑）切除术后所出现的症状。从下丘脑传来的内脏冲动可能会影响情绪，从而感觉舒适或不舒适、欢快或沮丧等。

丘脑枕：丘脑枕与顶叶和枕叶的联合区之间为双向点对点连接（见图 6.5）。此联合区被躯体感觉、视觉和听觉的初级投射区所环绕，可能在这些不同种类感觉/感官传入信息间的相互联系中起着重要作用。丘脑枕接受从其他丘脑核团，特别是从板内核来的传入冲动。

外侧核群：背外侧核和后外侧核不接受丘脑以外的传入冲动，它们只与其他丘脑核团连接（整合核团）。

非特异性丘脑核团及其连接

板内核群：这些核团是丘脑非特异性投射系统的主要部分。它们位于内髓板内，其最大的核团为中央核。板内核群的传入冲动来源于脑干网状结构的上行纤维以及小脑的栓状核，此外还来源于苍白球内侧和其他丘脑核团。该核群不投射至大脑皮质，而是投射至尾状核、壳核和苍白球（见图 6.6），可能还以弥散方式将其冲动传导至所有丘脑核团，这些丘脑核团再将冲动传递到大脑皮质广泛的次级中枢。中央核是板内核群的一个重要部分，它代表上行性网状激活系统（ARAS，唤醒系统）的丘脑部分。该激活系统的另一部分可能经过底丘脑和下丘脑。

6.3.3　背侧丘脑的功能

由于丘脑具有众多的核团区以及多种多样的传入和传出联系，所以其功能非常复杂。

● 首先丘脑是最大的皮质下接收站，接受所有从内、外环境刺激而来的外周感受冲动和本体感受冲动。

● 丘脑又是一个中继站，将来自皮肤、内脏感受器、视觉和听觉通路、下丘脑、小脑和脑干（网状结构）的冲动传递到大脑皮质。由丘脑发出的传导，极小部分与纹状体连接，而绝大部分与大脑皮质连接。所有冲动必须经过丘脑才能产生意识，所以丘脑被称为"意识闸门"。

● 但是丘脑不仅仅是所有传入冲动的简单中继站，还是一个重要的整合中枢和协调中枢，来自不同身体部分的不同传入冲动在丘脑内被相互整合并产生感情色彩，各种基本情感如痛苦、反感、舒适等，在丘脑水平即已调整成形，然后传导至相应的皮质区。

- 由于丘脑与大脑皮质间有往返投射联系，所以丘脑还接受运动皮质区的反馈信息，因此，还可通过与基底节之间的侧支环路联系对运动产生调节作用，类似于小脑。

- 丘脑的一些核团还是上行激活网状系统（ARAS）的组成部分，该系统为非特异性激活系统，起始于弥散分布在脑干网状结构内的核团，激活冲动由此发出后经过丘脑（腹前核、板内核/尤其是中央核、网状核）中间转换而到达整个大脑新皮质，ARAS 对于正常状态的意识形成是必不可少的。

6.3.4 背侧丘脑损害综合征

由于众多丘脑核团担负不同的功能作用，所以依据病变部位的不同，丘脑疾病的临床表现也各不相同。

腹前核和板内核损害：腹前核、板内核和网状核在功能上为非特异性"激活的"起始站，它们通过弥散投射与额叶（腹前核群，见图 6.4）以及整个新皮质（板内核）联系，并调整皮质应答。这些通路为上行网状激活系统的组成部分，该区域损伤，特别是双侧损害时，导致意识障碍、注意力障碍，当损害扩展至中脑被盖时，还引起垂直方向的眼瘫。罕见发生正中旁损害，引起激动、不安和急性精神错乱状态。单纯腹前核区损伤并额叶皮质区激活障碍时，可出现意向性、目的性举止障碍。右侧丘脑区域损害时，可能出现更为复杂的情绪障碍，躁狂状态，多语症以及谵妄状态伴妄谈和不适举止。双侧内侧功能障碍时，出现瞬时性记忆障碍伴有或不伴疾病感缺失。

腹侧核团损害：前已提及，特异性感觉传入冲动在后腹侧核内交换神经元，然后投射至相应的初级皮质区。这些丘脑核团损害则引起一种或多种感觉模式的特异性障碍。

- 腹后外侧核损害，引起对侧浅表感觉和深感觉障碍、感觉异常、四肢肿胀感和异常沉重感。

- 腹后外侧核和腹后内侧核基底部受累时，可以出现感觉障碍和严重的疼痛症状（"丘脑痛"，也可以出现在感觉缺失区，称为"痛性感觉缺失"，参见病例 1）。

- 腹外侧核损害时，临床上主要出现运动性症状，因为相应的核团与额叶的初级和次级运动区以及小脑和基底节相联系。

- 腹外侧核和相邻底丘脑区域急性损害可引起严重中枢性瘫，而周围神经检查（例如抗阻力试验）时肌力却并不减低（"丘脑性起立不能"）。病人向损害对侧倾倒、常常不能随意坐下。这些症状可单独出现，也可出现在瞬时性（丘脑性）疏忽时。瞬时性疏忽是指损害对侧的感觉和运动障碍被疏忽，可能因通向颞叶的通路损害所引起，大多只是短时存在，几乎总是很快完全恢复正常。

- 腹嘴后核（V. o. p. 核）的齿状核—红核—丘脑投射束受累时，可引起对侧偏身共济失调，伴体位震颤、辨距障碍、轮替运动障碍和病理性回弹，所以易于与小脑损害混淆。

病例 1　基底节出血后引起的丘脑痛

51 岁男教师，在同事葬礼中突然跌倒，诉有恶心和跳动性头痛。致哀词时患者站在烈日下，所以旁人起初都以为是由于血循环虚脱所致。10 分钟后，该教师仍然不能自己支撑起来并诉头痛剧烈，方呼叫急诊医师。医师诊断为动脉性高血压（220/120 mmHg）、左手力弱和整个左下肢力弱，并将教师转诊到专科医院，确诊有左侧中枢性偏侧症状，伴腱反射亢进，此外还有局限于旁中央的感觉减退、痛觉减退、振动觉缺失和左半侧身体轻度位置觉障碍。CT 检查发现右侧基底节出血，确定了急性症状的原因（见图 11. 30）。

偏侧身体力弱和感觉障碍症状在 6 个月后恢复良好，病人甚至于能够重新和从前一样打网球。但是，教师在这段时间里又出现痉挛性疼痛和左侧半身先前感觉减退的区域感觉异常。感觉异常有时表现为触电样。MRI 检查显示：这个时间段里右侧丘脑出血后的陈旧病灶形成囊性病灶。用卡马西平和阿米替林镇痛治疗后，疼痛症状明显消退，但在对病人进行停药试验后导致疼痛迅速加重，采用药物继续治疗 3 年后才逐渐减缓。

6.3.5 丘脑的血管损害综合征

丘脑由四根不同血管供血。供血区血液循环中断引起典型症状，将叙述于 424 页血管章节中。

6.4 上丘脑

上丘脑包括缰及缰核、缰连合、髓纹和松果体。缰及缰核是嗅觉系统的重要中继站，嗅觉传入冲动经丘脑髓纹到达缰核，缰核的传出神经投射至脑干的植物（涎腺）神经核，对摄食发挥重要作用。

松果体（松果体腺）：内含特殊的细胞，即松果体细胞。16 岁以后钙和镁盐沉积在松果体内，X 射线检查可显示。如果儿童患有松果体肿瘤，有时会出现性早熟，因此推测松果体对性成熟有抑制作用，肿瘤破坏松果体实质后便消除了这种抑制作用。在种系发育早的脊椎动物身上观察到松果体为一种光敏感器官，与昼夜节律及其调节相关。由于灵长类动物的颅盖不透光，明暗节律通过视网膜传入冲动到达下丘脑的视交叉上核，然后再经过传出性下丘脑纤维到达丘脑中间外侧核和经过颈交感神经干节后纤维到达松果体。

6.5 底丘脑

位置和分部：底丘脑原本是直接位于丘脑下方的大脑部分，而随着脑发育而被推挤到外侧。底丘脑的组成包括：底丘脑核（底丘脑 Luys 体）、苍白球的一部分以及穿过底丘脑到达丘脑的各神经传导通路，例如内侧丘系、脊髓丘脑束、三叉神经丘脑束等，这些通路均进入丘脑腹后核区（见图 6.4）。黑质和红核以底丘脑为界。齿状丘脑束通过位于红核前方的 Forel-H$_1$ 区投射到丘脑的腹嘴后核（腹外核的一部分，VL）。苍白球的纤维通过豆状核束（Forel-H$_2$ 束）到丘脑腹嘴前核（腹外侧核的一部分）和腹前核。更靠嘴侧的则是豆状核袢。中脑网状结构与底丘脑的未定带（zona incerta）延续。壳核、苍白球、底丘脑和背侧丘脑之间的最重要通路参见图6.7。

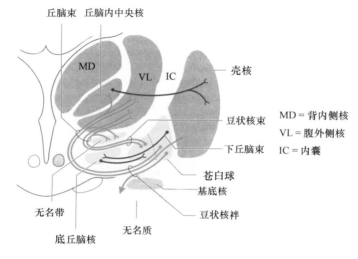

图 6.7　底丘脑内的纤维连接

　　功能：底丘脑核（Luys体）在功能上属于基底节，与苍白球关系密切。该核团损害会引起对侧偏身投掷症。

6.6　下丘脑

6.6.1　位置和分部

　　下丘脑的各组成部分包括（图6.8）下丘脑沟以下第三脑室壁的灰质以及第三脑室底部的灰质、漏斗和乳头体。此外，垂体后叶（HHL）即神经垂体，是垂体柄的增粗部分，也被认为属于下丘脑。垂体前叶（HVL，腺垂体）不是来源于神经外胚叶，而是由 Rathke 囊发育而来，Rathke 囊由头肠穹外翻形成。腺垂体只是贴附于神经垂体，咽穹 Rathke 囊的残余细胞（立方或汗毛上皮细胞）可发生肿瘤如颅咽管瘤。

　　两侧穹隆前柱从室间孔前壁下降向下后方伸向乳头体，将每侧下丘脑划分为内侧区和外侧区（见图6.8）。外侧区含有的纤维束中有内侧前脑束，起源于嗅区基部形成神经元到达中脑。结节外侧核也在外侧区内。

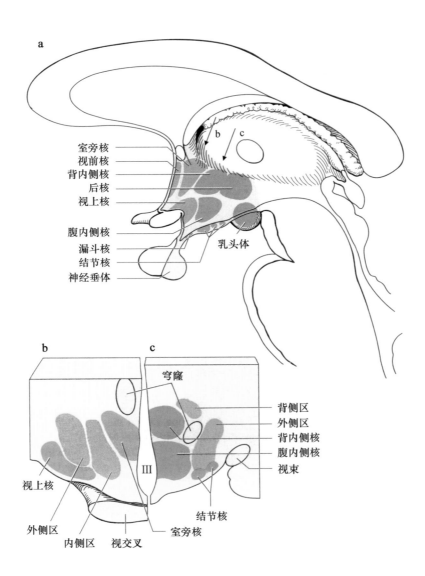

图 6.8 下丘脑的核团
a. 侧面观；b、c. 两个不同的冠状面

下丘脑内侧区含有轮廓相当清楚的核群（见图 6.8a~c），分为前侧（嘴侧）核群，中间（结节）核群和后侧（乳头侧）核群。

6.6.2　下丘脑核群

前侧核群：视前核、视上核以及室旁核（见图 6.8）是最重要的前侧核群，视上核和室旁核通过视上垂体束与神经垂体相连（见图 6.10 和图 6.11）。

内侧核群：漏斗核、结节核、背内侧核、腹内侧核以及外侧核（或结节乳头体核）为最重要的内侧核群（见图 6.8）。

后核群：包括乳头体核（乳头体上核、乳头体核、中介核）和后核（见图 6.8），Hess 称此区为动力产生区（dynamogenic zone），自主神经系统的冲动至此立即转化为功能活动。

6.6.3　下丘脑的联系

下丘脑的传入和传出联系多样而复杂（见图 6.9 和图 6.10）。下丘脑与神经系统的众多区域建有传入性和传出性联系，才能发挥其作为体内所有自主神经活动的协调中枢的作用。反映外界环境通过视网膜、嗅觉还有听觉等传入冲动，大脑皮质的传入冲动证明下丘脑受上级中枢的影响，特别是与扣带回、额叶和海马有联系，还与背侧丘脑、基底节、脑干和脊髓有联系。

下面将详细讨论一些最重要的传入联系（见图 6.9）。

传入性通路

前脑内侧束：起源于嗅区基部和隔核，然后以神经元链的方式经过下丘脑（外侧区）到达中脑网状结构，沿途发出纤维到视上核、背内侧核和腹内侧核。前脑内侧束为嗅觉神经核团、视前神经核团与中脑之间的往返联系，司嗅内脏和嗅躯体功能。

终纹：起于颞叶杏仁核，呈弓状经过丘脑到达视前区和下丘脑前核。这些纤维束传导嗅觉并具有情感色彩的本能冲动。

穹隆：由海马大神经元的轴突组成，内含皮质乳头体纤维，起源于

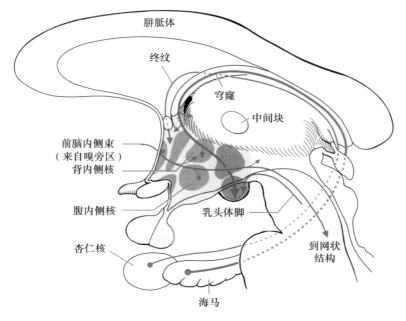

图 6.9 下丘脑重要的传入联系

海马回下脚，终于乳头体，沿途发出纤维束至视前核、丘脑前核和缰核。穹隆是边缘系统内的一条重要通路，一些纤维在丘脑枕上方交叉到对侧穹隆（穹隆连合，海马连合）。

穹隆在穹隆连合区域呈扁平状紧贴胼胝体压部下方，大多不能直接看见。所以海马连合区损害时常常导致两侧穹隆功能缺失。两侧边缘系统损害引起的严重功能障碍（293、294 页），将在边缘系统章节中详细叙述。

上行性内脏冲动：来源于周围自主神经系统和孤束核（味觉）的上行性内脏冲动经过以下不同通路传导至下丘脑。在脑干网状结构内换元后，经过被盖和脚间核，部分经过双向传导的前脑内侧束，部分经过背侧纵束及乳头体脚（图 6.9 和图 6.10）。从动情区（生殖器、乳头）来的躯体感觉信息同样经过这些通路到达下丘脑而引发自主神经性反应。

其他冲动：下丘脑还接受来源于丘脑内侧核、眶额新皮质及苍白球的信息冲动。

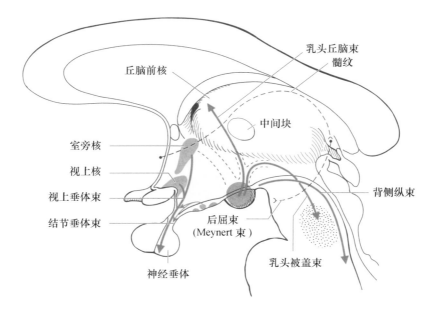

丘脑前核

乳头丘脑束
髓纹

中间块

室旁核

视上核

视上垂体束

结节垂体束

后屈束
(Meynert 束)

背侧纵束

神经垂体

乳头被盖束

图 6.10 下丘脑重要的传出通路

传出性通路

到达脑干的传出性通路：下丘脑至脑干的最重要的传出通路有：背侧纵束（Schütz 束）（双向传导）和前脑内侧束（图 6.9 和图 6.10）。下丘脑的冲动沿着这些通路经过多次换元（特别是网状结构）后到达脑干的副交感神经核，包括动眼神经核（缩瞳）、上涎核和下涎核（流泪，流涎）及迷走神经背核。其他冲动到达脑干内调节循环、呼吸和摄食等的自主中枢，以及到达参与进食和饮水的颅神经运动核，如三叉神经运动核（咀嚼）、面神经核（面部表情运动）、迷走神经的疑核（吞咽）和舌下神经核（舔食）。此外，丘脑还通过网状脊髓束影响调节体温的脊髓运动神经元（肌肉寒战）。

乳头被盖束：由乳头体发出，通向中脑被盖，并进而到达网状结构（图 6.10）。

乳头丘脑束（Vicq d'Azyr 束）：构成下丘脑和丘脑前核之间的双向联系，前核又与扣带回发生双向联系（见图 6.6）。丘脑前核和扣带回是边缘系统的重要组成部分，该系统被认为参与影响与自我保护和种系繁衍相适应的情感行为（MacLean，1958），参见边缘系统章节。

视上垂体束为到达神经垂体的传出通路：已经在前面提及。视上核和室旁核内的神经细胞合成激素，即催产素和加压素（抗利尿激素，ADH），这些激素经过视上垂体束沿轴索被运输到神经垂体，由轴索末梢游离出来并释放到血管系统（图 6.10 和图 6.11），这些神经元类似于其他器官的激素生成细胞，被称为神经分泌细胞。这两种激素首先作用于神经系统之外的细胞，催产素作用于子宫和乳腺的平滑肌细胞，加压素作用于肾脏肾小管上皮细胞（水重吸收），参见水平衡调节章节（255 页、256 页）。

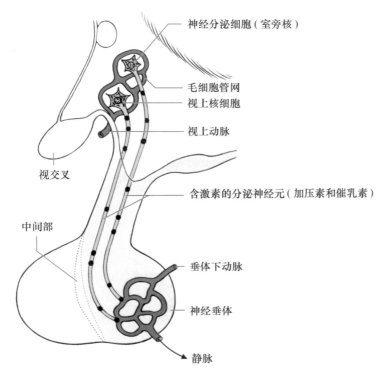

图 6.11 垂体后叶（HHL，神经垂体）

神经分泌纤维经过视上-垂体束直接到达 HHL

下丘脑与腺垂体的功能联系

下丘脑神经核团与腺垂体之间没有直接联系，但是早已所知，下丘脑影响腺垂体的内分泌细胞。结节核的神经纤维联系能够沿轴索将释放因子和释放抑制因子运输到正中隆起，正中隆起通过门脉系统与腺垂体连接，下丘脑便是以这种方式调控腺垂体的激素释放（图 6.12），参见激素释放章节（256~258 页）。

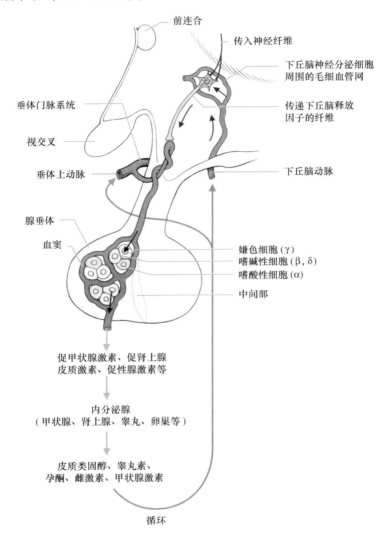

图 6.12　垂体前叶（HVL，腺垂体）

来自下丘脑的调控激素（释放激素、释放抑制激素）经过神经分泌纤维到达内侧隆起（神经腹侧区）的一级毛细血管网后释放进入血循环，然后到达腺垂体内的二级毛细血管网，后者直接包绕在产生激素的腺细胞周围（垂体门脉系统）。因此，垂体前叶释放激素是通过血循环调控的

6.6.4   下丘脑的功能

下丘脑是植物（自主）神经系统的高级调控器官，与众多重要生命功能如体温、心跳、血压、呼吸、摄食和水分摄取的调节回路连接，这种调节作用是自主进行的，与个体意识毫无关系。此外，下丘脑还通过垂体调节重要的激素系统、协调内分泌器官与自主神经系统的相互作用。

下面将简述下丘脑怎样调节这些功能。

调节体温

在下丘脑视前区内有维持体温恒定的特殊感受器（体温内环境稳定，控制热量的产生和散失）。对体温改变的生理反应（温度下降时血管收缩和寒战，温度升高时血管扩张和汗液分泌散热）都是通过下丘脑区调节回路进行调节。

体温调节障碍：下丘脑前视前区损害（例如颅脑损害、出血）可产生中枢性高热。下丘脑后区损害则导致低温或变温（体温短暂变化2℃以上）。其病因可能是占位病变（颅咽管瘤、胶质瘤）、Wernicke脑病或脑积水。

调节心跳和血压

下丘脑通过下行传导通路直接影响自主神经系统，将在"周围自主神经系统"章节中详细叙述（261页）。

影响交感神经的区域位于下丘脑腹内侧部和后部（263页）。刺激这些区域可导致血压升高、心动过速、瞳孔扩大、毛细血管的血管床收缩、肌肉内血管扩张、恐惧和愤怒表情。

影响副交感神经的区域位于室旁区和前区或外侧区（266页）。刺激这些区域则出现血压降低、心搏徐缓和瞳孔缩小。刺激副交感后区，则膀胱血流增加，肌肉血流减少。

水平衡调节

在视上核和室旁核内有下丘脑渗透压感受器。血液中细胞内脱水并细胞内钠浓度升高，或者细胞外脱水并下丘脑毛细血管紧张肽Ⅱ浓度增加，均可刺激该渗透压感受器，使抗利尿激素（ADH）释放。相反，血管内液体容积增加，会刺激周围容积感受器，抑制 ADH 分泌。

　　水分失衡：如果视上核和室旁核的神经元 90% 以上受到损伤（例如肉芽肿、血管病变、外伤或炎症），则会出现尿崩症，临床表现为极度口渴、多饮、多尿。如果检查发现低渗透压性多尿（尿液排出量至少 3~4 L/d，渗透压 50~150 mosm/L），则有诊断意义。治疗上选择 ADH 替代疗法。如果 5IU ADH 用药后渗透压没有增加 50%，说明为肾性尿崩症（肾对血循环中的 ADH 反应异常），用替代疗法无效。一些下丘脑病变可能不出现口渴反应，从而导致严重低钠血症。

　　ADH 释放异常综合征：［SIADH 或者施-巴二氏（Schwartz-Bartter）综合征］大多因 ADH 异位表达（例如支气管癌或其他恶性肿瘤），引起血容量过多、低钠血症（<130 mmol/L）、血清渗透压降低（<275 mosm/kg）和明显尿液浓缩。临床表现为体重增加、无力、恶心、意识障碍甚至癫痫发作。除原发疾病的病因治疗外，还可通过限制液体入量和调节钠盐代谢平衡，以改善血容量过多和低钠血症等症状。

调节摄食

　　如果下丘脑腹内侧核损害，可因为饮食过多和运动减少而明显超重。如果远外侧的核团损害，则导致食欲丧失和消瘦。20 世纪 90 年代发现了食欲素，证实了这一观察结果。食欲素为一种神经肽，由丘脑后外侧区域的神经元产生，向中枢神经系统的多区域弥散投射。食欲素与 G 蛋白耦联受体相结合，具有刺激食欲和提高觉醒度的作用。观察发现该受体的次级作用为嗜睡症。所以说食欲素在摄食和睡眠-觉醒节律中发挥重要作用（197 页，参见 ARAS）。

内分泌系统的神经分泌和调节

　　如前所述，垂体由两个部分组成：垂体前叶（HVL，腺垂体）和垂体后叶（HHL，神经垂体）。下丘脑以不同方式调控这两个部分。

　　激素释放至 HHL：视上核和室旁核的分泌性神经元产生催产素和

ADH，这些激素沿轴索到达神经垂体，在神经垂体内释放入血循环（神经分泌）。ADH 的功能如前所述。催产素在妊娠的最后几周释放出来，引起子宫收缩和泌乳。感觉刺激（触摸乳头）可经过传入性通路系统激活下丘脑神经分泌性神经元（经过背侧丘脑和大脑皮质）。当母亲恐惧或紧张时泌乳明显减少，便说明了这个调节环路和情感之间的密切联系。

HVL 内的激素释放：位于室旁的下丘脑分泌性小细胞神经元与腺垂体发生联系，但不是通过轴索，而是通过血液循环（参见以上内容），与神经垂体情况相同。小细胞性神经元分泌促垂体分泌激素、促性腺激素释放激素（GnRH）、促甲状腺激素释放激素（TRH）、促肾上腺皮质激素释放因子（CRF）、生长激素释放激素（GHRH）以及促黑素（MSH）释放的因子（MIF 和 MRF）。这些因子通过门脉血管系统到达 HVL 内，调节腺垂体细胞的下级激素的释放（图 6.12 和图 6.13）。嗜酸性细胞（α-细胞）产生生长激素（STH/GH）以及促黄体素（LH）［催乳素（PRL）］。嗜碱性细胞（β-细胞）产生促甲状腺激素（TSH）、促肾上腺

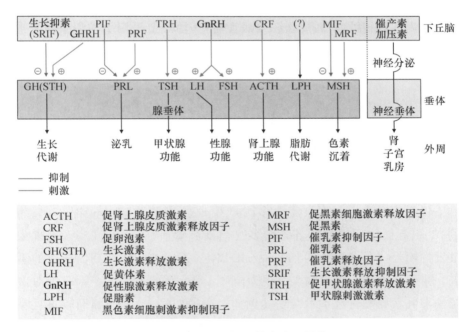

图 6.13　下丘脑-垂体内分泌调节

皮质激素（ACTH）、促黑素（MSH）、促黄体素（LH）和促卵泡素（FSH）。嫌色细胞（γ-细胞）不一定参与激素合成。但有些学者认为 γ-细胞参与产生 ACTH。

垂体腺细胞内产生的激素进入血流，刺激机体各内分泌腺体释放激素，这些内分泌腺体内产生的激素也进入血流，并且通过其在血液中的浓度又影响特异的下丘脑核团以及腺垂体的腺细胞（称为负反馈机制）。

激素失调–下丘脑–垂体轴障碍

激素分泌性肿瘤（例如垂体腺瘤）或者无激素活性肿瘤破坏垂体均可引起垂体内分泌功能障碍。

全垂体机能衰退：最严重的临床症状是腺垂体所有功能丧失，临床表现为生存活力丧失、机体机能减退、体重减轻和性欲丧失、心动徐缓、皮肤色素沉着减少、腋毛和阴毛脱落以及（当累及神经垂体时）可能还有尿崩症。病因多为垂体、垂体柄或下丘脑的大占位性无激素活性肿瘤（例如腺瘤、转移瘤、胶质瘤、颅咽管瘤）。治疗上采用手术切除和激素替代。外伤后和手术后，也可以出现垂体功能丧失。垂体功能突然丧失合并肾上腺皮质（NNR）功能衰竭（艾狄生氏危象，Addison 危象）为危重疾患。

激素分泌活性垂体肿瘤：为垂体前叶某一细胞类型的新生物。肿瘤引起的临床特征为相应的激素"过多"，肿瘤较大时还引起鞍上占位征象包括特征性的视野缺损（大多因压迫视交叉引起双颞侧偏盲，参见图4.9c）。

催乳素腺瘤：垂体腺瘤大多为产生催乳素的肿瘤（60%~70%病例），引起血循环中的催乳素增多（高催乳素血症）。女性病人表现为继发性闭经（催乳素 40~100 mg/mL 以上），因 GnRH 抑制而导致的溢乳，罕见多毛症；男性病人表现为阳痿、乳房发育和溢乳。治疗上对占位性催乳素腺瘤首选手术切除（例如经鼻蝶切除术），当腺瘤较小且临床症状不明显时可采用溴隐亭（一种多巴胺激动剂，抑制催乳素的合成）药物治疗。

病例 2　垂体瘤/催乳素腺瘤

40 岁办公室男职员就诊于私人医师，主述感觉身体较长时间以来发生了一些"怪异的"变化，最近 2~3 年体重增加了约 50 kg，穿鞋增大了 2 个号码，两只手似乎变得粗笨。最近由于没看见从侧面驶来的车辆而发生了一起车祸，车祸前几天处于类似情况下他差点开车撞着行人，加上他总感觉困乏和注意力不集中，之后便再也不敢开车。工作也不像从前那么轻松自如，私人医师询问有无头痛、脂肪减少和性功能减退，病人予以否认。

医师为病人体检，称体重，病人身高 193 cm，体重 132 kg（以前为 80 kg）。手大、足大，不成比例（肢端肥大症）。私人医师采用手指视野检查法确定病人有明显双颞侧偏盲以及轻度乳房发育，无激发性溢乳。化验结果显示甲状腺指标（T_3 和 T_4，基础 TSH，TRH 试验）无异常，ACTH 和皮质醇也在正常范围以内。但是，睾酮明显降低（50 ng/ml），催乳素值显著升高到 590 ng/dl，给予 TRH 后甚至上升到 2 020 ng/dl。

这些结果表明存在产生催乳素的腺瘤，表现为不完全性垂体前叶功能障碍，包括促性腺激素轴功能障碍。

X 光平片显示蝶鞍明显扩大，鞍背和鞍底骨质部分破坏。MRI 检查显示约 5 cm×5 cm×4 cm 大小肿瘤（见图 6.14）。

由于肿瘤太大，已经不能经鼻蝶手术切除，只能经额颞切除。术中见肿瘤为粗糙实性肿块，部分呈灰黄色，部分呈红色，侵及中颅窝底及颈内动脉末段，压迫视交叉。组织学检查发现肿瘤为弥漫性生长的上皮细胞性肿瘤，具完整小叶结构，部分肿瘤细胞呈毛细血管样排列。免疫组织化学检查显示 30%~40% 肿瘤细胞催乳素表达增强，少数肿瘤细胞为 ACTH 阳性，或 LH 以及 GH 阳性。GH 分泌增加引起了肢端肥大症。手术后出现了暂时性尿崩症，必须给予醋酸去氨加压素（Desmopressinacetate）治疗，对于今后将持续存在的垂体前叶功能不全，可用氢化可的松和甲状腺素治疗。

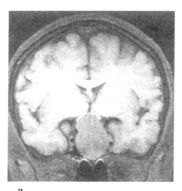
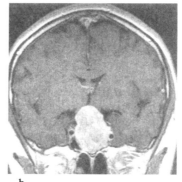
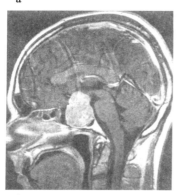

图 6.14　巨大垂体瘤（催乳素腺瘤）
40 岁男性病人，冠状位（a 和 b）和矢状位（c）T1 加权像。图 a 为注射造影剂前，图 b 和 c 为注射造影剂后。可见鞍内和鞍上巨大肿瘤，推挤视交叉（a）。肿瘤实质明显增强（b 和 c），蝶鞍扩大（c）

产生生长激素（STH）的腺瘤：当生长激素产生过量（>5 ng/ml）时，临床上出现肢端肥大症，即肢端（双手、双足、头部）生长过度，此外还出现骨质疏松、多汗、不耐受糖、高血压、肥厚型心肌病、甲状腺肿、神经压迫症状（例如腕管综合征）、神经病、近端为主的肌病、睡眠障碍（睡眠过度、睡眠-呼吸暂停综合征）和神经-精神疾病（抑郁、精神病）。标准试验为口服葡萄糖负荷试验，证明 STH 值过度升高。治疗上采用手术切除肿瘤。

产生 ACTH 的肿瘤：导致柯兴氏（Gushing）综合征，表现为躯干肥胖、满月脸、不耐受糖、高血压、水肿、闭经、性功能减退、多发血栓栓塞、多尿、类甾醇肌病和神经精神障碍。诊断依据内分泌学检查发现

24 小时尿皮质醇水平升高。治疗上采取手术切除肿瘤。

6.7　周围自主神经系统

6.7.1　基础知识

自主神经系统在激素系统（参见上述内容）和各脑干核团的共同参与作用下调节重要生命功能，维持内环境稳定，例如呼吸、循环、代谢、体温、水代谢、消化、分泌、生殖等。由于这些功能不受意识调控，所以又称为自主（不随意性）神经系统（参见上述内容）。

前已提及，下丘脑为整个周围自主神经系统的高级中枢，其调节作用部分通过神经支配途径，部分通过激素调节途径，经过下丘脑–垂体系统。

自主神经系统的传出支分为两个不同系统，即交感神经系统和副交感神经系统，它们的作用互相拮抗而又以此方式合理地互相补充。由于这两个系统的神经纤维主要支配内脏、血管和腺体的平滑肌，所以又常常被称为内脏传出（内脏运动）性纤维，与感觉性内脏传入性纤维相对应。与内脏传出性纤维不同的是，内脏传入性纤维不分为两个不同的系统。

交感和副交感神经系统的一般结构：交感和副交感神经的终末段由二级式神经元链构成（见图 6.15）。一级（节前）神经元胞体位于中枢神经系统内，二级（节后）神经元胞体位于中枢神经系统外。由于交感神经的一级神经元位于胸髓和腰髓内（外侧灰质，T1～T12，L1，L2），所以交感神经又称为胸–腰系统。副交感神经一级神经元一部分位于一些颅神经核团（见Ⅲ、Ⅶ、Ⅸ、Ⅹ颅神经）；另一部分位于骶髓（盆段副交感神经，S2，S3 和 S4）侧角内，所以副交感神经又称为颅–骶系统。交感神经的二级神经元构成椎前和椎旁神经节链（交感干），而副交感神经的二级神经元主要位于受神经支配器官的壁内（壁内神经节）。交感神经和副交感神经的一级神经元都以乙酰胆碱为神经递质。副交感神经的二级神经元也释放乙酰胆碱，所以副交感神经系统又被称为胆碱能系统。

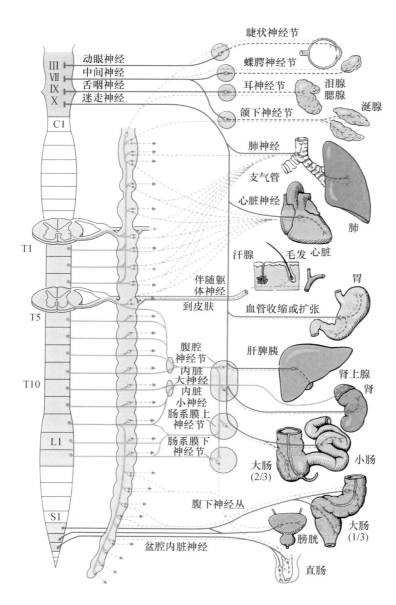

图 6.15　交感和副交感神经系统示意

黄色表示交感神经，绿色表示副交感神经

节后交感神经元的神经递质为去甲肾上腺素（肾上腺素能系统），此外，交感和副交感神经又分别称为肾上腺素能和胆碱能纤维。与副交感神经相比，汗腺的交感神经支配较为特殊，神经冲动由节后神经元传递至汗腺组织，以乙酰胆碱为神经递质。

下丘脑对交感神经和副交感神经的影响：刺激下丘脑嘴侧区，引起副交感神经（向营养性的）兴奋性增强，出现每分钟血流量减少、血压下降、脉搏减慢、呼吸容量下降、基础代谢减低、血管扩张、出汗、流涎、膀胱收缩、肾上腺素释放减少、肠蠕动增加以及瞳孔缩小。如果刺激下丘脑尾侧区，则引起交感神经（增强抵抗力的）兴奋性增强，表现为血压升高、脉搏加快、骨骼肌血循环增加、血储存排空、内脏血循环减少、呼吸容量增加、肺血循环增加、血糖水平升高、肠蠕动抑制、尿潴留、肾上腺素释放增加、睑裂和瞳孔扩大，即整个机体产生许多反应，使器官处于抵御侵害和应激状态。交感性增强抵抗力反应使机体调节到功能作用状态，副交感性向营养性反应则使机体调节到静止和休息状态。副交感和交感活动之间没有严格的分界。

下丘脑与周围自主神经系统之间的连接通路：下丘脑对两个系统的调节和控制是通过前脑内侧束（见图 6.9）、乳头被盖束以及背侧纵束（Schütz 束）（见图 6.10）这些下行传导束来完成的。

这三条通路系统联系下丘脑与中脑下行网状系统，把中枢冲动传递到副交感和交感神经的各部分。

6.7.2 交感神经系统

功能：交感神经支配血管、内脏、膀胱、直肠、毛囊和瞳孔的平滑肌，还支配心肌以及汗腺、泪腺、唾液腺和消化腺。它们对内脏包括膀胱和直肠的平滑肌以及消化腺有抑制作用，而对其他效应器官则有兴奋作用。

动脉管径只受交感神经支配，交感神经兴奋性提高，则血管收缩；交感神经兴奋性降低，则血管扩展。

解剖：图 6.15 显示了起源于 T1~T12 胸髓和 L1~L2 腰髓的节前神经纤维的走行。部分节前纤维在左右两侧交感干（图中只显示了左侧交感干）的椎旁神经节内换元。其余纤维穿过交感干后在椎前神经节内转换至节后神经元，节后神经元将冲动传导至靶器官。

交感干：图6.16显示，节前神经纤维起始于侧角细胞（中间外侧核），与躯体运动神经元的轴突一起经前根离开脊髓。在脊神经节水平，自主神经纤维又与躯体运动纤维分开，作为含髓鞘纤维经过白交通支进入交感干。部分纤维在同节段交感干神经节水平即已与节后神经元形成突触转换，其余纤维在交感干内上升或下降几个节段水平后，与上方节段或下方节段的神经节的节后神经元形成突触转换，还有一些纤维穿过交感干，在椎前神经节内与节后神经元换元。节后纤维为无髓鞘纤维，离开交感干神经节后成为灰交通支，加入某一节段水平的脊神经，一并到达相应的皮区，自主神经在皮区支配血管、立毛肌和汗腺。

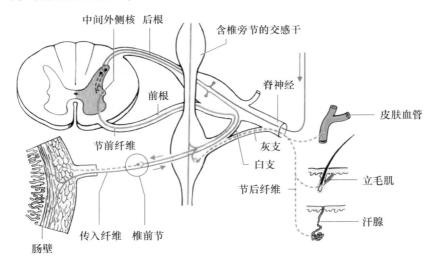

图 6.16　交感干和节前、节后交感纤维走行示意

头、颈部交感神经支配：大部分节后纤维并不与脊神经伴行，而是与血管及其分支一起到达靶器官，特别是头、颈部。由于颈髓内不含交感神经起源的核团，因此上4~5个胸节的节前纤维在交感干内向上延伸，到达交感干顶部的3个神经节内，即颈上节、颈中节、颈胸节（星状神经节），在这3个神经节内换元发出节后纤维，其中一部分纤维与脊神经一起到达颈部皮区。颈上神经节的无髓鞘纤维形成颈外动脉丛，与颈外动脉及其分支一起到达头、面部，支配汗腺、毛囊平滑肌和血管。颈内动脉丛的神经纤维支配眼肌（瞳孔开大肌、眶肌、睑板肌）、泪腺和唾液腺（见图 4.27、图 4.28 和图 6.15）。

心、肺的交感神经支配：颈节和上 4~5 个胸节的节后纤维为心神经形成心丛，支配心脏，肺神经支配支气管和两肺（见图 6.15）。

腹腔和盆腔脏器的交感神经支配：来自胸 5~12 的节前纤维通过内脏神经（内脏大神经、内脏小神经）到达不成对的椎前神经节（腹腔神经节、肠系膜上神经节、肠系膜下神经节），这些椎前神经节沿主动脉走行分布，分别位于发出较大动脉分支的水平并因此得名。这些内脏神经在这些椎前神经节内换元后发出节后纤维支配腹腔和盆腔脏器。与副交感纤维相反，这些节后纤维很长，并在到达终末器官前形成各种神经丛（见图 6.15）。

肾上腺髓质：肾上腺髓质在交感系统中占有特殊地位。可以说它们就是交感神经节，节前纤维直接到达其内，与肾上腺内变异的节后神经元转换，这些节后神经元可释放肾上腺素和去甲肾上腺素进入血液（见图 6.15）。交感神经兴奋使肾上腺髓质释放肾上腺素和去甲肾上腺素，从而加强交感系统的功能作用。这一过程对应激状态尤为重要。

交感神经损害临床综合征

Horner 综合征：在讨论颅神经的章节中曾经提到，睫状脊髓中枢、颈交感干（颈胸节）或沿着头颈部血管的自主神经丛受损，会引起同侧 Horner 综合征，临床表现为三联征：瞳孔缩小（miosis）（瞳孔开大肌瘫）、眼睑下垂（ptosis）（睑板肌瘫）、眼球内陷（enophthalmos）（眼眶肌瘫）。同时还出现汗液分泌障碍（anhidrosis）（无汗症）和血管扩张（由于交感神经的血管收缩作用缺失），使患侧面部皮肤干燥、潮红。

Horner 综合征病因：临床上引起 Horner 综合征的一个重要原因是颈内动脉壁夹层剥脱。颈内动脉内膜破裂，血液进入血管壁内，导致管腔狭窄或闭塞，罕见血管破裂形成假性动脉瘤。导致动脉夹层剥脱的原因很多，有外伤性剥脱，还有血管壁的结构异常，例如纤维肌性结构不良，易于发生内壁夹层剥脱。但大多情况下剥脱原因不明。

颈内动脉壁夹层剥脱引起交感神经损伤的病理机制尚不明确，一种易于理解的假说认为是由于颈内动脉管壁血肿压迫交感神经分支，压迫损伤最终导致神经纤维功能丧失。另一种理论认为是由于交感神经纤维缺血，因为它们由颈内动脉的小穿支供血，这些穿支可能因血管夹层剥脱而移位，但是这两种理论本身都自相矛盾。

此外，脑干内病灶损伤中枢性交感神经通路也可引起 Horner 综合征，例如瓦伦伯格（Wallenberg）综合征。

交感神经病变出现的血管运动现象：交感神经阻断（交感神经切除术）后引起的血管扩张作用，被用于治疗一些循环障碍性疾病，如雷诺（Raynaud）病。

交感神经病变引起血管扩张这一作用还明显表现在下述现象中：内脏神经阻断可引起肠血管内明显充血，即内脏区淤血（内出血）。

6.7.3 副交感神经系统

副交感神经系统与交感神经系统相反，不引起系统性反应，而只是影响其局部区域，因为节后神经元距离靶器官近。而且神经末梢上的乙酰胆碱很快被胆碱酯酶降解，所以其作用时间短暂。

与交感神经节前纤维相反，副交感神经系统的节前纤维相当长，起源于脑干内核团及骶髓（S2，S3，S4）（见图 6.15）。

副交感神经的颅部

颅部的副交感神经支配：节前神经元位于各种脑干神经核团内轴突与Ⅲ、Ⅶ、Ⅸ、Ⅹ颅神经相伴。这些颅神经的解剖和走行已经在脑干章节中详细叙述过。节前纤维到达各神经节（睫状神经节、蝶腭神经节、颌下神经节和耳神经节），而这些神经节已紧邻相应的效应器官。在这些神经节内，节前纤维转换至节后神经元。所以颅部的节后纤维较短。它们和交感神经纤维一样支配平滑肌以及汗腺、唾液腺和泪腺（见图 6.15）血管平滑肌不受副交感神经支配。

胸、腹腔器官的副交感神经支配：迷走神经的副交感神经部分起源

于迷走神经背核（见图 4.49），其节前纤维支配心、肺、腹腔脏器以及小肠至近端 2/3 横结肠（见图 6.15）。其节后神经元位于上述紧邻效应器官的自主神经丛内，或者脏器壁内［Auerbach 肠系膜丛、Meissner 肠系膜丛（肠肌丛、黏膜下丛）］。

刺激副交感神经会出现心率减慢、血压降低、消化腺分泌增加以及胃肠道蠕动增加。

副交感神经的骶部

　　盆腔脏器和生殖器官的副交感神经支配：副交感神经系统的骶部通过盆腔内脏神经、腹下下丛和腹下上丛（骨盆丛），将冲动传导至位于结肠（自远端 1/3 横结肠以下的结肠）、直肠、膀胱和生殖器官等的壁内神经节（见图 6.15）。副交感系统在盆腔内主要与脏器排空有关，还可使阴茎勃起，交感神经则使输精管和精囊收缩而产生射精。

6.7.4　各器官的自主神经支配和功能障碍

　　表 6.1 总括了各器官的交感和副交感神经支配。下文将详细叙述盆腔脏器的神经支配，因为自主神经系统病损时常常出现这些器官的功能障碍。特别是膀胱功能障碍在临床上很重要。

膀胱的神经支配

　　副交感神经支配：膀胱的肌肉主要由副交感神经支配，起源于骶髓（S2，S3，S4）的盆腔内脏神经，终止于膀胱壁内的神经节和内括约肌（见图 6.15 和图 6.17）。刺激副交感神经引起逼尿肌（膀胱壁平滑肌）收缩和内括约肌松弛，使膀胱排空。

　　交感神经支配：支配膀胱的交感神经纤维起源于腰髓的侧角细胞［T12，L1～L2（中间外侧核）］，穿过交感干下段，经下内脏神经到达肠系膜上神经节，然后经过腹下上丛将交感神经冲动传导至膀胱壁（肌层）和内括约肌（平滑肌）（见图 6.15 和图 6.17）。

表 6.1　交感与副交感神经系统

器官	交感			副交感		
	节前神经元	节后神经元	作用	节前神经元	节后神经元	作用
眼	T1~T2	颈上神经节	瞳孔散大	Edinger-Westphal核（动眼神经核）	睫状神经节	缩瞳；睫状肌收缩（调节）
泪腺，舌下腺，颌下腺	T1~T2	颈上神经节	血管收缩、黏液分泌	上涎核	翼腭神经节	泪液分泌、水性唾液分泌、血管扩张
腮腺	T1~T2	颈上神经节	血管收缩、分泌	下涎核	耳神经节	唾液分泌
心脏	T1~T4（T5）	颈上、中、下神经节和胸上神经节	加速作用、冠状动脉扩张	迷走神经背核	心脏神经丛	心动徐缓、冠状动脉收缩
小肠和升结肠	T6~T10	腹腔与肠系膜上神经节	抑制蠕动与分泌	迷走神经背核	肠肌层神经丛（Auerbach 丛），黏膜下神经丛（Meissner 丛）	蠕动、分泌、血管扩张
胰腺	T6~T10	腹腔神经节	抑制蠕动与分泌	迷走神经背核	动脉周神经丛	分泌
降结肠，直肠	L1~L2	肠系膜下与腹下神经节	抑制蠕动与分泌	S2~S4	肠肌层神经丛（Auerbach 丛），黏膜下神经丛（Meissner 丛）	分泌、蠕动、排空

6

续表

器官	交感			副交感		
	节前神经元	节后神经元	作用	节前神经元	节后神经元	作用
肾、膀胱	L1~L2	腹腔神经节，肾与腹下神经丛	刺激内括约肌，血管收缩	S2~S4	腹下神经丛（膀胱神经丛）	内括约肌松弛，逼尿肌收缩，血管舒张
肾上腺	T11~L1	肾上腺细胞	分泌（去甲肾上腺素，肾上腺素）	—	—	—
男子性腺	L1~L2，盆内脏神经	腹下神经丛、下丛（盆神经丛）	射精，血管收缩	S2~S4	腹下神经丛（盆神经丛）	勃起，血管舒张，分泌
头颈部皮肤	T2~T4	颈上、中神经节	—	—	—	—
上肢	T3~T6	颈下和胸上神经节	血管收缩，泌汗，立毛	—	—	—
下肢	T10~L2	腰下神经节与骶上神经节	—	—	—	—

6

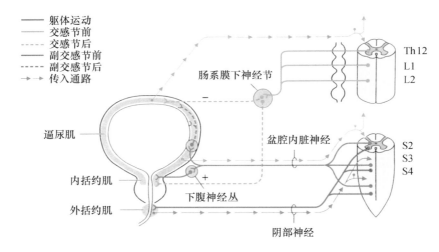

图 6.17　膀胱的神经支配

外括约肌的神经支配：外括约肌由横纹肌构成，受随意运动支配，其躯体运动纤维起源于骶髓（S2~S4，图 6.17）的前角运动神经元，伴随阴部神经至外括约肌，受随意控制。

感觉性神经支配：传入纤维的冲动来自膀胱壁内感受张力刺激的痛觉感受器和本体觉感受器。随着膀胱充盈度的增加，经过骶段（S2~S4）和盆腔内脏神经的反射，膀胱肌和内括约肌的张力冲动不断增强，膀胱充盈度和膀胱壁张力的不断增加可被意识感知，因为部分冲动经后索向中枢传导至蓝斑附近的脑桥网状结构内的逼尿肌中枢，并进一步传导至大脑内侧的旁中央小叶和其他脑皮质区。

膀胱功能的调节

膀胱有两个主要功能，即抑制性储存尿液和定期性完全排尿，由上述解剖结构按照以下方式来实现。

膀胱控尿：控制排尿是通过膀胱内、外括约肌的兴奋和盆底肌（女性主要通过盆底肌）的作用来实现的。起源于 T11~T12 的交感传出纤维激活内括约肌的 α-受体，并可能抑制膀胱逼尿肌，其作用方式至今尚不明确。膀胱外括约肌为横纹肌，它与盆底肌一样受阴部神经（S2~S4）传出纤维的躯体运动神经支配（见上文）。

骶髓躯体运动神经元发出的冲动激活外括约肌，引起膀胱充盈，对膀胱壁的压力上升，使逼尿肌反射性（不随意地）收缩，同时腰髓交感神经元发出的冲动使内括约肌收缩和逼尿肌松弛。

排尿：引发膀胱排空的最重要刺激是对膀胱壁的牵张刺激，经内脏感觉性传入纤维反射性引起尿意，并受高级神经中枢活动的影响引起膀胱逼尿肌的收缩。这个空腔器官肌受起源于骶髓的盆腔副交感神经的支配，躯体运动性/随意性调节腹压、膀胱内括约肌和外括约肌同步松弛，以协助膀胱排空。

脊髓上水平调节膀胱排空是通过脑桥排尿中枢，其传出纤维与内侧和外侧网状脊髓束伴行，排尿中枢发出的冲动可使内括约肌和外括约肌协调松弛、逼尿肌收缩。神经传递方式可能为谷氨酸性能，没有明显解剖特征的脑桥排尿中枢可被来自额叶皮质、扣带回、旁中央小叶和基底节的高级传入冲动抑制。

膀胱功能障碍

正如前文所述，储尿和排尿的调节需要许多部位的解剖结构顺利协作才能完成。中枢性和周围性神经系统的各部位损害，均可影响膀胱功能。

膀胱功能障碍可能因膀胱和尿道本身结构/解剖受损引起（泌尿系统原因引起的膀胱功能障碍有：膀胱肿瘤、尿道狭窄或前列腺增生导致的膀胱排尿受阻）；也可因支配膀胱的结构受损（神经源性膀胱功能障碍）；还有可能因周围神经通路或自主神经丛受损、脊髓损害或脊椎上病变引起。

多发性硬化因脊髓调节功能受损而导致膀胱功能障碍。神经变性疾病包括特发性帕金森病发生时，脑桥排尿中枢与调整该中枢的结构之间的相互作用发生障碍，是导致神经源性膀胱功能障碍的主要原因。

神经源性膀胱功能障碍

神经源性膀胱排空障碍：表现为频繁的或强迫性的尿意，尿失禁，排尿困难和排尿不完全或反复发作的尿道感染。

有效治疗膀胱排空障碍的首要步骤是准确判断临床症状。这就需要从以下问题入手，从不同角度观察排尿情况：膀胱排空的频率和时间？膀胱排空是否完全？有无强迫性排尿？可否排除尿道感染？能否储尿？

逼尿肌功能失调和逼尿肌反射亢进：表现为膀胱充盈期过早出现非生理性逼尿肌收缩。逼尿肌不稳定说明对逼尿肌功能活动的抑制作用丧失，反射亢进说明有神经源性疾病引起膀胱功能障碍，不能抑制神经源性膀胱，自主性膀胱或运动不稳定性膀胱等这些临床征象，实际上都是按照逼尿肌反射亢进的病因进行分类的。这些病变均位于骶髓以上，损害了骶髓抑制性神经反射通路对膀胱逼尿肌的功能作用。单独的逼尿肌反射亢进主要表现为强迫性尿意、尿失禁、无尿液残留。最常见病因为多发性硬化、脑血管疾病、正常压力性脑积水、特发性帕金森病、大脑额叶外伤、脊髓外伤和额叶肿瘤。

逼尿肌-括约肌协同障碍：为不随意逼尿肌收缩及膀胱外括约肌不松弛，病损发生在骶髓和脑桥排尿中枢之间。主要症状为强迫性尿意、尿失禁、膀胱排空不完全。由于女性膀胱排出阻力较小，所以发生在男性的逼尿肌-括约肌协同障碍更常发生一些并发症（特别是上行性尿路感染）。最常见病因为多发性硬化、颈段脊髓病、脊髓肿瘤、血管畸形和外伤。需要与逼尿肌-括约肌协同障碍鉴别的是少见的膀胱颈功能性梗阻，伴残留尿液增多和肾功能障碍，其病因不明。

逼尿肌反射消失：因逼尿肌的传入性和传出性神经支配丧失而引起。推论不会出现单纯的传入性或传出性神经支配障碍，因为两种信息冲动均经过骨盆副交感神经和骶髓传导，所以不会单方面受损。逼尿肌反射消失临床表现为尿意减少、膀胱排空起始不能、充盈性尿失禁及膀胱容量增多至 2 000 ml。病变发生在骶髓平面以及传入性和传出性神经通路。病因为肿瘤引起的圆锥-马尾损伤、外伤、腰椎管狭窄和椎间盘脱出、多发性神经根炎包括格林-巴利氏（Guillain-Barré）综合征、糖尿病或慢性酒精病合并的多神经病、骶脊髓瘘、盆腔手术和放射治疗、脊髓发育不良、脊髓栓系综合征（tethered cord syndrome）。

20%～30%多发性硬化病人因骶髓病变导致逼尿肌反射消失，大多有明显残留尿液增多，因为外括约肌不松弛致使排尿不能。

病例3 脊髓栓系综合征

　　27岁女护士，既往健康，因为感觉排尿困难就诊于私人医师。她感觉难以起始排尿，必须加压才能排出，之后仍感觉膀胱还是满的。之间又多次溢出少量尿液。最近第一次发生了大便失禁。她感觉很不踏实和羞耻，不敢出门、不敢上班。医师询问有无疼痛和既往外伤史，病人予以否认。

　　临床神经病学检查发现骶髓节段神经支配的皮区感觉减退（马鞍型感觉减退）。无下肢肌瘫，括约肌张力明显降低。为排除占位病变压迫脊髓圆锥或马尾，进行了MRI检查（图6.18），发现腰骶段椎管内发育异常，脊髓圆锥低位（脊髓栓系），圆锥背侧与硬膜粘连，所以在发育过程中不能上升。其发病机制尚不明确，有些病例在较大年龄时方才表现出神经病学功能障碍。由于进行性神经病学症状，对年轻的女病人进行了手术剥离圆锥与硬膜，术后神经系统缺失完全恢复。

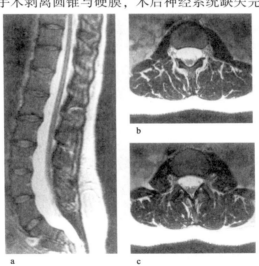

图6.18 脊髓栓系综合征

a. 矢状位T2加权像，可见腰段椎管宽，脊椎圆锥位于L4水平，背侧紧贴硬膜。未见合并皮窦、脂肪瘤或脊膜脊髓膨出等发育异常；b、c. T12（b）和L2（c）水平横断面T2加权像，在这两个高度平面仍可见脊髓，L2水平脊髓断面直径大于马尾断面直径。脊髓背侧与硬膜粘连

真性压力性尿失禁：如果不是由于不适当的逼尿肌活动，而只是由于外括约肌神经支配障碍引起的尿失禁，则为真性压力性尿失禁。真性尿失禁是女性膀胱排空障碍的最常见形式。主要发生在子宫切除术后和多次分娩后子宫下垂情况下，发病率随着年龄增加。真性尿失禁还可见于各种类型的神经源性膀胱排空障碍、逼尿肌反射亢进和逼尿肌-括约肌协同障碍。

非神经源性膀胱排空障碍

膀胱下梗阻：大多见于男性，因良性前列腺增生引起，出现强迫性尿意、尿频、夜尿、尿潴留和充盈性尿失禁。

尿道外括约肌功能障碍：引起年轻女性梗阻性膀胱排空障碍和尿潴留的最常见病因为尿道外括约肌功能障碍，表现为肌电图肌强直性放电，不出现相应的括约肌松弛。尿道外括约肌功能障碍主要与多发性硬化或年轻女性精神性膀胱排空障碍相鉴别，而确诊依据肌电图（EMG）检查。

遗尿：昼日或夜间遗尿，是指 4 岁以上儿童无器质性病变而出现的遗尿。根据这个定义，遗尿没有神经源性膀胱功能障碍，重要的是要排除器质性神经系统病变或泌尿系病变，如癫痫、隐性脊柱裂、泌尿生殖系发育异常。必要时 24 小时脑电图监测。

直肠的神经支配

直肠排空功能在某些方面类似于膀胱排空（见图 6.19）。

直肠充盈度不断增加刺激直肠壁内张力感受器，冲动经腹下神经丛传导至骶髓（S2~S4），再达较高级调节中枢，可能在脑桥网状结构和大脑皮质内。

副交感（S2~S4）兴奋导致直肠蠕动和内括约肌松弛，交感兴奋则抑制肠蠕动。外括约肌为横纹肌，受意识支配。

肠道排空主要借助于有意识的增高腹压动作。

直肠排空障碍

便秘：腰骶中枢以上脊髓横断伤可引起大便潴留、便秘。中断传入

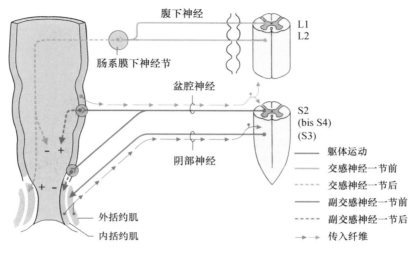

图 6.19　直肠的神经支配

通路就无从获得直肠充盈的信息，下行运动纤维中断则使腹部不能增压，由于存在反射性痉挛麻痹，括约肌常出现关闭不全。

大便失禁：骶髓（S2~S4）损伤导致肛门反射消失，引起大便失禁，如粪便稀软则可不随意排便。

生殖器官的神经支配

源于上部腰髓的交感传出纤维经过血管周围神经丛（腹下丛）到达精囊、前列腺和输精管。刺激该神经丛可出现射精（见图 6.20）。

S2~S4 节段发出的副交感神经冲动，经过盆腔内脏神经（勃起神经）可引起生殖器海绵体血管扩张。阴部神经支配尿道括约肌、坐骨海绵体肌和球海绵体肌，刺激副交感神经产生勃起（见图 6.20）。

生殖中枢部分受神经源性（经网状脊髓纤维）控制，部分受下丘脑内高级中枢的体液性影响。

生殖功能障碍

胸髓横断瘫会导致阳痿，伴有反射性异常勃起和偶尔射精，可出现睾丸萎缩。

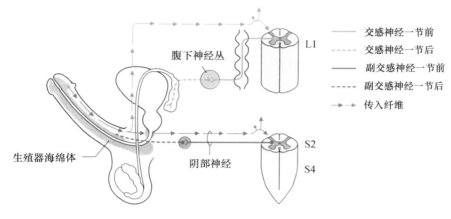

图 6.20 男性生殖器的神经支配

S2~S4 节段损伤也引起阳痿，既不能勃起又不能射精。

6.7.5 内脏痛和牵涉痛

自主神经的传入纤维参与形成大量的自主性内脏反馈环路，这些冲动达不到意识水平。

内脏痛：一些与器官充盈状态和疼痛有关的冲动可被感知，这些兴奋冲动引起平滑肌反射性紧张（痉挛），从而产生疼痛感（胆结石或肾结石引起的胆绞痛或肾绞痛）。器官发生炎性肿胀或缺血（心肌缺血），也能引起疼痛。

来自内脏器官的疼痛常常弥散且定位困难，病人常常感觉疼痛投射至体表某局部区域（皮区带，Head 带）（见图 6.21）。

牵涉痛：自主神经传入纤维的神经元胞体和躯体神经元胞体都在神经节内。自主神经传入纤维与来自相应的肌节和皮节的躯体传入纤维一起经后根进入脊髓。即来自内脏器官的传入纤维与其相应皮节区的传入纤维一起会聚在某一节段脊髓后角内。来自这两个区域的兴奋冲动共同由相同的纤维沿脊髓丘脑侧束向中枢传导（见图 6.22）。因此，源于某内脏节段的疼痛觉可能被投射到所属的皮节或肌节（牵涉痛），这些皮节区偶尔出现一定程度的感觉过敏，还可能会出现腹壁紧张。多种理论试图解释牵涉痛的产生机理，但尚未取得共识。

例如上胸段神经根节段内，既有来自左胸和上肢的皮区的躯体传入纤维，又有来自心脏的内脏传入纤维。心脏疾病例如心绞痛时，疼痛常常投射至相应的皮节区。这些皮节区具有诊断意义，称之为 Head 带（图 6.21）。反之，来自皮肤的冲动也可以反射至内脏神经支配的器官。显然，躯体传入纤维与内脏反射弧之间在脊髓中间神经元系统内存在某些联系。这可以解释为什么皮肤疗法（例如冷或热应用、湿敷、涂剂、发泡剂等）常常可有效减轻来自自主神经支配器官的疼痛。

6

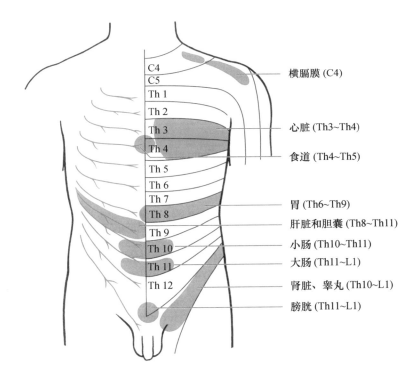

图 6.21 皮区带（Head 带）

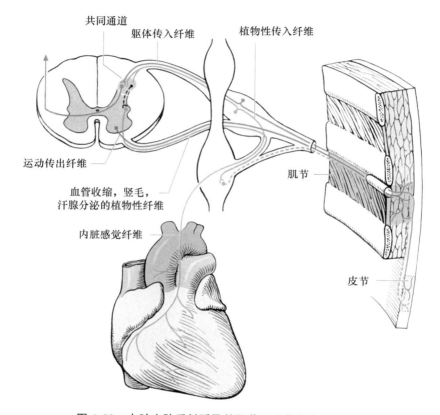

图 6.22　内脏皮肤反射弧及其肌节、皮节和内脏及躯体

内脏感觉和躯体感觉冲动会聚于后角的共同神经元，然后，相应的冲动经同一传导通路向中枢传导。因此来自内脏器官的传入冲动可能被"误译"为来自所属皮区和肌区的传入冲动——牵涉痛

7
边缘系统

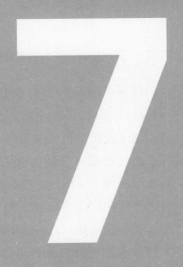

7 边缘系统

7.1 边缘系统

　　边缘系统由种系发育上较古老的皮质区（古皮质和旧皮质）和新皮质以及各种核团所组成，古皮质和旧皮质是被新皮质分隔开的基础结构。边缘系统的重要组成部分包括：海马结构、海马旁回及内嗅区、齿状回、扣带回、乳头体以及杏仁核。上述结构通过帕佩兹环路（Papez 环路）相互联系，并与其他脑结构（新皮质、丘脑、脑干）有广泛联系，所以边缘系统的作用是使中脑、间脑和新皮质结构之间发生信息交换。

　　通过与下丘脑以及自主神经系统联系，边缘系统参与调节本能和情感行为，其作用是使自身生存和物种延续。此外，海马结构还对学习过程和记忆发挥着突出的作用。因此，如果海马结构或与之功能联系的结构受损，则导致遗忘综合征，其病变部位不同，产生的记忆障碍形式也不同。

7.2 边缘系统结构概述

　　1878 年 Broca 将包绕胼胝体、间脑和基底节的脑回环称为边缘大叶（Limbus=边缘），这个脑回环在一定程度上是新皮质和脑干之间的过渡区。这个过渡区包括古皮质（海马和齿状回）、旧皮质（梨状皮质）和中间皮质（扣带回），但也包括内嗅区和中隔区、胼胝体灰层、杏仁核和乳头体（见图 7.1）。1937 年 Papez 在证实了这个边缘叶复合体的各组成部分之间存在广泛纤维联系的基础上，又提出一个理论：这个神经冲动环路［帕佩兹环路（Papez 环路），见图 7.2］可能就是表达机制、情感形式和与本能相关的各种情绪等的解剖基础。Klüver 和 Bucy 的动物实验

（Klüver-Bucy 综合征）支持了这一理论，最后由 Macllean 在严谨的解剖学和电生理实验基础上提出了这个边缘系统概念。

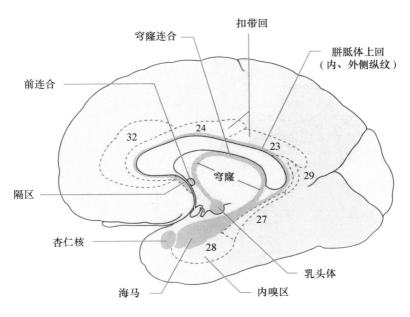

图 7.1　边缘皮质

　　现在对这个概念越来越多地提出了疑问，因为新的实验证明，不仅上述结构相互之间存在联系，且与大量其他脑区之间也有联系。也就是说，不论从解剖上还是从功能上，都不能把它理解为一个封闭的系统。与边缘系统相关的功能如本能和情感行为、意向和本能、学习和记忆（见下文）等，也不应看成是边缘系统独有的功能。这些功能需要边缘系统与众多其他脑区协调合作。

　　了解了这些事实后，在原则上并不反对继续应用"边缘系统"这个概念，况且原本推测的这些边缘系统结构之间的解剖学联系已经得以证实。至今还没有产生一个统一的新命名，边缘系统结构的病理学改变在临床被继续用于与边缘系统有关的讨论。

7

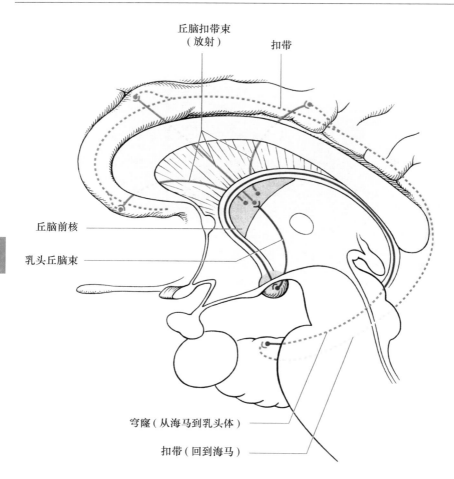

图 7.2　帕佩兹环路（Papez 环路）
（海马—穹隆—乳头体—丘脑前核—扣带回—扣带—海马）

7.2.1　边缘系统结构的联系

帕佩兹环路（Papez 环路）

　　边缘系统的各种结构，包括海马，都是通过帕佩兹环路相互连接的主要中继站，包括相应的神经连接转换及其神经递质的详细情况已被证实。

帕佩兹环路的功能如下：起源于海马（Ammon 角）内的冲动经穹隆到达乳头体，再由乳头丘脑束（Vicq d'Azyr 束）传递到丘脑前核，转换神经元后经丘脑扣带回放射将冲动投射到扣带回，然后冲动由扣带回经过扣带又返回海马，由此形成这种神经元环路（见图 7.2）。

脑和边缘系统的联系

由于乳头体连接边缘系统与中脑（Gudden 核和 Bechterew 核）和网状结构，因此乳头体在边缘系统中占有关键地位。乳头被盖束和乳头体脚（见图 6.9 和图 6.10）形成其自身的反馈环路。起源于边缘系统的冲动不仅经丘脑前核传递到扣带回，还经过联合纤维传递到新皮质。起源于自主神经系统的冲动同样可经过下丘脑和丘脑背内侧核到达眶额皮质。

7.3 边缘系统的重要部分

7.3.1 海马

海马结构是边缘系统的中心结构。因此，其组成和纤维联系以及海马结构病变引起的临床改变都成为被关注的重点。

海马结构的显微解剖

海马皮质没有 6 层，而只有 3 层，在种系发育上为古皮质。由于其结构差异，海马皮质与其他一些皮质区一起被统称为异皮质（与 6 层的等皮质相反），海马（Ammon 角）本部与齿状回相邻（见图 7.3a 和 b）。海马内占优势的细胞为锥体细胞，它们自身在不同 Ammon 角区域，其结构也有所不同，可分为 3 个 Ammon 角区：CA1～CA3（CA = cornu ammonis）（见图 7.3c）。有些学者还划分出与齿状回门相邻的 CA4 区。齿状回的优势细胞为颗粒细胞，发出轴索成为苔藓纤维，与 Ammon 角（CA3/CA4）连接。除构成海马内和齿状回内细胞层的优势细胞（锥体细胞、颗粒细胞）之外，还有 GABA 能的中间神经元。它们并不局限于各细胞层内，除含有抑制性神经递质 GABA 外，还含有各种神经肽和钙结合蛋白。

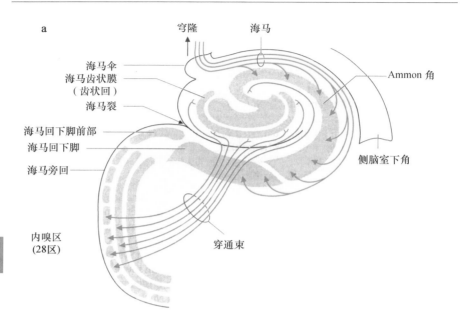

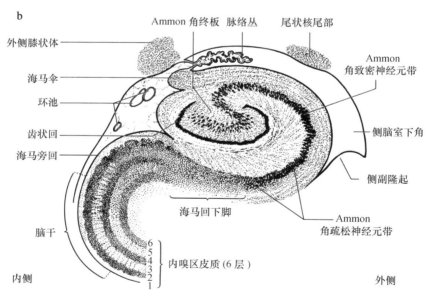

图 7.3　海马结构（一）

a. 海马结构的主要传入神经（穿通束）和主要传出神经（穹隆）。穿通束穿过海马回下脚，连接内嗅区与齿状回；b. 海马结构的细胞构筑

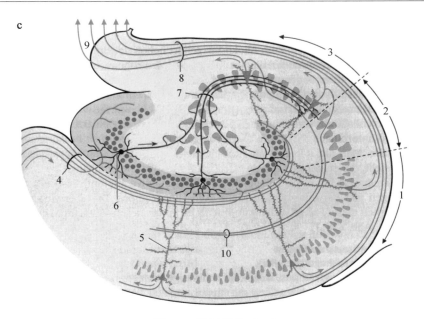

图 7.3　海马结构（二）

c. 海马结构的各种细胞类型及其连接。1~3：Ammon 角区 CA1~CA3；4：穿束；5：锥体细胞；6：齿状回的颗粒细胞；7：苔藓纤维；8：海马槽；9：海马伞；10：CA3锥体细胞的 Schaffer 氏回返侧支，与 CA1 锥体细胞的树突发生突触连接（引自 Kahle, W., Frotscher, M.: Taschenatlas der Anatomie–Nervensystem und Sinnesorgane, Thieme 2002）

海马结构的神经纤维联络

　　内嗅区的传入冲动：海马结构皮质以及内嗅区均属于异皮质。新的研究证明内嗅区具有特殊意义，它位于海马外侧的海马旁回内（Brodmann28 区，见图 7.1 和图 7.3），在嘴侧与杏仁核相邻，通过侧副沟与颞叶等皮质分界（见图 9.9）。内嗅区接受各种不同新皮质区的传入冲动。目前认为，内嗅区等于是通向海马的大门，海马本身检验着各种新皮质传入冲动的新时性。海马与内嗅区之间相应地有丰富的传入性连接，这些纤维大多并入穿通束，穿过海马回下脚（见图 7.3a）。

　　隔区的传入冲动：起源于中隔和 Broca 对角带（隔区，参见图 7.1）的胆碱能和 GABA 能神经元投射入海马内，其中胆碱能神经元的投射大

多为弥散性，GABA 能纤维却直接与海马的 GABA 能神经元突触连接。

联合区的传入冲动：CA3 锥体细胞和齿状回门区的一些神经元（苔藓细胞）的轴索将两侧海马相互连接起来，然后分别终止于对侧海马的锥体细胞和颗粒细胞的树突近段。

来自脑干的传入冲动：来自脑干各种神经核团的儿茶酚胺能纤维主要弥散投射至海马。

海马内神经冲动的传导

如前所述，来自内嗅区的投射束为海马的主要传入纤维。内嗅区纤维为谷氨酸能，终止于锥体细胞和颗粒细胞的树突远段。其三级突触连接方式的神经冲动传导主路如下（见图 7.3c）：内嗅区皮质—齿状回颗粒细胞（一级突触）—苔藓纤维系统—CA3 锥体细胞（二级突触）—CA3 锥体细胞轴索的 Schaffer 回返侧支—CA1 锥体细胞（三级突触）。在所有三级中继站内，冲动传导受 GABA 能抑制性神经元的调控，GABA 能传入冲动进入细胞体（篮细胞）、锥体细胞轴索的起始段（轴索-轴索细胞或 Chandelier 细胞）或树突。

CA1 神经元投射至海马回下脚，其传出纤维在海马伞内及穹隆内，即在海马结构的主要传出纤维内集合（见图 7.3c）。穹隆延伸至乳头体，为海马至下丘脑的重要连接，因此为海马至高级植物神经中枢的重要连接（见图 7.2）。

7.3.2 杏仁核复合体

杏仁核复合体也属于边缘系统，由大部分核团组成，其中一些与嗅觉系统连接，而另外一些（内侧部分和中枢部分）则属于边缘系统。起源于该神经核团的终纹（见图 6.9），在尾状核和丘脑之间的沟内向前走行，其走行呈大弓状，到达室间孔水平时分成二组分支。一些纤维到达隔区，另一些纤维到达下丘脑嘴侧区，少数纤维经髓纹到达缰核。杏仁核复合体被认为与中脑，特别是丘脑之间也有联系，并且是先投射至下丘脑背内侧核，然后再投射至眶额皮质。此外，两侧杏仁核复合体之间也相互联系。

试验性刺激杏仁核复合体可观察到情感兴奋，引发情感反应如愤怒和攻击,伴自主神经反应(如血压升高、心率加快、呼吸急促)。刺激杏仁复合体其他核团区则伴发注意力改变、摄食改变或性欲改变。

7.4 边缘系统的功能

实验显示:内嗅区皮质接受来自新皮质各种不同区域的冲动,经穿通束传导,在海马内检验传入冲动的新时性信息。因此推测海马以特殊的方式参与学习和记忆过程,事实上许多临床结果已证实了海马的这种功能。

完整的记忆功能不仅依赖于海马本身的整合作用,还要求海马以及杏仁核复合体与其他脑区之间纤维联系的完整。对此(特别是对所谓的陈述性记忆,参见下文)以下传导系统有意义:

• 由海马发出的投射束经穿隆,一方面至隔区神经核团,另一方面至乳头体和由乳头体经丘脑前核至扣带回(帕佩兹环路,Papez 环路);

• 由杏仁核复合体发出的投射束经下丘脑背内侧核至眶额皮质(图7.4)。

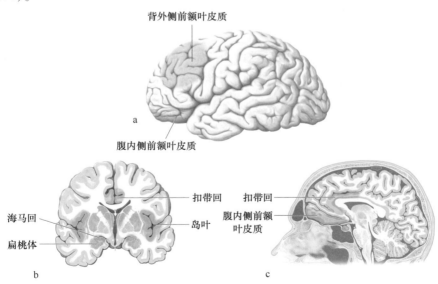

图 7.4 情感网络

[Schünke. M. et al. Prometheus. Kopf,Hals und Neuroanatomie. Thieme,2012(dort nach Braus)]

7.4.1　记忆方式和功能

短时（瞬间）记忆和长时记忆：为了便于理解边缘系统对于记忆功能的重要作用，必须先解释几个神经心理学的基本概念。现代神经心理学的鼻祖之一 William James 将记忆分为"初级记忆"和"二级记忆"。当感觉记忆内容不再存在后，初级记忆将记忆内容短时保持在意识水平（短时记忆）。二级记忆是对曾经"从意识中消失"的以往的事件或状况重又恢复记忆（长时记忆）。短时记忆和长时记忆的区别成为神经心理学的一种经验模式。例如，大脑的疾病或损伤可分别损害这两个记忆系统，只有这两个记忆系统功能正常时，才能在标准化试验中保障正常的识别功能。

短时记忆和长时记忆的神经基础：Hebb 于 20 世纪 40 年代便已假定，这两种记忆的基本形式具有不同的神经基础。Hebb 将短时记忆描述为细胞群体内的循环往复的兴奋刺激，而长时记忆的特点是突触连接水平的结构改变。这些结构的适应作用的前提条件是持续数分钟至数小时的巩固过程。后来经记忆障碍病人的神经心理学实验进一步证明，海马在意识水平记忆内容的巩固过程中起着决定性作用。

检验短时记忆和长时记忆的诊断性试验：检查短时记忆的常用方法是领读号码顺序并不断增加号码长度，让试验者/病人复述，可复述7个±2个号码为正常结果。这些记忆内容很快消失，不在长时记忆中留下痕迹。长时记忆的试验方法是对兴奋刺激的表现（例如概念顺序或所示物件），让试验者在一定的时间间隔内记住这些兴奋刺激，然后再认出或任意复制。

长时记忆的亚型：长时记忆分为两种，插入性长时记忆和含意性长时记忆。插入性长时记忆涉及具有特殊时间距离上的前后关系的日期，例如对某一段旅行的回忆。而含意性记忆则总括知识领域如医学或物理学的内容。

部分长时记忆还可影响行为，而试验者却并未意识到相应的知识和实情。因此又分为：外显记忆或陈述性记忆系统、隐性记忆或非陈述性记忆系统（见图 7.5）。

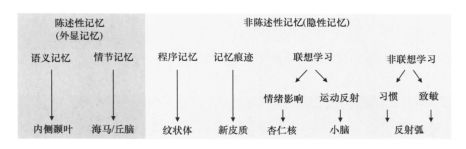

图 7.5　外显记忆和隐性记忆

[Gekle, M et al. Taschenlehrbuch Physiologie, Thieme, 2010 (dort nach Klinke u. a. Thieme, 2009)]

　　外显记忆或陈述性记忆为已经描述过的、已经意识到的以及文件记录上可传达的记忆。隐性记忆或非陈述性记忆为文件不可记录的记忆痕迹，例如在一个运动动作中学会的以及唤起的记忆。属于隐性记忆的还有经典条件实验，如巴甫洛夫在狗身上进行的实验，以及知觉能力和认识能力、Priming 效应。Priming 效应是指在另外一种关联下提供的信息可以在较晚的时间被有效处理，即使没有有意识地回忆以往的情形。这种记忆成分可以说是被"无意"贮存起来的，只能在进行相应活动时被提取，像人总是能在清晨同一时刻在闹钟响铃之前就醒来。复合模式也存放在隐性记忆里，例如：棋手比普通人较容易回忆起实时的棋局，但对随意排列棋盘上的棋子这个动作的复制，却与健康监察人员一样好或坏，尽管后者不会下棋。所以说记忆不是功能性实体，而是包括了多个不同元素。

　　根据 Squire 的记忆分类：Squire (1987) 将各种记忆亚型总结为以下模式：对外显记忆和隐性记忆必须在后认识能力上进行区分，例如自身记忆功能或策略的判断功能，这种功能能够贮存各种信息以及将对策行动组织在记忆内容里。当这些记忆功能涉及贮存和行动过程时，又被称为"额叶型记忆功能"，因为它们可能依赖于额叶的整合作用。记忆贮存过程中发生由具体向抽象的推移过程。例如，人可以回想起自己上过的学校大致是什么印象，但却描述不出所有的细节部分。同时对所经历的情形下的某些观点加强，而另外一些观点则被压制。"回忆"是记忆过程的结果，不是影片般的记录，而是带主观色彩的对过程的重新编构。总而言之，长时记忆可被想象为动态过程，它随着时间的推移而被改变着并越来越抽象，其中也可以回忆起例如包含非常重要的经验的图像成分。

病例 1   双颞叶内侧切除术后的记忆障碍

上述概念中，经过许多神经心理学实验证明的记忆亚型可以病人 H. M. 为范例加以说明。当药物治疗不能控制癫痫发作时，对某些病例可能引发癫痫的脑区进行手术切除。病变在颞叶的某些区域，由于用药物治疗无效，故病人 H. M. 于 1953 年接受了双颞叶内侧切除术（目前此方法已经废弃）。病人术后明显记忆障碍，迄今仅略有好转。手术后，H. M. 虽然保留了一般的智力水平（通过常用的智力测试方法），但不能贮存新的记忆。病人在手术后与医师谈话时无异常反应，按照自己的感觉回答问题也很准确。当医师离开病人后几分钟又返回病房时，H. M. 却已经完全忘记曾经见过医师，并抱怨说总是不断地面对新医师。但病人的短时记忆尚完好，能在几分钟内保留信息。例如，在给出数据顺序或图像顺序后要求立即按照顺序重复，病人能准确复制。但是在短时间后又完全忘记了这些数据，也就是说，新信息内容不能由贮存器（或短时记忆）转移到长时记忆。H. M. 还保留了非陈述记忆功能。例如对要求圆满完成构句顺序或构图顺序的任务，在重复演示后，他表现出与健康志愿受试者相当的学习能力。H. M. 能学会一些解答方法，虽然他在短暂时间后不再意识到进行过相应的测试。H. M. 在手术后还能掌握运动技巧，至少部分后认识功能完整保留，例如 H. M. 自己意识到有记忆力贮存障碍。

这个病例表示，颞叶内侧部对新信息的贮存具有决定性意义，而且对提取所贮存的记忆内容也具有决定性作用。颞叶内侧部特别是海马可能是一种中间贮存器或处理贮存器，暂时贮存外显记忆内容，然后将这些内容转移到长时记忆贮存器内或者进一步处理成其他的认识功能。

7.4.2　记忆功能障碍——遗忘综合征及其病因

记忆功能（尤其是陈述性记忆功能）主要依赖于海马及其纤维连接系统的整合作用，此外，杏仁核复合体至眶额皮质的投射束也发挥着重要作用。

脑的损伤或病变如果侵及有关记忆功能的重要解剖结构或联络环路，可导致遗忘综合征。

遗忘综合征的一般定义：如果病人仅仅或主要是对新内容记忆功能障碍，以及对发病前所贮存数据回忆障碍，则称为遗忘综合征（顺行性遗忘和逆行性遗忘）。单纯遗忘综合征患者的其他智能如语言、推断思维或处事能力等并无障碍或极少障碍。例如通过数字组或文字组获得的短时记忆，以及程序学习（即学习处理过程）也都保留。遗忘综合征的常见伴发症状是人格改变或推动力障碍，例如柯沙科夫氏综合征（Korsakoff综合征）或双侧丘脑梗死后（参见病例 4，296 页）。

与痴呆综合征的鉴别诊断：遗忘综合征需与阿尔茨海默病（Alzheimer 病）或额颞叶痴呆等引起的痴呆综合征相鉴别。后两者除引起遗忘综合征以外，还引起局灶性神经精神性缺失如失语或失认以及日常活动受限，此外还有总体智能水平降低和/或特异性认知能力损失，在临床上采用床边试验如简短智能测验（MMST）或采用更加细致的标准化神经精神学检查如 CERAD-plus-测试组套、PANDA 测试组套或 MOCA 测试组套来进行判断，并且还可以据此判断痴呆程度。临床可疑痴呆时，如果脑脊液检查显示病理性痴呆症标志物明显异常以及脑 MRI 检查显示局限性脑萎缩或全脑萎缩便可以确诊。由于本书版面受限，不再详述各种退行性痴呆的类型和变通类型及其鉴别诊断（阿尔茨海默病、额颞叶痴呆、血管病变性痴呆、Lewy 体痴呆等）。

遗忘综合征的病因：记忆障碍可能因大脑病变的急性发生或慢性进展而成。颅脑外伤、出血、缺血、退行性病变如阿尔茨海默病（Alzheimer 病）或代谢性脑病如韦尼克-柯沙科夫氏综合征（Wernicke-Korsakoff syndrome）等均可能为其病因。一种有趣的病变叫作短暂性全面遗忘症（TGA，参见病例 2，292 页），目前从病理生理学上尚无法理解，病人在

完全健康的状态下突然出现逆行性的（大多持续数小时）和顺行性的遗忘，最长持续 24 小时（平均持续 6~8 小时），患者呈无助状态，反复不断地问他在哪里、到底发生了什么、为什么给他做检查，几个小时之后又突然地恢复记忆，但是对发生的事情仍然健忘。病因大多为双侧性的海马功能障碍，可能是由于一过性的动脉或静脉血液循环障碍或者偏头疼所导致。

病例 2　短暂性全面遗忘症

　　80 岁女病人，早餐后感觉嗜睡和轻度恶心，之后反复不断地问丈夫她在哪里、发生了什么、她是否已经用过早餐。急救医生得知病人有高血压病史之后，确诊这个时间、空间和情境上都处于迷失状态的女病人有高血压脱轨，给予降压处理，急诊收住医院。病人在医院恢复了完全定向力，但是仍有数小时的记忆遗忘。入院时 MRI 检查（图 7.6）显示左侧海马弥散障碍小梗死灶，考虑为高血压脱轨所致的全面遗忘症。调节血压治疗、认知障碍恢复后出院。

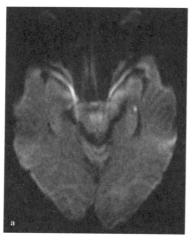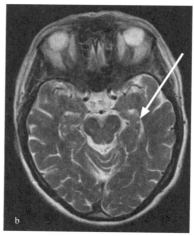

图 7.6　海马结构损伤后短暂性全面遗忘症

MRI 检查显示：a. 弥散加权像（DWI）显示急性缺血；b. 为同层面 T2 加权像，显示左侧海马区的病灶（箭头）

遗忘还可能是治疗措施的后遗症，例如颞叶神经外科手术（治疗药物耐受性癫痫）后，或者电痉挛疗法治疗严重抑郁症后。

单侧重要记忆结构和联络环路损害引起"侧向特异性"记忆缺失：左侧损害引起言语记忆障碍，而右侧半球功能丧失则引起视觉记忆障碍。动物实验切断两侧对记忆重要的初级联络系统（288页），引起严重而持续的遗忘，如果仅一侧投射系统功能丧失则产生较轻的或暂时性的记忆功能丧失。

外伤引起的遗忘：颅脑创伤可导致遗忘，分为顺行性和逆行性遗忘。顺行性遗忘不能回忆事故发生后的事件，逆行性遗忘不能回忆事故发生前的事件。这两种遗忘形式的定义与发生脑损伤的时间相关联，可能包括了不同的时间段，在一定情况下可能是不完全的，可能会形成所谓的回忆岛。逆行性遗忘时，大多能较好地复制很久以前的事件。器质性病变引起的记忆障碍与精神性遗忘不同，大多含有顺行性成分和逆行性成分，它们可先后不同地很快恢复，有时甚至完全恢复。顺行性和逆行性遗忘由于病因不同，可伴有其他神经心理学症状。

伴有遗忘综合征的其他疾病：基本上，任何一种导致两侧重要记忆结构损害的疾病或脑损伤，都可伴发遗忘综合征。

以下影响因素具特殊临床意义：

• 疱疹性脑炎，对边缘系统具亲和力，一般引起两侧颞叶内侧基底部和扣带回结构损害；

• 丘脑血循环障碍，由于其血管解剖结构特殊，常常伴有两侧梗死；

• 大脑前动脉瘤破裂或手术治疗后，中隔区神经核团出血或缺血；

• 胼胝体压部损害（创伤性、缺血性）伴直接位于其下方的穹隆脚（穹隆联合）损害。

以下病例可说明其中三种情况。

病例3　病毒感染损害两侧颞叶内侧部

　　11岁女孩在1~2周内头疼逐渐加重，伴恶心、呕吐，最后出现精神错乱。小女孩阶段性地觉得在父母家不自由，并且一旦开口则说一些莫名其妙的话，儿科医师将女孩转诊到医院。入院时小女孩对新印象的记忆保留不超过数秒至数分钟，也就是说有明显的顺行性遗忘，没有其他的临床神经病学症状。首次核磁共振检查发现两侧颞叶和扣带回有水肿改变（图7.7）。以后的检查还发现上述部位有出血。血清学检查发现单纯疱疹病毒感染，证实了遗忘综合征的病因。抗病毒治疗后记忆障碍逐渐好转，但是小女孩因此必须复读初中六年级。

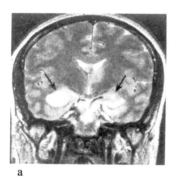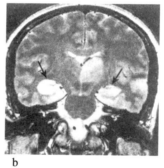

　　a和b. 冠状位T2加权像断层图像。可见两侧颞叶内侧部高信号改变，两侧海马结构水肿，该病例病变累及左侧丘脑、颞叶皮质和左侧脑岛

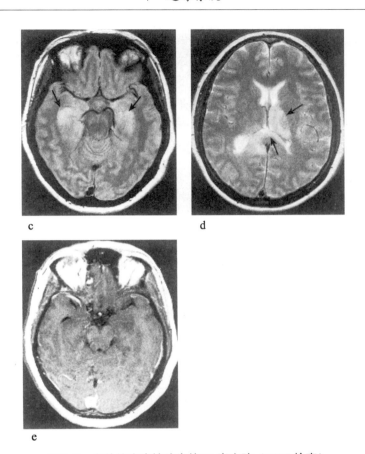

图 7.7   患单纯疱疹性脑炎的 11 岁女孩（MRI 检查）

c 和 d. 轴位质子像和 T2 加权像，可见两侧颞叶内侧部病变，少见的左侧丘脑受损（d）和胼胝体压部受损（d）；e. 注射造影剂后轴位 T1 加权像，未见血脑屏障破坏征象，这是疱疹性脑炎早期的典型征象

病例 4　两侧丘脑梗死

　　54 岁办公室职员与妻子一起参加了朋友的庆宴。之后妻子发现丈夫困倦和特别冷漠，此外好像还突然"忘记"时间已经是深夜了，他反复地自言自语"现在就得起床了吗?"有一次，他想知道自己去哪儿了，其实那个时间他就坐在自家起居室。他回想不起来晚会的一些情形，就是说回想不起来庆宴的全部，例如他已经不知道自己曾经发言讲过话。起初，其妻以为丈夫的异样行为是由于缓慢的酒精作用和感冒引起，但由于这些异常行为在第二天反而加重，所以妻子带丈夫来到医院。

　　这时，病人较明显地表现为表情淡漠和主动意识减低。医师要求脱衣和做其他动作以配合检查，他几乎没动一下。检查时他不停地打瞌睡，对人只能做粗略的说明，时间和空间定位严重障碍。

　　核磁共振检查发现两侧丘脑背内侧高信号病变，提示大多起源于单侧（Percheron 动脉）主干的丘脑结节动脉供血区缺血（图 7.8）。经过治疗，病人较快恢复，几个月后便重新就职。

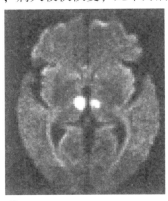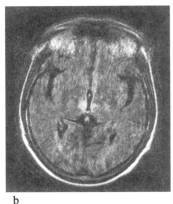

a　　　　　　　　　　　b

图 7.8　两侧丘脑梗死

a. 弥散加权 MRI，可见两个高信号病变，为两侧丘脑前内侧部分的新鲜缺血灶；
b. T2 加权 FLAIR 图像，可见高信号梗死灶，但较弥散加权像明显分界不清，精神错乱病人在检查时乱动而造成伪影。弥散像扫描时间为 4 秒钟，T2 加权像为 3~5 分钟

病例5 两侧中隔区神经核团和额叶皮质病变

61岁家庭主妇和往常一样准备午餐，餐后丈夫发现妻子突然举止怪异，与他谈话前言不搭后语，不断变换话题，问了他三遍是否睡过午觉。她似乎不相信他的问话，或许马上又忘了。丈夫因担忧而对她进行了一个小小测试，问她日期，她既说不清是星期几也说不清是哪个月份，甚至回想不起来是哪年。此外，该妇女还有人格改变，对于友善的搭话阵发性地具有攻击性，而最后又完全无动于衷。此外，她还固执地在短时间内反复不断地给丈夫煮咖啡，虽然她自己也反问不是刚刚喝过咖啡了吗。当一指出她的怪异行为和明显的错误时，她刻板地反问：你们到底想要我怎样，不是都很正常吗？丈夫费尽周折才把不情愿的女病人带到医院。医师将女病人收住院，诊断为遗忘综合征，攻击性和交替的情感障碍，以及疾病判断不能。最后，病人出现明显持续动作倾向（持续动作—强迫性的、没有感觉的机械性的重复动作），检查完后，病人固执地站在镜子前反复不断地梳头。

核磁共振检查（图7.9）和血管造影检查证实：起源于前交通动脉的穿支动脉闭塞，导致胼胝体、穹隆、基底节和额叶皮质梗死。

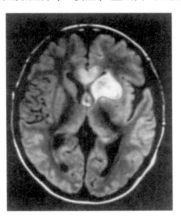

图7.9 两侧中隔区神经核团病变

MRI质子加权像：可见胼胝体和穹隆前部病变，此外，还可见左侧基底节较大病灶

8
基底神经节

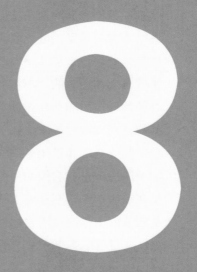

8　基底神经节

8.1　概述

　　基底神经节（也称"基底节"）为运动系统的一部分，主要核团包括：尾状核、壳核、苍白球。它们位于端脑皮质下髓质内。通过与复杂调节环路联络，基底神经节可兴奋性或抑制性地影响运动系统。基底节以这种方式参与运动起始、运动协调和肌张力调节。基底节以及与其功能联系的神经核团（例如黑质或底丘脑核）损害，则相应地表现为运动性冲动过多或缺乏和/或肌张力的改变。具有重要临床意义的是帕金森综合征，其特征为强直、运动不能和震颤三联征。

8.2　前言和术语

　　运动系统的高级中枢为大脑皮质，其信号通过锥体束传导到运动性颅神经核团和脊髓前角细胞（锥体束系统）。此外还有许多其他中枢神经性结构参与运动的起始和调整。这个"辅助性运动中枢"的核心便是基底神经节、位于皮质下端脑白质内的神经核团。很久以来，人们将运动系统调节作用中的"首要地位"归属于锥体系统，因为它是皮质与运动性颅神经核团和前角细胞之间最快和最直接的连接。而参与调节运动的其他结构则被归属于"锥体外系统"。这个概念是一种误导，因为顾名思义，锥体系统和锥体外系统代表两个不同的运动系统。而事实上更准确的说法应该是，它们为一个共同的运动系统的亚单位，无论在功能上还是在结构上都相互紧密关联。例如已经证实的运动皮质与纹状体，即与基底节的中枢性核团之间有广泛联系。目前认为"锥体外系统"这个概念已太过时。本书中只在特殊的情况下应用这个概念。本书不再论及锥体外系统，而是取而代之讨论基底节的功能及功能障碍。

8.3　从种系发育过程看基底节在运动系统中的地位

纹状体为运动系统的重要高级中枢。如果先回顾一下其种系发育过程，便易于理解该核团及其联络的功能。

最古老的运动中枢为脊髓以及中脑被盖内网状结构的原始结构器。随着动物界的不断进化形成了旧纹状体（苍白球），最后在较高级哺乳动物特别是人类与大脑发育同步形成了更为进化的新纹状体（尾状核和壳核）。原则上，种系发育上较新（较高级）的中枢影响种系发育上较古老（较低级）的中枢。这意味着：种系发生上较古老（较低级）的动物由较古老（较低级）的中枢管理正常的肌张力分布以及一些自主运动神经支配。

随着大脑皮质的产生，种系发育上较古老的运动中枢（旧纹状体和新纹状体）逐步受到新运动系统即锥体束系统的控制。尽管如此，大多数哺乳动物例如猫在切除大脑皮质后仍能没有太大困难地行走。而人类则决定性地依赖锥体束系统的完整。种系发育越进化，较新（较高级）中枢缺失时便越难以被种系发育较古老（较低级）的中枢代偿。当然，即使是人类，当肢体痉挛性麻痹时，仍可出现一定程度的不随意运动，即所谓的相关运动，由较古老（较低级）的运动中枢启动。

8.4　基底神经节的解剖分部及其神经连接

8.4.1　神经核团

一般来说，基底节包括端脑白质内的由胚胎神经节小丘（端脑小泡腹侧部）发育而来的神经核团，它们在功能上互为一体。主要核团有尾状核、壳核、苍白球的部分（见图 8.1 和图 8.2），在种系发育上属于基底节的还有屏状核（见图 8.5 和图 8.6）和杏仁核（见图 8.1 和图 8.2）。杏仁核已经在相关的边缘系统章节中论述。屏状核（其功能尚不明确）

和杏仁核与基底节没有直接的功能联系，所以本章对这两个结构不做更多叙述。

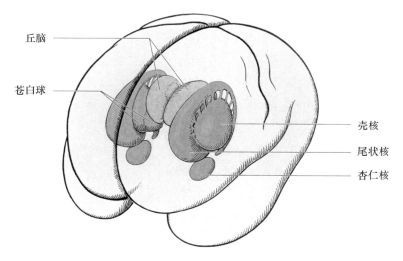

图 8.1　基底节（红色）及其相互之间的位置关系

　　尾状核：沿侧脑室走行，因此，它和侧脑室一样沿着端脑呈弓状展开（旋转）（见图 9.1）。尾状核头构成侧脑室的外侧壁，其尾逐渐变细，末端位于颞叶下角的顶旁，向前延伸与杏仁核邻接（见图 8.2）。因此，在一些冠状切面上（见图 8.3 至图 8.8）尾状核会出现两次（见图 8.3 至图 8.7）：即背侧者位于侧脑室外侧壁旁，下方者位于颞叶内侧脑室下角上方。尾状核和壳核在前部相互渗入对方。

　　壳核：呈贝壳状包绕苍白球外侧面，在前、后方高出苍白球。壳核向外借外囊与屏状核分隔，向内借薄的纤维层（内侧髓板）与苍白球分界。

　　由于尾状核与壳核通过大量条纹状细胞桥相互连接，所以得名纹状体（见图 8.2）。在种系发育上，这些条纹的形成是由于内囊纤维生长穿过从前曾为一体的基底节。纹状体的腹侧断面称为伏隔核。

　　苍白球：为基底节的第三大核团，包括内侧支和外侧支（内侧部和外侧部）。由于苍白球为种系发育上较古老的核团，所以又称为旧纹状体，它至少部分属于间脑。壳核和苍白球一起合称为豆状核。

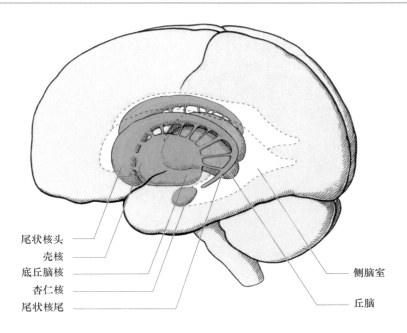

图 8.2　基底节与脑室系统的关系（侧面观）

尾状核头

壳核

底丘脑核

杏仁核

尾状核尾

侧脑室

丘脑

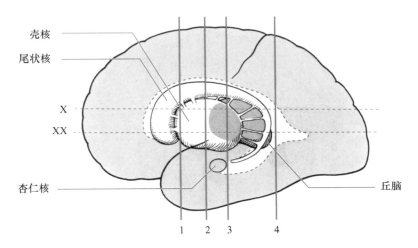

壳核

尾状核

X

XX

杏仁核

丘脑

1　2　3　　4

图 8.3　基底节侧面观，6 个断层面的示意

［2 个水平面（蓝色），4 个冠状面（红色）］

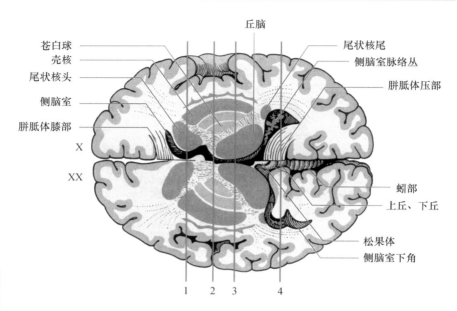

丘脑

苍白球
壳核
尾状核头
侧脑室
胼胝体膝部

尾状核尾
侧脑室脉络丛
胼胝体压部

X

XX

蚓部
上丘、下丘

松果体
侧脑室下角

1　2　3　　4

图 8.4　通过基底节的 2 个水平切面（切面 X 和 XX，参见图 8.3）

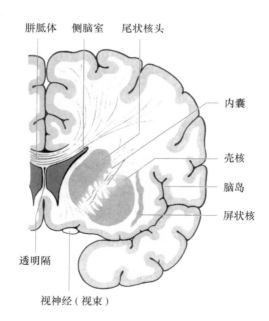

胼胝体　侧脑室　尾状核头

内囊

壳核

脑岛

屏状核

透明隔

视神经（视束）

图 8.5　通过基底节的冠状切面 1

（水平切面参见图 8.3 和图 8.4）

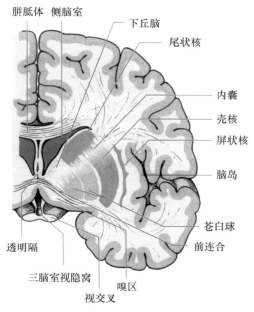

胼胝体　侧脑室　　下丘脑　　尾状核

内囊
壳核
屏状核
脑岛

苍白球
前连合

透明隔

三脑室视隐窝　嗅区
视交叉

图 8.6　冠状切面 2

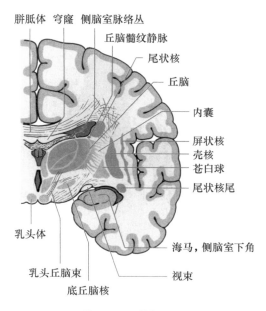

胼胝体　穹窿　侧脑室脉络丛

丘脑髓纹静脉
尾状核
丘脑

内囊

屏状核
壳核
苍白球
尾状核尾

乳头体

海马，侧脑室下角
视束

乳头丘脑束
底丘脑核

图 8.7　冠状切面 3

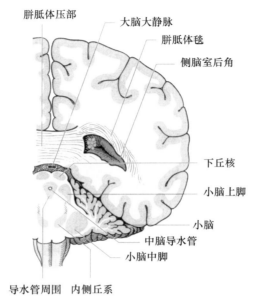

胼胝体压部　　大脑大静脉

胼胝体毯

侧脑室后角

下丘核

小脑上脚

小脑

中脑导水管

小脑中脚

导水管周围　内侧丘系

图 8.8　冠状切面 4

　　联合核团：中脑的一些核团，即黑质（与纹状体之间双向连接）和红核以及间脑的底丘脑核（与苍白球之间双向连接）与基底节之间有密切功能联系。苍白球下部与黑质前部（红区）邻接。苍白球以及黑质和红核富含铁。黑质因含黑色素而呈深色。

8.4.2　基底节的神经联系

　　关于基底节相互之间的纤维连接以及与其他神经核团之间的纤维连接，有些尚缺乏认识，所以在此我们只讨论最重要的传入性和传出性传导束。

传入性传导束

　　纹状体的传入纤维：纹状体接受大脑皮质广泛区域的大量神经冲动，特别是额叶运动区，即 4 区、6aα 区和 6aβ 区。这些皮质传入纤维起源于大脑皮质的投射神经元（第 5 脑皮质层的锥体细胞），为谷氨酸能，在同侧走行，具躯体定位排列顺序。从各种现象看，不存在从纹状体返回皮

质的联系。纹状体还接受从丘脑中央中核发出的点对点传入纤维，可能
具易化作用，通过这些传入纤维将来自小脑和中脑网状结构的冲动传到
纹状体。由黑质发出多巴胺能传入纤维，其损害可引起帕金森病运动障
碍。最后还有缝核发出的 5-羟色胺能传入纤维进入纹状体。

其他传入纤维：苍白球的传入纤维主要起源于纹状体，该核团不直
接接受来自大脑皮质的传入纤维。相反，黑质、红核和底丘脑核接受由
大脑皮质发出的冲动。

传出性传导束

纹状体的传出纤维：纹状体的传出纤维主要终止于苍白球外侧部和
内侧部，其余传出纤维进入黑质的致密部和网状部。纹状体传出纤维的
起始神经元为 GABA（γ-氨基丁酸）能多棘突神经元，为纹状体内最多
见的神经元类型。

苍白球传出纤维：其主要传出纤维终止于丘脑，再由丘脑反馈到大
脑皮质。

基底节传入性和传出性传导束的功能释义必须依据所参与的神经递
质及其受体，以及确凿病变征象所属神经系统损害。例如特发性帕金森
病的特点为由黑质投射到纹状体的多巴胺能神经元发生退行性改变，借
助于其临床症状可以推断出黑质-纹状体系统的功能。

基底节与高级环路的连接

基底节及其传入性和传出性联络为兴奋性或抑制性影响运动皮质的
复杂连接环路的组成部分。这些连接环路的解剖走行、神经递质以及神
经递质受体都具有其特征。最重要的连接环路之一是以两种不同走行路
径从皮质经过纹状体到苍白球，再由苍白球经过丘脑返回到皮质（见图
8.9）。除这个主要连接环路外，还存在其他反馈环线，本书不再赘述。

皮质—纹状体—苍白球—丘脑—皮质通路：从大脑皮质运动区和感
觉区按照躯体排列顺序发出投射束到纹状体，这些传导束利用兴奋性神
经递质谷氨酸盐，从纹状体发出的基底节连接环路分成两路：直接和非
直接投射路径。

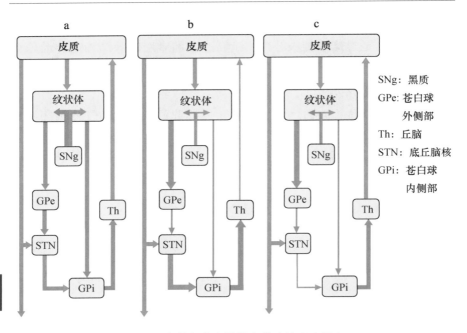

图 8.9　直接和非直接基底节连接环路示意
a. 健康状态下兴奋（绿色）和抑制（红色）程度；b. 帕金森病状态；c. 帕金森病状态和刺激底丘脑核以后（抑制性冲动）

直接投射路径：直接连接环路为 GABA 能，由纹状体到苍白球内侧部，该路径利用的神经递质为 P 物质。冲动由苍白球继续传导至丘脑的谷氨酸能神经元，再返回至皮质形成闭合环路（图 8.9）。

非直接投射路径：为脑啡肽共存的 GABA 能路径，经过纹状体到苍白球外侧部，继续以 GABA 能神经投射到底丘脑核，然后经过谷氨酸能神经投射到苍白球内侧部。以后的投射路径与直接投射路径相同（即经过丘脑返回至皮质）（图 8.9）。

基于这些前后连接的投射束的神经递质组成，刺激直接环路兴奋性影响大脑皮质，刺激非直接环路则抑制性影响大脑皮质（图 8.9）。由黑质到纹状体的多巴胺能投射束对该系统起调整作用。

8.5　基底神经节的功能及功能障碍

基底神经节功能：基底节参与许多运动过程和情感表达，还参与感觉性和运动性冲动的整合作用以及认识过程。基底节的运动功能直接经过前运动皮质、运动皮质和补充运动皮质促成。它们一方面起始和易化随意运动，同时还抑制不随意的、妨碍协调运动的影响因素。基底节可能还借助于本体感受反馈冲动，平衡由运动皮质区发出的运动草案与实际起始的运动，并使之与相应的要求相适应。

典型缺失：基底节损害依据病灶类型和部位的不同，引起复合运动障碍或认知障碍。临床表现为：

- 运动减少（运动机能减退综合征）；
- 运动过多（运动机能亢进综合征及舞蹈病-投掷综合征）；
- 以上两种形式一般都伴有肌张力改变；
- 肌张力改变也可能是基底节病变的唯一症状或表面症状（张力障碍症状）。

基底节弥散性病变根据其病变表现和时期的不同，可能引起混合所有这些症状的征象，例如威尔逊（M. Wilson）病（参见病例4）。

以下叙述最重要的、好发于某一特定核团的基底节病变。

8.5.1　基底神经节病损临床综合征

帕金森综合征

发病原理：特发性帕金森病是由于多巴胺能黑质-纹状体投射束退行性改变（参见上文），由此引起纹状体神经元 GABA 能活性增强，非直接基底节连接环路超强兴奋。底丘脑核也发生一些变化，即活性增强，明显抑制丘脑内谷氨酸能神经元。总之，由此引起基底节连接环路起始部的抑制（见图 8.9b），最后抑制皮质区神经支配。

黑质内病变神经元的典型征象是胞浆内出现包涵体，即 Lewy 体。这种包涵体的一种组成成分为 α-synuclein 蛋白，它们更应该是聚集物，可能是神经退行性变的原因，严重帕金森综合征患者因 α-synuclein 基因突变（点突变或者 2 倍体或是 3 倍体）可以引发疾病，特发性帕金森病患者也被发现有 α-synuclein 基因的单核苷酸多态性（SNPs）增加。但是详尽的分子学病理机制目前尚不明了。有一种分类学将遗传性帕金森病综合征称为 PARK-Loci，其包括 18 种以上不同突变类型，本书不能详尽叙述。α-synuclein 聚集物不仅存在于帕金森病患者的黑质致密部的多巴胺能中脑神经元中，还存在于其他非多巴胺能神经元中，这就能解释非运动性的帕金森综合征。目前，甚至有人认为该疾病是起始于脑干，然后经过中脑逐渐在中枢神经系统进展（参见 Braak 等）。

　　除退行性病变引起的特发性帕金森病以外，还有症状性帕金森综合征，由于中枢神经系统的结构性/炎症性损害或者中毒引起，例如药物（神经抑制药、止吐药、钙拮抗剂或含利血平降压药）、脑炎、血循环障碍、中毒或代谢障碍等均可引起帕金森综合征。

　　如果除典型的帕金森病症状之外，还引起其他中枢神经系统结构病变的神经系统缺失，则为帕金森叠加综合征（Parkinson-plus-syndrome）或者非典型性帕金森病综合征，可包含各种不同的疾病：例如垂直性轻度注视麻痹和明显的颈强直，说明为进行性核上性麻痹。明显的自主神经系统障碍、姿势不稳和其他神经系统缺失（例如锥体束征或共济失调）则表明为多系统萎缩（MSA），提示为变异类型的有帕金森类症状的 MSA-P 型，或者有小脑症状的 MSA-C 型。皮质基底变性除出现僵硬的症状以外，还产生皮质功能障碍的症状，例如失用症、失语症、忽视或肌阵挛。

　　帕金森综合征和非典型性帕金森综合征的典型鉴别诊断，除依据仔细的临床检查之外，还可借助于影像学检查方法，如 MRI（例如 MSA 患者中脑和小脑的特异性萎缩表现），或者正电子发射断层扫描（PET，参见 338 页），或者单光子发射计算机断层扫描（SPECT，参见 338 页），以显示大脑的普通代谢、多巴胺代谢、多巴胺转运蛋白的浓度。

　　症状：终止于纹状体的多巴胺能传入神经损害将导致随意运动减少、蜡样肌张力不断增高和静止状态下规律性的震颤样运动，频率为 4~6 Hz（tremor）（病例 1）。此外，大多伴有因其他神经系统受损而出现的多种变异类型的明显的非运动性症状（参见上述），尤其是常常提前发生的嗅觉减退、REM-睡眠障碍、抑郁症、胃肠道功能障碍以及膀胱直肠功能障碍。

根据主要的运动障碍形式，将帕金森综合征分为三种不同简单类型。

运动不能：患者早期表现为逐渐加重的运动减少，并在行走时手臂连带运动减少、面无表情（表情淡漠）和典型的前屈姿势。少数病人在早期感觉肩部僵硬（凝冻肩，frozen shoulder），常因误诊而先行骨科治疗。

僵直：主要是由于伸肌顽固性对抗新的被动运动引起的。

震颤：震颤型的主要症状，即缓慢频率的静止震颤，这种静止震颤以及其他症状在早期常常只出现在半侧身体。这些症状给人的感觉像是在搓丸或数钱（病例1）。

8

病例 1 特发性帕金森病

59 岁银行职员，在窗口数现钞时发现自己右手运动减少，他不断地将多张现钞夹在一起数，最后的总数便不准确。此外，他书写的文字越来越小且不能辨认，因此几乎不能再胜任与客户交流的工作。由于肩部疼痛和右臂抽搐，疑诊为肩关节痛，经骨科治疗无效。往后出现了面部表情僵硬（表情淡漠）和右手颤抖（静止震颤频率约为8 Hz）。否认家族成员患有类似运动障碍。

私人医师将病人转诊到神经内科，经检查发现病人有以右侧手臂为主的僵直及齿轮现象、轻度前屈小碎步态、转身时碎步增多、行走时右臂连带运动减少。未发现自主神经异常症状，神经心理学检查正常。

头颅增强 CT 和 EEG 等辅助检查均无异常表现。诊断为替代型特发性帕金森病。

采用左旋多巴和多巴胺拮抗剂药物治疗后，病人的运动能力明显改善，僵直无变化，震颤几乎没有改变。但是该银行职员已经能够无大障碍地继续就职、重返原工作岗位。

出现症状约 4 年后，虽然增加了用药剂量，但症状再次加重，又出现运动减少，夜里床上翻身困难，外加皮脂分泌增多（皮脂溢）。

再过 2 年后，左旋多巴药物治疗下首次出现了药效不稳：药效时间缩短，间歇性运动"过多"（运动障碍，dyskinesia）。左旋多巴缓慢释放剂（延缓释型药剂）和长半衰期多巴胺增效剂只能暂时缓解这些症状，因此行立体定向植入了一个刺激电极。此后，僵直和运动减少症状明显好转，震颤也不太明显了，即使明显减少左旋多巴药量，仍见症状明显改善。

舞蹈综合征（亨廷顿舞蹈病）

病因：为常染色体显性遗传性疾病，可见染色体 4 上基因（"Huntingtin 基因"）内 CAG-三核苷酸扩增。病理解剖可见纹状体内中等大小的、多棘突的、脑啡肽/GABA 能神经元退行性改变。由于这些神经元的功能丧失，非直接基底节环路在起始核团处即被阻断，结果是底丘脑核的抑制作用增强，继之丘脑谷氨酸能神经元抑制作用减弱，并因此对皮质的兴奋刺激增加。

症状：亨廷顿舞蹈病临床上表现为偶尔在各种不同肌群出现的、持续时间短暂的、不随意性运动过多（所谓舞蹈性运动过多）。起初，病人还试图将突如其来的动作与有意图的行为联系起来，只为使局外人以为是动作有些不灵巧。随着病程的进展，运动过多症状越来越难以抑制，面部抽搐似扮鬼脸。越来越难以使四肢保持静止状态和伸舌困难（所谓的蜥蜴舌），说话和吞咽愈加困难（病例 2）。兴奋状态下运动过多症状愈加严重，只在睡眠状态下方才停止。

晚期的特点是：运动过多症状减轻，僵直状的、有时感觉似张力障碍的肌张力提高。此外还有进行性认知能力减退，即痴呆（病例 2）。

病例 2　亨廷顿舞蹈病

一名经短期培训后的工人，34 岁时首次出现不能控制的运动不稳，变换出现在身体各个部位。同事都讥笑他常常将物件摔掉在地，以至于私下里谣传他酗酒。一年以内发展到语言障碍，说话声音越来越小而含糊不清。他不能像以往那样集中注意力，不能处理日常事务，冷淡而迟钝，最后连最简单的事情都记不住，常常转眼就忘记几分钟前交代给他的事情。他最终被解雇而失业。在妻子的敦促下，3 个月后他接受了专科医师的诊治。

病人诉其父在 40 岁时出现类似运动障碍，54 岁时在重病护理状况下死亡。当时未作出疾病诊断。

神经系统检查发现其主要体征为多部位出现的不随意运动，以肩胛部和面部显著。发音小、有些含糊和单调，吞咽动作明显障碍。反射和感觉系统无异常。

借助仪器辅助检查排除了症状性原因。头颅 MRI（图 8.10）显示双侧尾状核头细小，表明该部位神经元萎缩，此外还可见超越实际年龄的全脑萎缩。

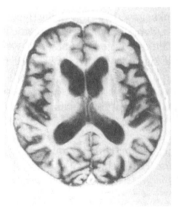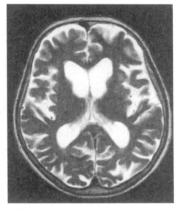

a　　　　　　　　　　b

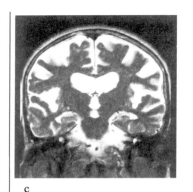

图 8.10　亨廷顿舞蹈病
T1 加权像（a）和 T2 加权像（b、c），分别为轴位（a、b）和冠状位（c）。可见全脑萎缩（内脑和外脑脊液腔扩大）和基底节（壳核、苍白球和尾状核）体积缩小，结果形成特征性的脑室形状（盒状），称为亨廷顿舞蹈病。与威尔逊病（Wilson's disease）（见图 8.12）不同的是：其基底节病理改变未显示信号异常

经分子遗传学检查发现：亨廷顿氏基因的等位基因内 CAG-三核苷酸扩增到 51（正常最多 38），因而确诊为亨廷顿舞蹈病。

用神经安定剂治疗后，由于多巴胺能神经传递受到抑制，病人的运动障碍症状暂时得以改善。但这并不能阻止病情进展：病人仍然不能工作，越来越多地需要护理。

投掷症和张力障碍

投掷症：是一种罕见的运动障碍，见于底丘脑核病变。临床表现为以近侧肢体为主的伸出很远的投掷样运动。常常还表现为一侧偏身投掷运动（病例 3）。

张力障碍：为不随意的、持续时间长的肌肉收缩，导致身体各部分扭转和歪曲等怪异动作。与基底节病变时出现的许多其他类型运动障碍一样，在注意力集中或心绪沉重时张力障碍症状加重。安静时特别是睡眠时减轻。在没有张力障碍的间歇期，被动运动的病变身体部分却见肌张力减低。

该病只累及一些肌群，因此也称为局灶性肌张力障碍，例如睑痉挛（不自主地挤眉弄眼）只累及眼轮匝肌，斜颈则只累及颈部肌肉。全身性张力障碍可累及全身肌肉，但在不同肌群变换着出现显著张力障碍，病人常常规律性出现语言障碍和吞咽障碍，病人压低声音说话，语句失真，不可理解。从病史上可以将症状性肌张力障碍（例如用抗精神病药后）与原发性的扭转肌张力障碍相鉴别，其病因大多是先天性的。最近几年确定了大

量基因并用 DYT 标记进行了编码（参见 Petrucci 和 Valente）。

张力障碍与具体的基底节环路功能障碍的关系至今所知甚少。有些肌张力障碍提示多巴胺治疗的症状，有些则是肉毒杆菌毒素注射区域的症状，或是深层脑刺激的症状。

病例 3　偏身投掷症

63 岁退休水泥工，在某晚看电视时突然拿不住啤酒瓶，将啤酒酒在地毯上。当他想起身时，突然发现左臂和左腿不可控制地投掷样运动。病人和其妻对突如其来的运动障碍感到惊慌，所以打电话叫来了急救医生，被送到了医院。神经内科医师给病人查体时仍可见左臂和左腿的投掷样舞蹈性运动。病人对这样不可控制的运动过多症状感到很不自在，他不能独立行走和站立，多次将物体撞倒在地。神经内科医师诊断为偏身投掷症。询问病史后得知：该病人有动脉性高血压，用药调节。此外还有 2 型糖尿病和肥胖症。引起偏身投掷症状急性发作的病因是右侧底丘脑核团新发缺血，鉴于病人的诸多心血管危险因素，考虑最可能是腔隙性（微小血管病变性）梗死（图 8.11）。

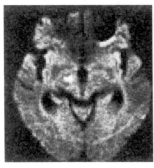 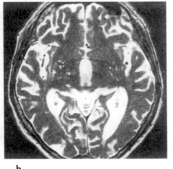

a　　　　　　　　　　b

图 8.11　右侧底丘脑核小梗死灶为急性发作的偏身投掷症的病因
弥散加权像（a）清楚地显示出病灶。T2 加权像（b）显示同一部位的高信号病灶，但仅此 T2 加权像高信号病灶尚不能作出诊断。基底节内还可见其他一些亮的结构，为扩大的血管周围腔隙，不是梗死灶。病人有明显的脑体积缩小

采用神经安定剂对症治疗几天后，症状完全消失。

病例 4　威尔逊病

　　17 岁病人，因 3 年来逐渐加重的双手不灵巧，影响了电工技术员的职业培训，特意来就诊。他只能书写印刷体，一年来还出现了双手颤抖，右侧较左侧明显，特别是抓取动作时明显，语速减慢且常常说错。神经系统查体仅发现注视跟踪持续，无颅神经症状，面肌和咀嚼肌两侧对称，但有较明显的表情淡漠。说话慢且困难，双手细微振动样的高频率震颤。步态不太灵活，两侧单腿跳笨拙而不稳，跳绳和闭目行走时有向各个方向倾倒的倾向，但指示试验准确。还发现病人运动徐缓和轮替运动障碍，左侧比右侧明显，以及双手和双脚细微运动明显障碍。肌本体反射双侧对称、正常，无锥体束征或感觉障碍，无精神异常。裂隙灯检查可见明显的凯-弗二氏角膜环（Kayser-Fleischer 角膜环）。

　　头颅 MRI 检查（见图 8.12）T2 加权像上可见两侧基底节明显的对称性信号改变，并累及丘脑（图 8.12a、b 和 d）、中脑（图 8.12c 和 d）和小脑（图 8.12d），两侧壳核信号增强，以外侧显著，而两侧苍白球显示为低信号（图 8.12b），两侧尾状核、外侧丘脑、中脑尤其是红核区域（图 8.12c）以及小脑中脚（图 8.12d）均可见信号均匀增强。

　　病史、临床检查和 MRI 检查结果都提示威尔逊病的诊断，最后经过进一步检查而得以证实，病人尿液中铜排出量明显增高，血清铜蓝蛋白降低。

　　两侧基底节、外侧丘脑、中脑和小脑的 MRI 信号增强是因为血清铜浓度升高导致脑实质中毒性改变，而苍白球信号降低可能因局部铜沉积所致。

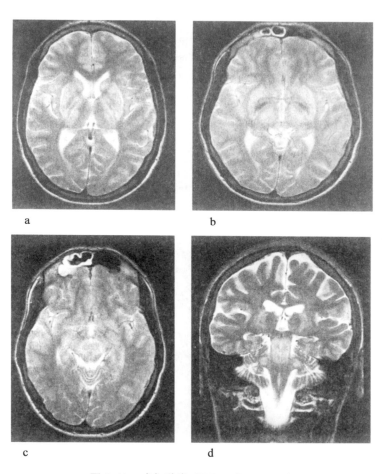

图 8.12　威尔逊病（Wilson's disease）

轴位（a~c）和冠状位（d）T2 加权像 MRI 图。这些断层分别取自脑室水平（a）、前连合水平（b）以及红核和黑质水平（c）。两侧基底节、外侧丘脑以及中脑灰质的信号明显高于正常状态（与正常脑组织相比较呈高信号），推测是由于铜浓度升高导致实质损害所致。相反，苍白球内侧为低信号，可能原因为局部铜沉积。前连合纤维信号正常，因此可作为正常信号强度而与病灶分界清楚。冠状位（d）显示中脑和小脑脚受累

9
大　脑

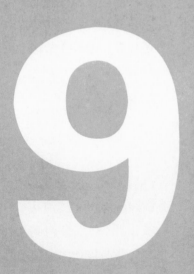

9　大脑

9.1　概述

肉眼观大脑分为大脑皮质、皮质下髓质和基底节。关于基底节已经在第8章叙述。从发育过程入手，易于理解大脑的大体肉眼观结构，特别是因大脑皮质容积的巨大增加，故在脑表面形成皱褶。各大脑皮质区通过多种纤维相互连接，并与中枢神经系统的深部结构联系，这些纤维连接就构成了皮质下髓质。

绝大部分大脑皮质具有6层基础结构的组织学特征，然而不同断面的皮质显微结构也不尽相同。根据不同的层面模式，划分出各种细胞结构的皮质区。以前曾有人提问，是否脑皮质区的特殊组织学结构与特殊功能相对应。原始皮质区都有具体的功能分配，但绝大部分大脑皮质则发挥整合信息的作用（联络皮质）。尤其是较高级的皮质功能如语言，并不局限于某一个部位皮质，而是需要多个皮质区的全面协同作用。

目前，所有的研究方法只能对脑功能大致解剖定位，而且大脑皮质还具有功能上和结构上的可塑性。

9.2　发育

大脑或称端脑（终脑）与成对的端脑小泡是由神经管的最前部即前脑发育而来。两侧端脑小泡迅速生长，使脑干像是被端脑形成的外套（脑套）所覆盖，而充盈脑脊液的神经管中央空腔以特殊方式延伸形成侧脑室。端脑（见图9.1）和侧脑室呈现半环形张开，包含纤维投射束、穹隆和胼胝体，即两侧大脑半球之间的纤维桥。

端脑的进化：神经管在端脑小泡部分与其他中枢神经部分一样分为

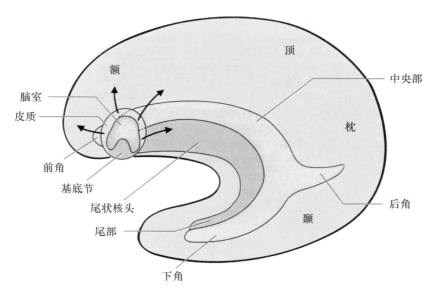

图 9.1　大脑皮质的个体发育

端脑发育早期和晚期侧面观。端脑小泡呈弓状大量生长（箭头）形成弓状拉开的大脑皮质（黄色）、脑室（灰蓝色）和基底节（橙色）

9

背侧部和腹侧部。由腹侧部发育成内侧的隔区和外侧的基底节，由基底节产生出尾状核、壳核、屏状核和杏仁核。由背侧部发育成大脑皮质，在种系发育过程中，大脑皮质又分化成位于外侧的最古老的大脑皮质部分即旧皮质和位于内侧的较新的古皮质。两栖类动物还保留着旧皮质和古皮质的这种空间排列方式。爬行类动物则在旧皮质和古皮质之间产生了外侧的新皮质。较高级进化动物的新皮质迅速增长，将旧皮质和古皮质推挤分开很远。旧皮质在人类大脑中迁移到最下方，形成种系发育上古老的嗅觉系统的各部分（嗅球、嗅束、嗅三角、前穿质、外侧嗅纹）。古皮质则向最内侧移行，随着端脑小泡的半环形生长，大部分古皮质达到侧脑室下角内，构成庞大的海马结构。仅仅在胼胝体背内侧遗留薄层古皮质，成为胼胝体灰层和内、外侧纵纹。人类大脑皮质的绝大部分来源于新皮质（见图 9.2）。

　　大脑皮质由里而外分层：和中枢神经系统所有部分一样，大脑皮质的细胞也产生于脑室旁的脑室区。最早产生的细胞形成所谓的前板，前

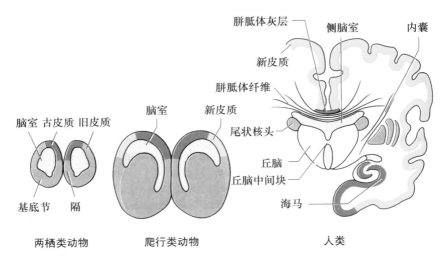

图 9.2　大脑皮质（额部）的种系发生

在古皮质（红色）和旧皮质（蓝色）之间产生新皮质（黄色），新皮质膨胀性生长，人类旧皮质向最下方移行（嗅脑，未示切面）、古皮质向最内侧移行到胼胝体上方（胼胝体灰层）。由于端脑呈弓状生长，海马结构（古皮质）位于侧脑室下角底部下方（参见图 9.1）

板以后又分为边缘区和底板。在边缘区和底板之间产生了真正的皮质板，再由皮质形成 6 层大脑皮质。早先形成的神经元构成大脑皮质深层（5 层和 6 层），以后形成的神经元向表层移行。所以以后形成的神经元必须从其祖细胞旁经过才能到达软脑膜下的大脑皮质层（见图 9.3），它们沿着放射状排列的胶质纤维从脑室区移行到皮质板（放射状胶质，radial glia）。新的研究提示：边缘区（Cajal-Retzius 细胞）及其分泌的蛋白（Reelin）对神经元的正常移行和大脑皮质细胞由里向外翻分层的形成具有重要意义。因此推测：Reelin 影响着神经元沿放射状胶质纤维的移行（见图 9.3）。关于神经元形成的改变、移行及其由放射状胶质纤维的释放，将在移行障碍中叙述。

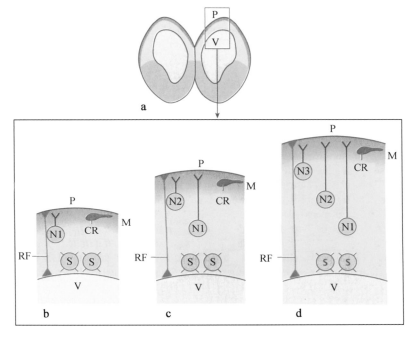

图 9.3　大脑皮质由内而外分层

最早产生的神经元形成所谓的前板，前板很快又发生出含 Cajal-Retzius 细胞（CR）的边缘区（M）和含底板神经元的"底板"。皮质板的神经元（N1~N3）安置在裂隙内。早期产生的神经元（N1）从侧脑室（V）周围沿着放射状胶质纤维（RF）移行到大脑皮质边缘区，推测它们被 Cajal-Retzius 细胞产生的胞体外基质蛋白即 Reelin 阻止。随着皮质厚度的增加，后期产生的神经元（N2，N3）继续移行到含 Reelin 的边缘区。结果：早期移行的神经元形成了大脑皮质的深层，后期移行的神经元则形成了大脑皮质的表层。P = 脑表面及软脑膜

9.3　肉眼观解剖结构和大脑分部

　　大脑纵裂将两侧大脑半球分隔开，它位于大脑中央向下一直延伸至胼胝体，前后方向则是穿通的。两侧大脑半球分别有一个外侧面、内侧面和基底面。在背外侧面至内侧面的移行处叫作大脑纵裂缘。大脑半球分为 4 个叶：额叶、顶叶、枕叶和颞叶（见图 9.4 至图 9.6）。还有脑岛可算作第 5 叶。哺乳动物类及至人类的新脑套（新皮质）大量发育，逐

步覆盖了古老的脑部，结果只有少部分旧皮质和古皮质还能在表面看见（嗅球、嗅束、嗅区、终板旁回、束状回、胼胝体灰层、齿状回和海马结构）。

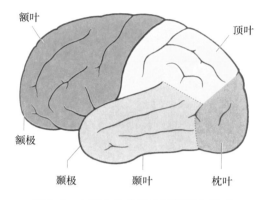

图 9.4　左侧大脑半球凸面所见各脑叶

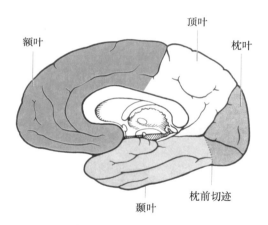

图 9.5　右侧大脑半球内侧面所见的脑叶

9.3.1　脑回和脑沟

由于新皮质大量发育扩张，形成了越来越多的脑回（gyrus）和脑沟（裂）（sulcus，fissure），使脑表面看起来折叠很多。只有约 1/3 脑套可在表面看见，其余 2/3 隐埋在脑沟内（见图 9.7 至图 9.9）。

只有少数脑沟位置恒定。外侧裂将颞叶与额叶和顶叶分隔开，其深

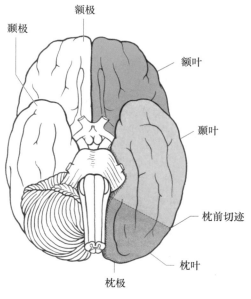

图 9.6 切除左侧小脑半球后的大脑底面观

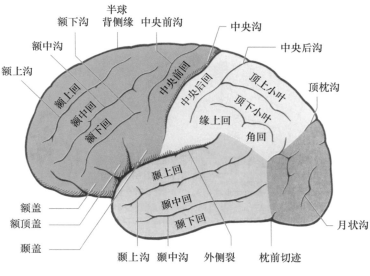

图 9.7 脑回和脑沟（侧面观）

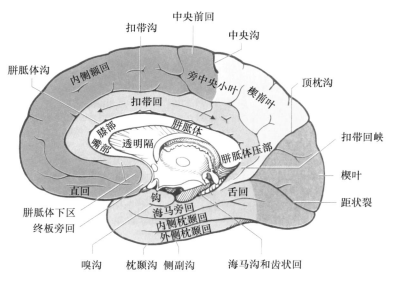

图 9.8　脑回和脑沟（内面观）

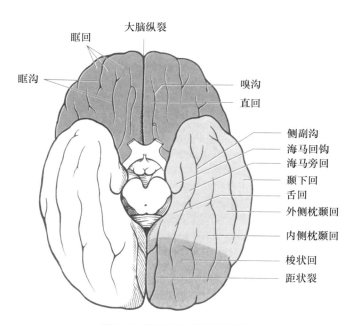

图 9.9　脑底面的脑回和脑沟

处隐藏着脑岛（图9.10和图9.11）。覆盖脑岛的大脑部分称为岛盖，并分三部分：眶部、三角部、岛盖部（见图9.7）。颞上回上方隐藏着 Heschl 横回（听皮质）（图9.10）。另外一条恒定的脑沟为中央沟（Rolandic 裂），其功能意义是将中央前回的运动皮质与中央后回的躯体感觉皮质分隔开。顶枕沟从大脑半球内侧面的大脑纵裂缘延伸至距状裂，而距状裂走行至枕极。这两个沟将顶叶和枕叶分隔开。视皮质的大部分位于距状裂内，其余部分位于两侧相邻的脑回内。大脑内侧面还有一条恒定的脑沟即扣带沟，为新皮质和中间皮质（扣带回）之间的分界线。

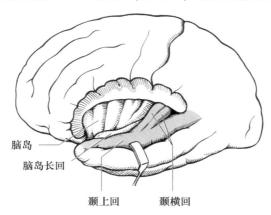

图9.10 颞上回上方的 Heschl 横回（颞横回）

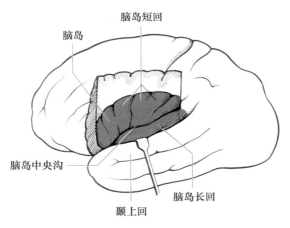

图9.11 暴露后的脑岛

枕叶由顶枕沟和枕前切迹不完整分界（见图 9.7 和图 9.8）。

各脑叶的其余脑沟和脑回变异很大，甚至两侧大脑半球之间也有很大差异。脑沟将各脑叶划分为多个脑回，例如额叶分为额上回、额中回、额下回。图 9.7 至图 9.9 显示了各脑回和脑沟的名称。

9.4　大脑皮质的组织学结构

折叠的大脑表面为由灰质形成的大脑皮质，由于含有极其大量的细胞而呈灰色。大脑皮质厚度在 1.5 mm（视皮质）和 4.5~5 mm（中央前回）之间。

9.4.1　细胞层结构

在与大脑表面垂直的一些大脑皮质切面上肉眼即可见分层，特别是在视皮质区（Gennari 线或 Vicq d'Azyr 纹）。显微镜下，根据 Brodmann 研究，大脑皮质（新皮质）显微镜下具有特征性的 6 层基本类型。具有这种 6 层结构的大脑皮质称为等皮质（根据 O. Vogt），反之为原始的异皮质，包括旧皮质（嗅区）和古皮质（束状回、海马、齿状回和海马旁回）。

图 9.12 显示了等皮质的 6 层结构。在与大脑表面垂直的圆柱体内由外（软脑膜表面）向内（向髓质方向）分为以下 6 个层面。

分子层（带状层）：该层所含细胞数少，主要为一些小型细胞（Cajal-Retzius 细胞），其树突在第一层内呈切线方向走行。此外，分子层还含有深层锥体细胞的周围树突分支（尖束）以及沿着这些树突旁经过的轴索。Cajal-Retzius 细胞在大脑皮质分层的发育过程中具有重要作用，它们中的一部分以后逐渐消失。

外颗粒层：该层含大量颗粒细胞（"非锥体细胞"）及小型锥体细胞，这些锥体细胞的树突发出分支伸入外颗粒层及分子层。非锥体细胞主要为 GABA 能的抑制性神经元，而锥体细胞主要为兴奋性神经元，以谷氨酸为递质。

外锥体层：顾名思义，该层含大量锥体细胞，但比更深层的锥体细

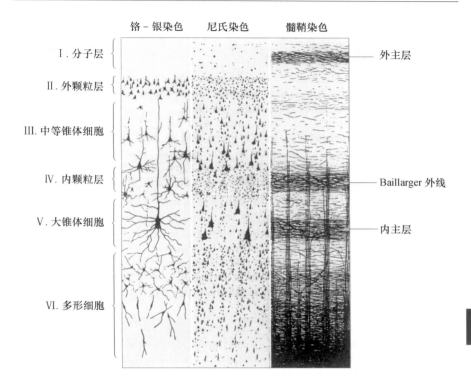

图 9.12　三种不同染色法显示的人类大脑皮质结构的细胞构筑
（根据 Brodmann 的示意图）

（引自 Rauber，A.，Kopsch，F.：Lehrbuch und Atlas der Anatomie des Menschen，Bd. ll，Thieme 1955）

胞小，其面向髓质的细胞体基底部发出轴突伸入髓质，轴突在外颗粒层内已包被髓鞘，形成投射纤维、联合纤维或连合纤维。由细胞尖发出的树突一直伸入分子层，成为终末分支（尖束）。

内颗粒层：该层和外颗粒层一样含大量非锥体细胞。这些颗粒细胞主要接受来源于丘脑皮质神经元的传入纤维。外颗粒层的纤维大多呈放射状排列，而内颗粒层的纤维则呈明显的切线方向排列（外 Baillarger线）。

内锥体层：该层含中型和大型锥体细胞。巨大锥体细胞在该层局限于中央前回，其轴突由特别厚的髓鞘包绕，形成皮质核束和皮质脊髓束。此层也含有切线方向排列的纤维（内 Baillarger 线）。

　　多形细胞层：在这个多形细胞层内，可辨认出里面疏松的小型细胞层和外面的大型细胞层。

大脑皮质的神经元类型

　　大脑皮质内基本上可分为两种主要细胞类型：兴奋性投射神经元（锥体细胞）和主要在局部抑制性转换通路中的非锥体细胞（颗粒细胞、中间神经元）。当然，这样两大分类只是一种粗略概括，中间神经元又可划分为多种不同的细胞类型如篮状细胞、枝状细胞（轴突–轴突细胞）或"双花束"细胞。锥体细胞还以回返侧支与局部的连接环路连接（回返抑制：锥体细胞的回返性局部侧支激活 GABA 能抑制中间神经元，中间神经元又反过来抑制锥体细胞）。

　　第 5 层内的锥体细胞发出投射束（见图 9.13）穿过髓质到达内囊、丘脑、纹状体、脑干神经核团以及脊髓（3）；第 3 层锥体细胞发出的联合（association）和连合（commissural）纤维走行到同侧或对侧大脑皮质区（4）。来源于丘脑（1）以及其他皮质区的投射纤维以及联合和连合纤维（2）到达第 2 层和第 4 层内的颗粒细胞以及锥体细胞（括号内的数字为图 9.13 中的标注）。

细胞层结构的变异

　　具有 6 层细胞结构的大脑皮质统称为同型性。在一些特定大脑皮质区域几乎不能区分出这 6 层结构，这些区域称为异型性。

　　在一些感受性皮质区，例如视皮质、听皮质和躯体感觉皮质内，颗粒细胞明显多于锥体细胞（颗粒化），由于颗粒细胞占优势，所以称为颗粒皮质类型皮质。相反，运动性皮质区内锥体细胞（投射神经元）明显多于颗粒细胞（锥体化），这种皮质也称为无颗粒皮质。

　　皮质区细胞结构：在不同大脑区域不仅皮质厚度不同，组织学结构也不同。不同神经元类型在各皮质区的异型性分布以及由此产生的皮质分层模式的不同，促使 Brodmann、O. Vogt 和 Von Economo 将大脑皮质划分为若干细胞结构区。Brodmann 的大脑分区图较 Economo 的简单，故被普遍应用于表述特定的大脑皮质区。无颗粒皮质断面位于 Brodmann 4 区

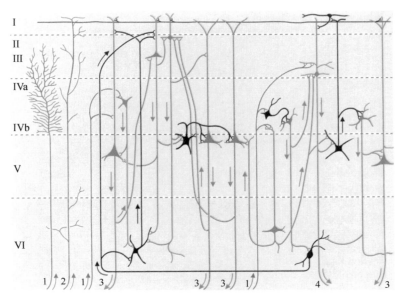

图 9.13　一些皮质内神经元链的简单模型（根据 Lorente de No 和 Larsell）
传出性神经元/轴突为红色，传入性神经元/轴突为蓝色，中间神经元为黑色

和 6 区（339 页）（初级和次级运动皮质区），这里的内颗粒层内有大量锥体细胞成分。颗粒皮质位于 3 区、1 区、2 区、41 区，特别是 17 区即纹状区（346 页）（初级感受皮质区）。如图 9.14 所示，细胞结构区并不完全与脑回的走行一致，部分皮质区是相互重叠的，并且其范围还存在个体差异。

除按细胞结构分区外，还可按照髓质纤维、胶质细胞或血管在大脑皮质内的排列，将皮质划分为髓质结构分区、胶质结构分区或血管结构分区。在新的大脑皮质分区法中，还参考了根据对抗各种不同的神经递质、合成递质的酶、神经肽类和钙结合蛋白的抗体所进行的免疫细胞化学分区实验结果。

大脑皮质结构有可塑性：大脑皮质的显微结构并非严格限定，也并非永久不变。目前研究的中心议题是，环境影响因素以什么方式在个体发育的过程中，越过特殊的神经元传导束的活动，参与大脑皮质区的结构分化。另外一个疑问是：神经元活动发生的持续较长时间的变化（例

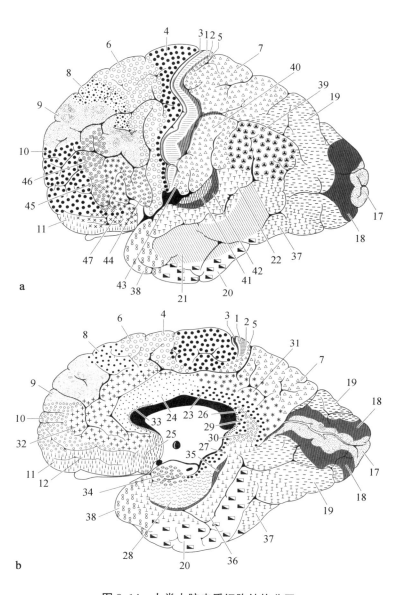

图 9.14　人类大脑皮质细胞结构分区

a. 左半球凸面，b. 右半球内侧面；数字表示皮质区（根据 Brodmann aus Bargmann,
W. Histologie und mikroskopische Anatomie des Menschen. Thieme, 1967）

如环境影响的改变或感觉器官损害时），是否会出现皮质显微结构的改变，特别是会否引起突触连接的解剖改变。

这个方向上的许多实验都是针对视觉系统，因为比较而言，该系统的环境刺激条件易于操纵。事实是：视光学刺激的各组成元素（涉及视网膜的颜色、方向和定位）可分别由不同的神经传导束传导，这些传导束经过交替重叠分组，分布到视皮质上。由于其处理特定刺激物的特殊性，神经传导束在视皮质内产生了特征性的结构单位（所谓的颜色感觉团，视觉刺激定位和定向分析的优势柱和定向柱）。如果较长时间施与基本刺激，则可见相应的结构单位发生形态学改变。

在其他大脑皮质区也发现了皮质显微结构的传入特异性区别。著名的 Barrel 皮质由大鼠和小鼠的躯体感觉皮质内的环形排列的细胞群所组成。每一单个 Barrel 都体现着一根胡须。

近期大量实验证实了两点：①在特定的皮质区存在着处理感官刺激的定位代表区；②这种定位代表区可发生可塑性改变。

由于各皮质区组织学结构不同，就需反复不断地了解实验研究与了解特定的大脑功能与各皮质区的联系。故在我们深入皮质功能的研究之前，有必要先熟悉一下大脑皮质的纤维连接。

9.5 髓（白）质

每侧大脑半球含大量白质即所谓髓质，由不同厚度的含髓质神经纤维以及神经胶质（主要是构成髓鞘的少突神经胶质细胞）所组成。

髓质与大脑皮质、侧脑室以及纹状体之间有分界。其神经纤维分为三类：

- 投射（projection）纤维；
- 联合（association）纤维；
- 连合（commissural）纤维。

9.5.1 投射纤维

投射纤维将相隔甚远的不同中枢神经系统区域相互连接起来。

传出纤维：传出纤维离开大脑皮质进入内囊。正如"运动系统"章节中所述，这些传出神经为皮质核束、皮质脊髓束、皮质脑桥束以及由皮质到丘脑、纹状体、网状结构、黑质、底丘脑核、四叠体和红核的纤维。传出性皮质脊髓束纤维较长，大部分起源于 4 区、3 区、1 区、2 区，小部分起源于 6 区，其他传出性纤维如皮质脑桥束和皮质丘脑束是从较大的联络区发出的。

传入纤维：传入纤维由丘脑发出，到达大脑皮质的广泛区域，特别是到达 3 区、1 区、2 区和 4 区的所有躯体感觉通路，以及将小脑、苍白球和乳头体发出的冲动经过丘脑传导到皮质的传入性通路。因此丘脑是各种传入性通路到达其特异的初级皮质投射区之前的最后一个大的中继站。因此，丘脑有时又被称为"意识之门"。只有嗅纤维例外，绕过丘脑直接到达大脑皮质。

丘脑-皮质间的相互关系：大多数丘脑皮质投射束为交互性的，所以也可以认为是丘脑皮质束到大脑皮质起调节作用。大量的丘脑皮质投射束和皮质丘脑投射束形成肉眼可辨的前、上、后、下走行的放射冠。丘脑及皮质投射束的主要特征是定位排列。

9.5.2　联合纤维

联合纤维（见图 9.15 和图 9.16）为白质的主要部分：它们将同侧大脑半球的邻近脑回和远处的皮质区相互连接。只有将所有的重要功能皮质区通过纤维系统从各个方向上相互紧密连接，并且含多种协同转换连接，才能使大脑皮质完成多种多样的联络和整合功能。可能正是基于各个皮质区域之间这种广泛的纤维联系，脑损伤后一段时间还能部分恢复丧失的脑功能，这是由于经过适当的训练，转换到了尚完整的通路系统。

上纵束前后方向走行在脑岛上方，连接额叶与大部分的顶叶、枕叶和颞叶。它的前部在深处转绕外侧裂后端，称为弓状束。据认为，该束连接颞叶和额叶的语言区（Wernicke 区和 Broca 区）（353 页）。其损伤引起所谓的传导障碍性失语（见表 9.1，354 页）。下纵束从颞叶到达枕叶。钩状束环绕外侧裂呈钩状走行，连接额叶眶部和颞极。

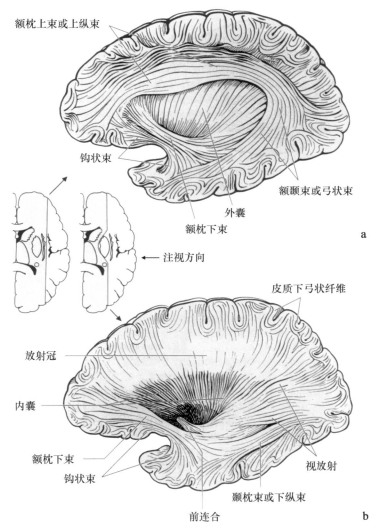

图9.15　内外走行方向所见的白质联合纤维
a. 通过外囊的切面；b. 切除纹状体后所见内囊

　　其他重要联合束还有：上、下枕额束以及垂直枕束。大脑弓状纤维，也叫作 U 形纤维，连接邻近的以及远处的脑回。在皮质内走行的纤维称为皮质内纤维，相反，穿过髓质的纤维则称为皮质下纤维。

　　扣带为边缘系统的联合束，连接胼胝体下区和海马旁回（内嗅区）。

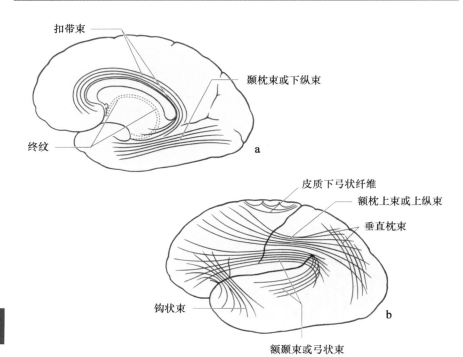

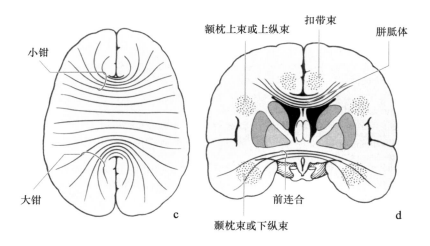

图 9.16　最重要的联合束和连合纤维

9.5.3 连合纤维

连合纤维（见图 9.16）穿过胼胝体和前连合，连接两侧大脑半球。其纤维穿过胼胝体后呈扇形（胼胝体辐射线）穿过大脑半球，终止于每侧大脑半球内的同位皮质区。仅仅在初级视皮质区（17 区）以及手部和足部的躯体感觉皮质区，同位皮质区的连接不通过连合纤维。

连合纤维不仅横穿放射冠纤维，还横穿联络束的纤维。由于胼胝体短于大脑半球，所以连合纤维要呈弓状穿过胼胝体嘴部和膝部或压部，才能到达额极或枕极（大钳或小钳）（见图 9.16c）。

9.6 皮质功能分区

9.6.1 方法学

中枢神经系统的各种功能是否定位在局部脑区，很久以来一直是临床医师和神经科学者很感兴趣的问题。自 19 世纪中叶开始探讨这个问题，采用的方法是将大脑病变患者身上可查出的症状与死亡后所获得的解剖结果相比较，这种针对皮质结构进行的病理-解剖的功能分析，被 1870 年以后在动物和人身上进行的各皮质区直接电刺激实验和化学刺激实验所补充。现代技术，特别是立体定向方法、脑电图的发展以及应用微电极测量各个神经细胞和纤维的电位，促使进一步恒定划分功能定位的脑区图（图 9.17 为这样一种"脑图"的简单举例），把脑功能局部解剖定位这个初衷一直延续下来。现今仍然将这个观察方式应用到各个皮质区（首先是所谓的初级皮质区，参见下文）。在最近 20 年关于大脑功能和定位的神经生物学基础研究方面，由于采用了许多新的技术方法，所以就有了变化：放弃了解剖为主的结构-功能分析，转向神经元网络设想。结果越来越清醒地认识到：正是那些较高级的皮质功能（如语言、识别、特殊行为方式的控制）并非始终严格地被定位到某一皮质区，而是这种复合功能的各元素由不同的新皮质区控制，它们必须相互作用才能完成相应的功能。

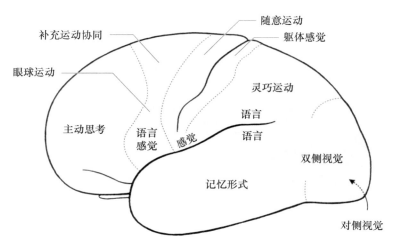

图 9.17　皮质功能分区，神经外科手术中电刺激大脑皮质所测定
(Penfield, W., Rasmussen, T. The Cerebral Cortex of Man, Macmillan, 1950)

过去分析皮质结构功能几乎仅仅观察患者或受损害大脑，或者进行非生理性的刺激实验；现在人们越来越多地通过实验去探索特定皮质功能的生理基础和综合性，它们反映健康大脑活动时的全貌。

这些实验方法，部分采用电生理学测定方法，如脑磁图描记术（MEG）和现代影像学检查方法，如正电子发射断层扫描（PET）和功能性核磁共振扫描（fMRI）。

脑磁图描记术（MEG）：与脑电图（EEG）检查不同，前者描记大脑皮质的磁场，而后者描记大脑皮质的电位改变。大脑组织和颅骨对电场有明显的阻力，但对磁场却没有。基于这个原理，该方法具有显著的优点：即获得大脑深部电位源的三维图。在长时间与空间分辨不精确的条件下，可显示处于功能活动状态的大脑区域。

正电子发射断层扫描（PET）和单光子发射计算机断层扫描（SPECT）：均为检查新陈代谢的核医学方法。将放射活性同位素标记的物质注射入人体内，可直接用于检查氧耗和糖耗。可使大脑内的突触活动和受体分布区，通过放射活性标记的药剂显示出来。其缺点是少量放射线负荷和检查费昂贵，由于用于 PET 检查的放射活性同位素物质有效期短，必须用回旋加速器在 PET 仪器旁现场制作，且其空间分辨率不算很高。

功能性核磁共振扫描（fMRI）：上述这些问题不会出现在 fMRI 上。该方法的原理是含氧血红蛋白和去氧血红蛋白的磁场特性不同。脑区活动状态时改变其血液循环，导致静止状态的偏离。这样微小的信号差可被测得。由于 fMRI 没有损害性副作用，可以对自愿受试者进行检查，可重复检查。在激活研究方面，fMRI 在很大程度上取代了 PET 的应用。但迄今用 fMRI 显示的物质代谢过程尚不太可靠。

下面将叙述根据新技术而产生的皮质功能学说的新设想。

9.6.2 初级皮质区

按照功能学说的观点，皮质可划分为初级皮质区以及单一感觉联合区和多感觉联合区（351 页）。

初级皮质区主要从事感受活动，它标记了中枢神经系统内各种感觉和感觉性传导通路（视束、听束、体感束等）的终点由丘脑传入，是将相应的感觉直观地传导到意识水平。初级感觉皮质区没有明显的解剖特征或脑回分布，其范围主要由特殊的丘脑投射束确定。

除各种感觉性初级皮质区以外，还有运动性初级皮质区，将运动冲动经过锥体束直接启动运动。

初级躯体感觉和运动皮质区

定位与功能：初级躯体感觉皮质区（3 区、2 区、1 区，参见图 9.18）：基本相当于顶叶的中央后回和中央前回的一些部分，其范围从大脑背侧面越过大脑纵裂缘占据半球内侧面旁中央小叶的后部。初级躯体感觉皮质区负责有意识的感受如温觉、疼痛觉刺激，特别是对侧半身的浅表感觉和深部感觉的冲动。初级躯体感觉皮质接受丘脑腹后外侧核和腹后内侧核的传入纤维（见图 6.4），如感觉刺激特别是疼痛刺激，在丘脑水平已经粗略感觉得到，而到躯体感觉皮质水平便能精确分辨疼痛的部位、强度和刺激方式，如果没有皮质的协同作用便不可能在意识水平感觉到振动觉和位置觉。

初级运动皮质（4 区）基本相当于额叶的中央前回，其范围在中央沟前方从中央沟的前壁一直延伸到半球内侧面旁中央小叶的前部。4 区皮

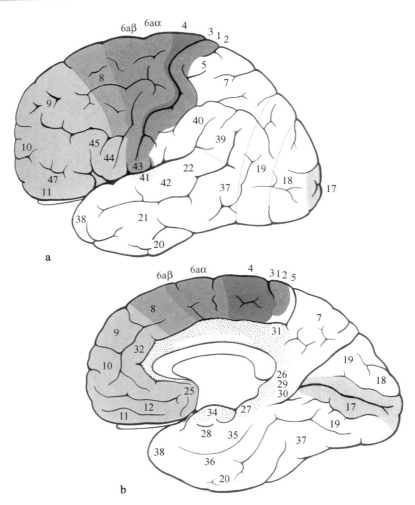

图 9.18　初级运动区、感觉区、视区、味觉区、听觉区以及运动前区、额前区、眶叶和边缘皮质区的位置和大小

a. 大脑凸面；b. 大脑半球内侧面

质第 5 层中有典型的 Betz-锥体细胞，它们发出粗大、厚髓鞘的锥体束快速传递纤维，因此 4 区被认为是随意运动的起点，因为它们将运动冲动经过各连接通路传导到脊髓前角细胞而产生运动。参与这些运动的方案规划和起始的还有许多其他皮质区，4 区也相应地接受各个传入冲动，特别是来自丘脑腹嘴后核、运动前区即 6 区和 8 区以及躯体感觉区的传入冲动。

体表分区和可塑性：新皮质的躯体感觉皮质区和运动皮质区在脑表面呈现体表分区，即人体周围以点对点方式成像为倒立矮人形（拉丁语为 Diminutiv von Homo，即在大脑表面成像的矮人，见图 9.19）。这种单纯以精确病理解剖学排列顺序为依据的分布图（见图 9.20）后来被 Penfield 的皮质电刺激实验所证明（见图 9.21）。再后来，Marshall 的 SEP 分布图研究以及近期的 PET、fMRI 和 MEG 检查方法均得以证实和精确化。借助于 fMRI 可显示健康志愿试验者受一定运动指令后激活的大脑区域（见图 9.22）。

这些分布图不是 1∶1 成像。大脑表面感觉代表区的规律是：感觉神经支配非常密集的身体部位成像较大（舌、嘴、面）；神经支配较少的身体部位（上臂、大腿和背）成像较小（见图 9.19）。

与过去的观点相反，这种分布图也不是静止不变的，一些身体部位的皮质代表区可能由于相应身体部位功能需求的增加或减少而发生改变。用拇指和食指较长时间反复进行的触觉辨别动作（例如重复触摸一个骰子分析其表面结构）可导致初级皮质区中这些手指的代表区扩大。相类似，四肢创伤或截肢术后，其他的皮质代表区还可变得更大。在这样一种情况下，躯体皮质分布图有时会推移数厘米。因此，先前分析来自手部感觉刺激的皮质区在手臂切除术后还可以处理来自面部的感觉刺激，就是说在这个大脑区域发生了神经元的再生。

目前讨论最多的问题是：这样一些皮质代表区的推移是否与慢性疼痛症状如幻肢痛有关，是否必须抑制或改变这种大脑"可塑性"形式，以重新消除疼痛。

皮质柱：体表感觉（压觉和触觉）被皮肤内的机械性感受器记录下来，然后经过前面叙述过的传导系统传导至躯体感觉皮质区，除这些按照体表分区图分布的体表感觉代表区以外，还有垂直于皮质表面的、位于深部的、大体上却又相似的躯体感觉系统的其他感觉种类（深感觉、温度觉、疼痛觉）分布图，它们总体上像是皮质柱。这样，大脑可同步处理经过各自的传导路而来的躯体感觉系统的各种感觉形式。

初级躯体感觉皮质损害导致身体对侧相应区域痛觉、温度觉、压觉

9

9

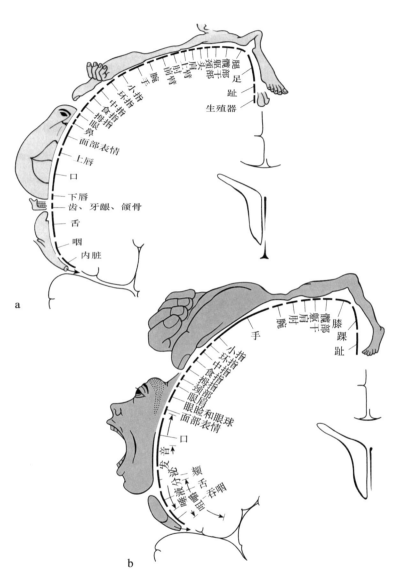

图 9.19　人类各部位皮质代表区的大小比例

a. 初级躯体感觉皮质区；b. 初级运动皮质区（Penfield, W., Rasmussen, T. The
Cerebral Cortex of Man, Macmillan, 1950）

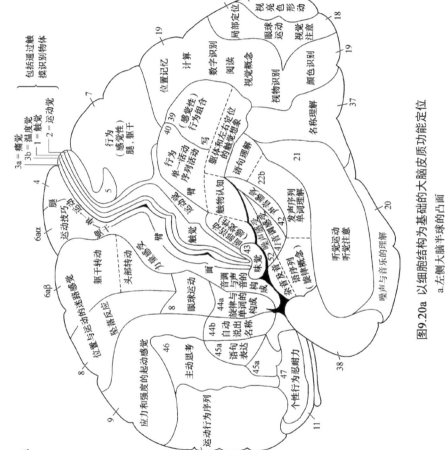

图9.20a 以细胞结构为基础的大脑皮质功能定位

a.左侧大脑半球的凸面

9

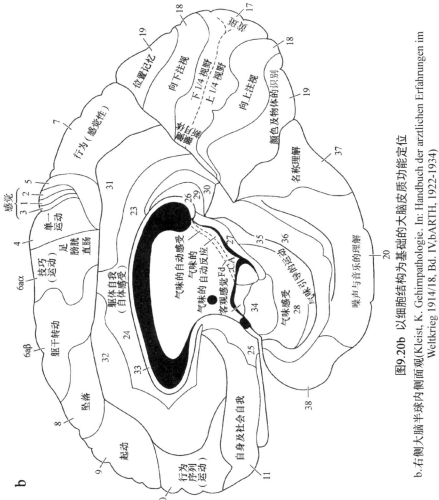

图9.20b 以细胞结构为基础的大脑皮质功能定位

b.右侧大脑半球内侧面观(Kleist, K. Gehirnpathologie. In: Handbuch der ärztlichen Erfahrungen im Weltkrieg 1914/18, Bd. IV,bARTH, 1922-1934)

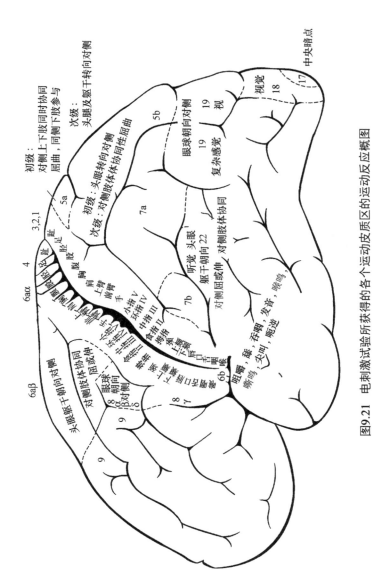

初级：
对侧上下肢同时协同屈曲，同侧下肢参与
次级：
头腿及躯干转向对侧

初级：头眼转向对侧
次级：对侧肢体协同性屈曲

初级：头眼体协同向对侧
对侧肢体协同

头眼躯干朝向对侧
对侧肢体协同屈或伸
眼球朝向对侧

眼球朝向对侧
复杂感觉
视觉
视

视觉
中央晴点

听觉 头眼
躯干朝向或向对侧屈同

咀嚼，砾，吞咽，尖叫，发音，喉鸣，呃逆

4 6aα 6aβ 9 8 9 3,2,1 5a 5b 7a 7b 18 17 19

图9.21　电刺激试验所获得的各个运动皮质区的运动反应概图

(Forster, O Großhirn In:Bumke, O, Foerster, O Handbuch der Neurologie Bd Ⅵ, Springer, 1936)

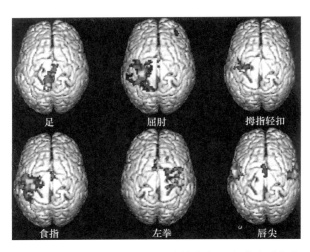

图 9.22　采用 fMRI 显示的健康人体各部位大脑皮质代表区
图中显示了 fMRI 数据在大脑表面模型上的投影。这些数据由 30 位健康志愿试验者重复运动身体的某一部位获得。亮区表示活动水平高，即：进行某一项运动时相应大脑皮质区活动。这些定位与 Penfield 和 Foerster 的数据非常一致（图 9.21）。采用 fMRI 这样一种非损伤性检查方法能够非常可信地勾画出健康志愿试验者或者病人的"倒立矮人"图。这些 fMRI 图由 Grodd 教授提供。　［Lotze，M. et al.（2000）：NeuroImage 11，473~481 mit freundlicher Genehmigung von Elsevier］

和触觉的减退甚至消失以及辨别觉和位置觉丧失（对侧偏侧感觉迟钝）。

4 区损伤导致对侧弛缓性轻偏瘫：只有当邻界的运动前区及其纤维也被累及或受损时，也就是非锥体纤维也中断，才导致痉挛性轻偏瘫。局限于躯体感觉皮质的局灶性的癫痫发作可出现对侧半边身体或面部的重复运动或者感觉异常（运动性或感觉性 Jackson 癫痫发作）。

初级视皮质区

定位和视网膜局部解剖：初级视皮质区相当于枕叶的 17 区（见图 9.17 和图 9.18），位于距状裂深部以及大脑内侧面距状裂上、下方，在相邻脑回上仅略微越过枕极（见图 9.23）。由于在切面上有易于辨认的 Gennari 线，视皮质因此又称为纹状区。视皮质接受自外侧膝状体发出的经过视放射的传入冲动，并且具有严格的视网膜定位排列顺序。即一侧视皮质接受同侧视网膜颞侧半和对侧视网膜鼻侧半的冲动。因此，右侧视皮质代表左侧视野，左侧视皮质代表右侧视野（见图 4.9）。来自视网膜黄斑的纤维进入 17 区后部。

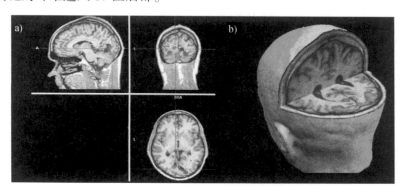

图 9.23　fMRI 显示的初级视皮质功能定位区

以扩大的环圈给予健康志愿试验者视觉刺激，由此获得的皮质活动情况投影到动物大脑表面的模型上：可见矩状裂初级视皮质活动以及二级视区活动。（Aufnahmen：Prof. Grodd；aus Kammer, T. et al.（2000）：Zur Topographie von Phosphenen：Eine Studie mit fMRI und TMS. 3. Tübinger Wahrnehmungskonferenz）

　　柱状结构：初级视皮质的神经元对来自对侧视野的具有方向和视网膜定位特征的刺激产生反应。对相同方向的刺激发生反应的神经元在视皮质内呈垂直柱状排列。这样一个柱宽约 30~100 μm，多个柱相互拼接成风车轮（玩具风车）状（见图 9.24），每一个方向在一个风车轮中只出现一次。方向柱每间隔一定距离即被一片颜色感觉团（Blobs）（见图 9.24）中断，该感觉团的神经元主司色彩视觉。初级视皮质的第三个重要结构元素为眼优势柱，它接受另一只眼的信号。

　　初级视皮质的这三种主要结构成分共同构成一个约 1 mm² 大小的上柱（Hypercolumn）。这些上柱在初级视皮质的表面形成规律性重复的形状，这些上柱与水平细胞相互连接。初级视皮质的结构和功能差异表明，这里对视觉印象进行基本的形状和色彩分析，刺激初级视皮质只产生闪光感、光线感和色彩感。

　　单侧 17 区损害时出现对侧偏盲，17 区部分损害则依据损害范围的大小不同而出现象限盲。如果损害未累及枕叶距状裂后部，则保留中央视觉。

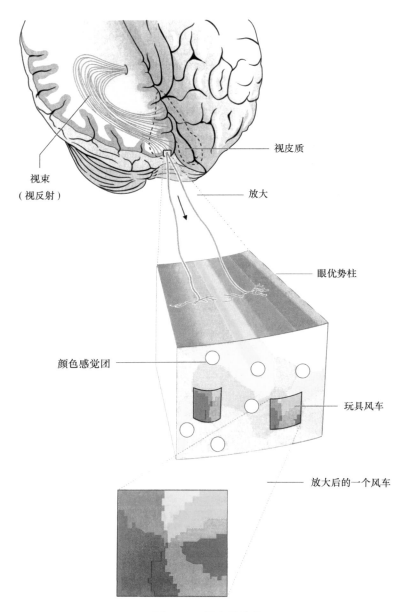

视皮质

放大

眼优势柱

视束
（视反射）

颜色感觉团

玩具风车

放大后的一个风车

图 9.24　视皮质结构
风车轮（玩具风车）和黑洞（Blobs）示意

初级听皮质

定位：初级听皮质对应于颞上回的 Heschl 横回（41 区，见图 9.10、图 9.17、图 9.18 和图 9.25），它接受来自内侧膝状体的冲动，而内侧膝状体经两侧外侧丘系接受来自两侧 Corti 器的传入纤维，因此听觉为双侧投射。

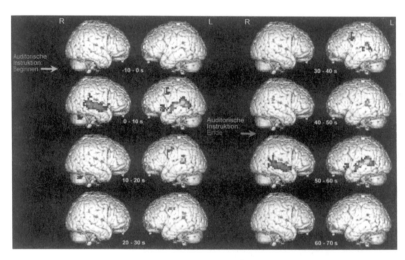

图 9.25　采用 fMRI 显示的听皮质功能定位以及语言中枢
对 18 位志愿试验者先领读月份，让他们接着复述。听时首先出现两侧 Heschl 横回区域初级听觉中枢的活动，复述时则出现左侧大脑半球角回区（Wernicke 区）以及额下回区（Broca 区）的活动。　〔Aufnahmen Prof. Grodd；aus Wildgruber, D. et al. (1999)：Cognitive Brain Research 7，285-294〕

听觉定位排列：初级听皮质的结构从很多方面看都与初级视皮质类似。41 区的神经元非常严格地依据某一特定频率声调的感觉和处理来定位排列，所有可听频谱按照音调定位顺序排列。皮质前外侧代表低频率声刺激，沿着外侧裂的后内侧皮质代表高频率，异频率带则越过该区向内外侧排列。41 区的神经元除对各音频产生不同的应答外，还对不同的声音强度产生反应。

柱状结构：听皮质的另一结构基础为两种不同的神经元类型，它们分别组成柱状结构，并且分别对两耳的刺激产生不同的反应。一种神经元类型对两耳比单耳所提供的刺激产生更强烈的反应（EE 神经元），如果同时刺激两耳，则另一种神经元受到抑制（EI 神经元）。这两种神经元分组呈柱状结构型，在听皮质表面交替出现，类似于初级视皮质的眼优势柱（见图 9.24），它们与异频率柱方向呈切线。初级听皮质神经元另一特征是，如果相同频率的刺激持续时间长短不一，则引起不同神经元的兴奋。

刺激初级听皮质能听到低频或高频的声音或大或小的简单语音，但听不懂单词。

单侧初级听皮质损害：由于两侧听觉器官的双侧投射，所以只引起精细听觉的障碍，主要出现听觉定位的障碍，以及对相同频率和强度的简单语音与复杂语音的辨别障碍。

初级味觉皮质区

味觉在脑干孤束核的嘴侧部分被处理后，经过中央被盖束传导到丘脑腹后内侧核（小细胞部分），交换神经元后经过内囊后肢继续传导至初级味觉皮质。初级味觉皮质位于岛盖部、躯体感觉皮质的腹侧和外侧裂上方（相当于 43 区）（见图 9.18）。

初级前庭皮质区

脑干前庭神经核团的神经元投射至两侧的丘脑腹后外侧核以及位于外侧膝状体附近的丘脑后核，然后再继续传导至顶内沟基底部旁，位于中央后回后方的 2v 区（手区和嘴区）。电刺激人体该区域产生运动感觉和眩晕。头部运动中刺激该区域的神经元，它们还同时接受视觉和本体感觉传入冲动。还有一个接受前庭传入冲动的皮质区即 3a 区，位于中央沟基底部旁、邻近运动皮质。这些神经元的功能可能是整合感觉、感受和运动性信息冲动，以调控体部和头部的空间位置。

人类 2v 区较大范围的损害可导致空间定位障碍。

9.6.3 联合区

单一感觉联合区

皮质单一感觉联合区与初级皮质区邻近，初级皮质区接受的感觉刺激一般都在这里首先被解释，即将新接受的信息与过去贮存的信息相比较以识别其意义。18区和19区（见图9.18）与初级视皮质区（17区）毗邻，在这两个区域内，基础视觉信息被整合后进入视觉世界的概括分析阶段。躯体感觉联合皮质直接位于5区初级躯体感觉皮质的后方，听觉联合皮质位于颞上回（22区）（见图9.18）。上述这些皮质区不直接接受丘脑的传入冲动，而是经过联合纤维与初级皮质区连接。

单一感觉联合区损害：能察觉到的只是复合障碍，例如忽视，大多见于非优势半球顶叶联合皮质损害（参见病例3）。

多感觉联合区

多感觉联合区不再归于某一初级皮质区。它们通过传入和传出通路与众多脑区连接，处理各种感觉和感受信息（见图9.26）。在这些区域内起草语言和运动提纲或设想，与直接的感觉/感受输入无关。额叶感觉皮质区占最大部分空间（20%新皮质）（参见下文）。另外一个重要多感觉联合区为顶叶后部。顶叶前部（1区、2区、3区和5区）处理躯体感觉信息，而顶叶后部则负责整合躯体感觉印象和视觉印象，使之用于复合运动。

9.6.4 额叶

额叶可划分为三部分：已经叙述过的初级运动皮质（4区）、前运动皮质（6区）（参见下文）和额前区，后者为多感觉联合区的延伸和扩展（见图9.18）。

初级运动皮质和前运动皮质这两部分额叶皮质形成一个规划和控制运动的功能系统，而额前区皮质主要负责识别任务和行为调节（364页）。

前运动皮质：前运动皮质（6区）为规划和选择运动方案的高级中

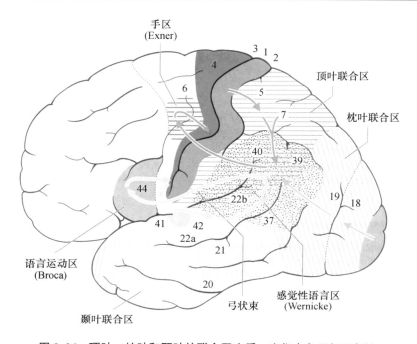

图 9.26　顶叶、枕叶和颞叶的联合区皮质，它们在角回相互邻接

图中显示了：Broca 语言区和 Wernicke 语言区，及其由二级联合区至三级联合区的联合通路，以及由该语言区至初级运动性面区、语言区和手区的联合通路

枢，初级运动皮质区实施该运动方案。据推测，与躯体感觉皮质、视觉或听皮质邻近的单一感觉联合区贮存从前的感觉印象，并认为，前运动皮质与小脑和基底节协同，贮存从前学会的运动过程。这些"运动性记忆痕迹"可以在需要时被提取出来，即使单手操作的任务也会引起两侧前运动皮质的兴奋。该皮质区的任务还有经过额叶眼区（8 区，见图 9.17、图 9.18 和图 9.21）的活动，规划和启动眼球运动，单侧刺激 8 区引起眼球向对侧同向运动。

8 区损害时由于对侧眼区活动占优势主导，所以引起向患侧的同向偏斜（conjugate deviation，例如大脑梗死，"患者在看乱七八糟的东西"；参见图 4.24）。

9.6.5　较高级皮质功能和皮质损害引起的功能障碍

　　本章节叙述最重要的较高级皮质功能和这些功能损害时的临床征象。这是一些非常复杂的功能，需要神经精神学和神经精神实验的基础知识才能详尽叙述这些复杂的功能。文中需要时，将加以简短叙述。关于语言、感觉的观点，复杂运动模式的处理过程的规划以及社会行为调控，本书将逐一叙述。这些功能主要由占据大脑表面一半以上的多感觉联合区完成。其传入冲动来自初级感觉、感觉和运动皮质区、丘脑枕的背内侧和后外侧部分、其他联合皮质区以及对侧的这些区域（见图9.26）。

语言和单侧性失语

　　语言是最重要和最复杂的人类能力。大多数人（约95%）的重要语言区位于优势手（右利手者）对侧的左侧大脑半球额叶和颞顶叶联合区内。然而，语言的重要观点例如情感部分则由右侧大脑半球控制。最重要的语言中枢位于左侧额叶基底部（Broca区，44区）和颞叶后部至顶叶的移行区（Wernicke区，22区）（见图9.26）。

　　这些区域与负责纯听觉（听皮质，Heschl横回）、纯视觉（视皮质）或语言动作的运动性实施（初级运动皮质）的初级感觉和运动皮质区在空间上分隔。用PET或fMRI测定局部血液循环显示：无法理解词句的无意义符号主要激活视皮质，纯粹发音（与有含义的单词或句子相反）激活初级听皮质（参见图9.25），而表示理解或者说出的语言的词句则激活Wernicke区。可见大脑不仅从视觉水平或可从听觉水平区分单词或非单词，并且将这两类分别编入不同的脑区。

　　只要想象不达意的词句单词，即便没有说出来，也能激活额叶皮质的Broca区，而纯粹的词句重复则激活脑岛。据推测，有两条产生语言的途径："下意识的语言"是感觉到初级视皮质或者听皮质的信息后激活了脑岛皮质，然后由脑岛皮质发出冲动兴奋传到初级运动皮质；"非下意识语言"是激活初级皮质区后紧接着激活了Broca区。Wernicke区的功能作用主要是分析已经感觉到的、归类于单词的声音。

失语：在说、写（触觉障碍或失写症）或读（诵读困难或失读症）方面的语言功能障碍称为失语。它们必须与语言动作障碍、构音障碍和口吃或延髓性麻痹（例如锥体束、前角运动神经元、小脑的连接通路或参与语言动作的肌肉等损伤）鉴别。构音障碍和口吃是由于发音和发声障碍，广义地说即说不出话来，而非言语产生障碍（语法、构词、构句）。失语分为保留（或过剩）言语产生能力的失语（流畅性失语）和言语产生障碍的失语（非流畅性失语）。表9.1显示了各种失语的最重要特征及定位顺序。（急性发作性）失语大多是因为相应大脑中动脉供血区中风所致，据统计，最常见的为大脑全球性失语（约占1/3病例），Broca失语和Wernicke失语合计约占1/3病例，其他类型失语很少见。逐渐缓慢进展的（迟滞型）失语常见于退行性痴呆如阿尔茨海默病或额颞叶痴呆的亚型（例如原发性进展性失语）。

表9.1 失语

失语	自发性语言	模仿语言	发音	词句理解	构句，选句	命名	常见神经病学症状
Broca失语	明显减退	严重障碍	构音障碍	正常	失语法征，语义性语言错乱	轻度障碍	右半身轻偏瘫和左侧失用症
Wernicke失语	正常	严重障碍	正常	严重障碍	失语法征，语义性语言错乱，滥用新词征	严重障碍	右侧同向性偏盲
传导性失语	正常	轻度障碍	正常	正常	音幻觉性语言错乱	轻度障碍	右侧半身感觉障碍和失用症
完全性失语	严重障碍	严重障碍	构音障碍	严重障碍	逐字逐句，空间的言辞，语义性语言错乱	严重障碍	右半身轻偏瘫和感觉障碍，右同向偏盲
遗忘性失语	正常	正常	正常	正常	替代词字，音幻觉性语言错乱	严重障碍	无

续表

失语	自发性语言	模仿语言	发音	词句理解	构句，选句	命名	常见神经病学症状
横断性运动性失语	障碍	正常	轻度障碍	正常	语义性语言错乱	障碍	右半身轻偏瘫

图 9.27 显示失语分类的评定方法，经实践证明适用于临床诊断。

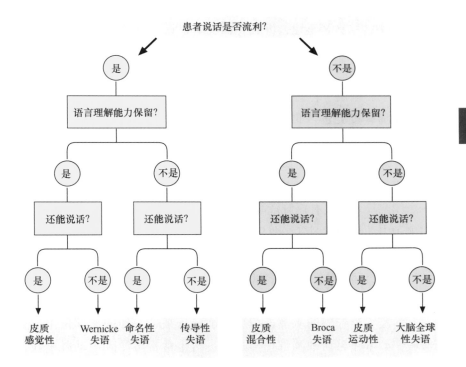

图 9. 27　失语分类的评定方法

［übersetzt aus und modifiziert nach Acta Neurol Scand Suppl. 2009；（189）：58-62］

Broca 失语：Broca 失语（病例 1）最重要临床表现为言语产生明显障碍甚至不能言语。词句理解能力以及说出物体名称的能力完好（轻度 Broca 失语），但构句错误（失语法征），出现音位性语言错乱（一句话内出现重读错乱以及发音顺序错误，例如 Apfel 读成 Akfel、Tasche 读成 Schatte）。

病例 1　Broca 失语

48 岁银行老职员从未生病。在儿子的高中毕业典礼上，放纵地跳舞、与舞伴高兴地交谈，突然发现他带跳的舞步总是不对，而且变得异样沉默。刚才还无限风趣，一个玩笑接着另一个说笑，现在似乎说话越来越困难，费很大劲才蹦出零言碎语。他在舞池边休息了一会儿，后来他手中的饮料杯落地，诉有"朦胧的感觉"，这时他的妻子把他送往了医院。

值班的神经内科医师询问了病情，临床检查发现：病人有轻度以运动性为主的右侧偏身轻瘫，姿势试验时右侧四肢沉重感和下沉，右侧肌肉本体反射轻度亢进，此外还有运动性失语，病人几乎没有自发语言，对于问话他发电报似的单词回答。有用词障碍和命名障碍、构词错误。鉴于上述症状，为了协助诊断，神经内科医师让病人进行了颈部血管多普勒超声检查和头部 MRI 检查（见图 9.28）。超声检查发现左侧颈内动脉不全闭塞。该病人有血管危险因素，显然是跳舞时突然的转头动作导致左侧颈内动脉内膜剥离（图 9.28d、e 和 f）。后来发展成语言优势大脑半球 Broca 区缺血（图 9.28a、b 和 c）。此外，MRI 还显示中央前回小梗死灶，这是引起运动性偏瘫症状的原因（图 9.28g 和 h）。

给予病人全肝素化治疗，重复给予 Marcumar iserung。针对血管剥离给予抗凝血治疗以防剥离部位微小血栓形成。一般剥离部位出血自行吸收，4~6 个月后缺损部位经过内皮再生常常可使颈内动脉重新正常通畅血流。

住院期间对病人进行规律性的言语矫正学治疗和医疗体操训练，出院时病人的轻偏瘫完全消退，自发语言非常流利和准确无误。再过 6 周以后病人完全没有了任何症状，5 个月后检查证实颈内动脉恢复正常血流，便终止了 Marcumar iserung 治疗。

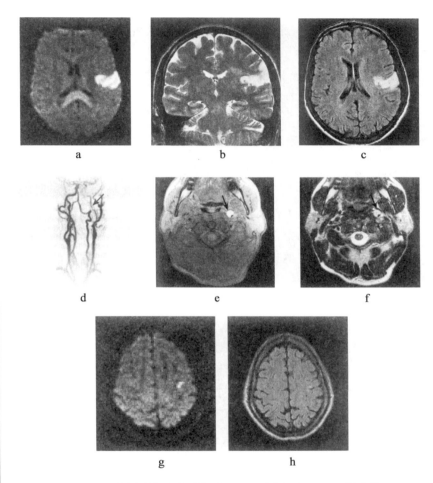

图 9.28　左侧颈内动脉剥离后 Broca 区脑梗死，MRI 检查图

a. 轴位弥散加权像：梗死的脑组织信号在弥散加权像 MRI 上较正常脑实质呈高信号。梗死区位于颈内动脉中部供血区额下回（Broca 区，44 区）。该区由中央前回动脉供血。b. 冠状位 T2 加权像：与正常脑组织比较，Broca 区梗死灶呈高信号。该层面显示病灶位于外侧裂上方的额下回，为大脑皮质的主要病变部位。c. 轴位 T2 加权 FLAIR 序列：与邻近脑实质相比较，病灶呈高信号。d. 造影剂增强 MRI 血管造影。可见左侧颈内动脉供血区血流明显减少（箭头）。e. 第 2 颈椎水平轴位，T1 加权像。f. 第 2 颈椎水平轴位，T2 加权像：两幅图均显示左侧颈内动脉高信号血管壁血肿，表明血管壁剥离（箭头）。g. 轴位弥散加权像：可见左侧中央前回的第二个梗死灶，为臂轻瘫的原因。该区由中央前回动脉供血。h. 轴位 T2 加权 FLAIR 序列：可见左侧中央前回的梗死灶呈小的高信号区

Wernicke 失语：经典的 Wernicke 失语（病例 2）患者言语产生的韵律（语言的韵律和节奏）正常，但有严重的语义性语言错乱（一句话部分单句错乱及顺序错误）和严重的语言理解障碍。极严重病例可因语言错乱或编新语征（滥用新词征）而导致严重语言障碍使人无法理解。这种情况则称为杂乱性失语或者言语杂乱。

病例 2   Wernicke 失语

54 岁家庭主妇因心肌炎导致持续性心脏节律紊乱，因此定期接受内科治疗。有一次在私人医师处进行常规心电图检查时，门诊助理发现病人跟不上医师的指令。病人讲起话来没完没了，但只是编造出一些不可理解的含糊不清的话，并且很激动而又无助。助理将情况反映给了诊所医师，医师给病人进行了神经病学检查，发现病人有语言障碍以及以手臂为主的右半身力弱，便将病人急诊转往医院。

住院医师进行了神经系统检查，给病人进行了全面的神经精神学测试：手势要求病人模仿动作或握手，患者能良好地完成，由于严重的杂乱性失语几乎不能进行语言交流。对于"您好吗？"这样的提问，她回答"以前像是"；问姓名时她回答说"是给用丹雷特"。她不能给物体命名，如圆珠笔（瓦特答）、书（索这枕）或灯（这里更亮）。对常见的问题（您怎么样？）她长篇大论地回答道："这儿一个浮雷得瑞，哪儿是在这儿，都在那，这怎么这么低，她说，太那儿长。"不需用说话的语言来完成的要求，如将名字登记写入医院的病历首页，复制已预先写好的句子和图画或者书写回答计算题，均能够迅速准确地完成。有趣的是，即使较长的句子，她也能够正确模仿复写，但是不能读出来或复述。

经过 MRI 检查，发现语言障碍和轻度偏身症状的原因为左侧大脑半球顶叶 Wernicke 区梗死灶（见图 9.29a 和 b）。鉴于病人多年以来有心脏节律紊乱，首先考虑有心源性血栓形成，后经食管超声心动图检查，发现有心房血栓性赘生物。为了防止血栓复发，给予病人全肝素化治疗，重叠给予 Marcumar iserung。经过强化言语矫正学治疗，病人的自发语言恢复至可以理解，一些后遗症状（语义性语言错乱和语言理解障碍）直到出院那天仍然存在。

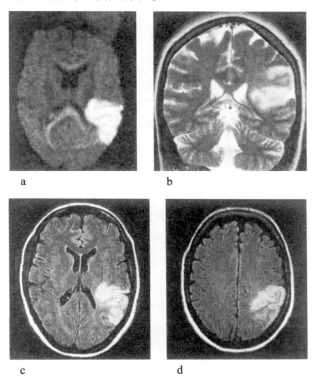

图 9.29 Wernicke 区脑梗死，MRI 检查图

a. 轴位弥散加权像：梗死的脑组织较正常脑实质信号更高。梗死灶位于大脑中动脉供血区顶枕叶后部，主要位于缘上回和角回。该区由角回动脉和顶后动脉供血。b. 冠状位 T2 加权像：与正常脑组织比较，梗死区呈高信号。该层面显示病灶位于外侧裂上方，为大脑皮质的主要病变部位。c 和 d. 为轴位 T2 加权 FLAIR 序列：梗死灶仍为高信号，主要累及皮质，较少累及髓质。病灶主要位于顶叶，包括顶叶岛盖、缘上回和角回。梗死灶主要位于顶叶和中央沟后。可见中央前回也受累，这可解释轻偏瘫症状的原因。如图 c 中所见：梗死灶达侧脑室边缘，因此可认为 Meyer 视放射袢受损，因而导致了对侧视野缺损

失联合综合征

失联合综合征是由于皮质区之间的相互联系通路中断，而皮质区本身完好无损。可能有三种不同的纤维系统中断：联合纤维（Association fibers）、投射纤维（Projection fibers）和/或连合纤维（Commissural fibers）（333~337 页）。

关于这些联系通路，特别是关于连合纤维的功能的重要认识是通过检查病人获得的。这些病人因药物无法控制的癫痫而行手术切开了胼胝体（裂脑症病人，split brain patient），或者患有胼胝体发育障碍（胼胝体发育不全）。

为了便于理解，我们分开叙述各功能系统联系通路损害后的影响。

嗅觉系统失联合：与其他感觉系统不同，嗅觉通路纤维不交叉，右侧和左侧嗅神经分别终止于同侧大脑半球。两侧初级嗅觉中枢通过连合纤维相互连接，这些连合纤维穿过胼胝体前连合。该区域损害时，不能说出经过右鼻甲感觉到的嗅物。因为左半球语言中枢不理解这些信息，既不能自发地将这些嗅觉归于一种物质（例如肉桂香味），又不能将这种嗅觉归于预先选出的物体。相反，若将嗅物置于左鼻甲则能立即辨认出相应物体。

视觉系统失联合：由于视网膜鼻侧半发出的视神经纤维束在视交叉交叉，所以左半侧或右半侧视野各自在位于对侧的视皮质内成像，即左半侧视野在右侧大脑半球成像，右半侧视野在左侧大脑半球成像。左、右侧大脑半球之间的联系通路中断时，左半侧视野感觉到的视觉印象被语言优势的左侧半球的处理过程切断，则不能准确辨认主体或书写词汇（选择性失语和失读）。相反则不能准确分析呈现在右侧视野的复杂空间图像，不能复制复杂的立体造型（失复制 Acopia），因为这一功能主要由右侧大脑半球完成。

躯体感觉系统失联合：和视觉印象一样，一侧半身的躯体感觉信息在对侧大脑半球处理。与视觉系统相同，裂脑症病人（split brain patient）不能准确说出用左手触摸的物体名称。即使一只手的某一姿势，另一只手也不能模仿，而正常人便能轻而易举模仿出来。听觉系统和运动系统

的功能由于存在交叉后的和不交叉的连接，因而胼胝体损害时极少导致障碍。

复杂性运动性失用症

失用（apraxia）：这个概念在 19 世纪 70 年代由 Hughlings-Jackson 提出。他描述了失语病人完全不能完成一定的随意运动（例如伸舌），临床检查病人并没有显著的轻瘫，而且病人可以做舔唇这样的舌运动。20 世纪早期 Liepmann 系统叙述了失用。此后，人们将失用分为主要累及运动系统的观念性失用（ideational apraxia）和意想运动性失用（ideomotor apraxia）以及主要累及视觉构型系统的构筑性失用（constructive apraxia）。"失用"这个概念描述的是一种复杂的随意运动障碍，不能用轻瘫或其他初级运动区缺失予以解释，也不能用动机障碍或理解障碍予以解释。总的来说，失用症表现为不能将一些运动元素结合到复杂运动序列中和/或将一些复杂运动序列结合到行为次序中，但完成各单一运动的能力完好。

运动性失用（英语中称为肢体动力性失用）：运动性失用严重时不能完成一些基本运动，例如抓取动作，也不能完成一些自动性运动，但单独的肌力测试却没有发现手臂肌肉的轻瘫。

意想运动性失用：见于语言优势（左）半球损害，由于运动性联络皮质损害和/或到达运动皮质的以及将运动皮质相互连接的联合纤维和连合纤维损害。典型表现为运动过程走样，因为这个运动的各成分被删去或过早中断。有时可见持续动作运动，即重复前面动作的单项成分。这种重复动作在错误的时刻插入进来，妨碍或中断"新"运动的进行。

如果要求顶叶远侧损害及运动性失用的病人模仿复制动作（例如梳头），他不能准确模仿。该区损害时常常还能做面部表情动作。相反，左额叶损害的病人不能模仿复杂的手臂动作，但可以模仿面部动作。

观念性失用：罕见，是由于语言优势（左侧）半球颞顶部损害导致复杂的多步骤行为的规划和启动发生障碍：虽然病人原则上能够按步骤完成复杂行为的各个分动作，但似乎不明白其意义和目的，所以他们要么根本不开始动作，要么过早中断，或者在实施过程中突然跳到另一个动作。

构筑性失用：构筑性失用病人难以画出空间几何图像如立体的人像或物体。大多因为非语言优势（右侧）半球顶叶损害所致。

大多数病例既有失用症又有失语症。根据皮质损害的部位和范围的不同，在同一病人身上可同时出现意想运动性失用、观念性失用和构筑性失用。

感觉整合性失认和忽视

顶叶前部负责处理躯体感觉信号，而顶叶后部以及视觉联合皮质则负责整合躯体感觉、视觉和运动性信息。例如在交谈中倒饮料等一些动作的完成，其前提是需要整合各种复杂的感觉和运动过程，先认出相应的物体（饮料瓶、杯），对此需要同向眼球运动和视觉处理过程，来做目标性的抓取动作并集中注意力。为了完成这些任务，大脑需要自身身体的内在代表、肢体位置的信息和外在空间的概况，这些内在代表必须从自身方面与来自周围环境的视觉和听觉信号以及草拟的动作计划联网。在这样一个复杂的处理过程中，相应的大脑联络皮质区和顶叶后部起着决定性作用。这个过程可以在做由视觉刺激触发的草拟抓取动作时被激活，也可以在触及一个物体而不在视野中感知时被激活。

视觉联络皮质区和顶叶的病变可以导致多种复杂的感知障碍，即失认，失认患者虽然感觉功能完好，初级感觉也完好（视力正常、听力正常、无感觉障碍），初级运动也完好（无轻瘫），但却不能认出物体和空间时间关系。失认可分为视觉性失认、听觉性失认、躯体感觉性失认和空间性失认。

视觉性失认：视觉联络区损害后，虽能够知道日常生活用品的空间结构，但不能辨认。例如能准确临摹出一个瓶子，但辨认不出是瓶子。视觉性失认更复杂的形式还有面孔失认（prosopagnosia）（不能辨认面孔）或失读（alexia，不能读）。

躯体感觉性失认：实体失认（astereognosia）患者虽然无触觉损害、无命名障碍，但不能通过触摸辨认物体。自体部位失认（asomatognosia）患者对自身身体的感觉普遍减低或消失。Gerstmann 综合征患者同时存在自身手指感觉障碍（手指失认）、书写障碍（失写）、计算障碍（计算不能）和左右区别障碍。Gerstmann 于 1924 年首次用该综合征描述了一位左半球顶叶中间部损害患者。

巴林特氏综合征：这种复杂的失认形式可能是两侧顶枕叶损害的结果：首例描述的病人不能将双眼随意固定到空间上的某一点以固定视线。如果将他的注意力转移到主体上，他却感觉不到除主体以外的其他感觉刺激，此外他还不能视线跟踪（视觉性共济失调，optic ataxia）。

忽视：如果忽视了皮质损害区对侧身体或者对侧视野或对侧空间或者其存在则称为忽视（neglect）。这种症状可能伴有对病变的否认（疾病失认，anosognosia），大多同时伴有视觉、听觉、躯体感觉、运动和空间感觉障碍。最常见损害部位为非语言优势（右侧）半球的顶叶。临床检查发现病人没有麻痹但却很少甚至根本不运动某一侧身体。此外还有所谓的消光现象，虽然两侧触觉完好，以相同强度镜像并对称地置于两臂的触觉刺激，却在一侧感觉不到。相类似，同时给出的听觉或视觉刺激，也在这一侧被忽视。而单独刺激患侧臂则能被感觉到，但有时被错误地认为是对侧手臂（异处感觉，allachesthesia）。

病例 3 忽视

独居的 69 岁退休老人患高血压多年，虽然用药物治疗，但高血压控制不佳。最后几个月里曾经两次感觉左臂短暂力弱。有一次有几分钟右眼什么也看不见。由于没有其他异样感觉，所以他没再注意这些现象。一天夜里老人起来时倒地，之后自己再也不能起来。他大声呼救。有邻居通知了急诊医师，才将病人送往了医院。

值班医师对病人进行了神经病学检查，对病人进行姿势试验时发现轻度左半身症状，伴手臂和腿力弱。当同时触诊身体两侧时，病人左侧半身没感觉到触诊（消失现象）。当医师要求他画房子和树时，他在纸上只画出了上述物体的右侧半。病人总体倾向于向右注视，似乎只从意识上感觉到右侧半空间。这些急性症状的病因为右侧颈内动脉约 80% 狭窄，导致右侧半球中间部损害（见图 9.30）。

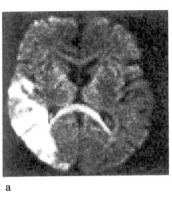
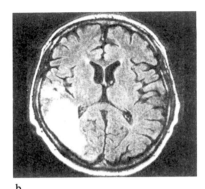
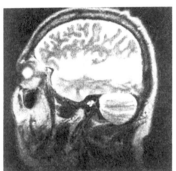

图 9.30　右半球中间部供血区脑梗死伴忽视症状，MRI 检查图

a. 轴位 EPI 序列和 b. 轴位 T2 加权 FLAIR 序列：在两个层面图像颞上回和角回以及枕叶高信号区。偏盲是由于 Meyer 视放射袢以及枕叶损害所致。c. 矢状位 T2 加权像。可见外侧裂后方和下方的高信号梗死区

社会行为、行为调节及其障碍

额前区皮质：认识和行为调节主要为额叶多种联络区的功能，它们共同构成额前区皮质（见图 9.18）。刺激额前区皮质不引起运动反应，灵长目类动物特别是人类的额前区皮质异常增大，所以推测这里是较高级精神功能的区域。额叶皮质区与丘脑内侧核之间为双向联系，它们接受下丘脑的传入冲动，还通过非常广泛的纤维连接而接受所有能传向大脑皮质区的冲动。

额前区皮质的任务是短时间贮存和分析实体信息和空间信息。额前区皮质的背外侧部分主要参与行为计划和调节，额前区皮质眶（前）部主要参与性行为。

额叶凸面损害：两侧额前区皮质损害患者很难集中注意力完成任务，只要感觉到新的刺激，便极易转移兴趣，所以不能完成较复杂的任务或者半途而废。此外，患者对有远见的计划不感兴趣，不计较将来的成果或者一个计划实施过程中可能出现的问题，他常常固执于一个计划而不能使这适应新的形势。在极严重情况下病例有言行重复症，即反复不断地重复一个任务及其错误，特别是对病人进行威斯康星牌分类试验（Wisconsin card sorting test）时，症状显著。让他根据不同的特征和颜色按照某一范畴（例如按照形式）分类，如果准确完成任务，则判断为阳性。病人能比较正常地完成该任务，但是在第二轮试验中变换了任务（例如将牌按颜色分类），不予明确指示，正常人以及额叶损害病人都能很快认识到任务变了。与正常人不同的是，病人仍坚定不移地坚持原来的分类范畴，即使不断地提醒错误。

额叶损害病人的其他特征性的临床表现还有：明显的动机减少和自主性减少。要求病人在较短时间内尽可能多地列举出以某一字母开头的单词（词汇流利性测试，word-fluency-test），病人有明显障碍，只列举出他的词汇记忆量中的极少部分单词。非语言范畴也有类似的障碍，健康志愿试验者在 5 分钟内能画 35 幅图，而左额叶损害病人只能画 24 幅图，右额叶损害病人只能画 15 幅图。由于这些淡漠（思考迟钝）症状涉及整个交流联络区域，病人给旁观者的印象是懒惰、冷漠或者没有激情。患者忽视许多的日常生活事务，早上躺在床上，不洗漱、不护理自己、不自己穿衣、不再参加规律性的工作。平时形式智商和远事记忆仍正常。

眶额区损害：社会行为和性行为由高度复杂的控制和调节过程管理。额叶皮质损伤也会引起行为异常。特别是眶额区损害时，出现两种人格改变的特征性形式，假抑郁障碍和假精神病障碍，患者表现为淡漠、激情明显减少、性欲减少、情感激动减少或消失；或者病人表现为轻躁狂、运动性躁动、无防范、不拘束，这些病人明显充满激情和性欲旺盛。他们不能也不愿意按照发病前自认为是完全无可非议的习俗来约束自己的行为。

10
脑（脊）膜、脑脊液和脑室系统

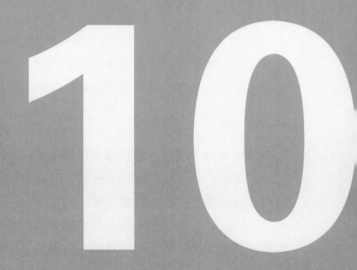

10　脑(脊)膜、脑脊液和脑室系统

10.1　概述

大脑和脊髓由起源于中胚层的多层膜所包绕：外层为结实的硬脑（脊）膜，其下方是蛛网膜，最下方是软脑（脊）膜，软脑（脊）膜直接贴附于大脑和脊髓的表面。硬脑（脊）膜与蛛网膜之间为硬膜下腔，蛛网膜与软脑（脊）膜之间为蛛网膜下腔，蛛网膜下腔内含脑脊液。

脑脊液产生于四个脑室（左和右侧脑室、第Ⅲ脑室、第Ⅳ脑室）的脉络丛内，它的流动经过脑室系统（脑脊液内腔）后到达大脑和脊髓的蛛网膜下腔（脑脊液外腔），再沿着上矢状窦旁蛛网膜绒毛颗粒和脊髓神经周围鞘被吸收。若脑脊液循环量增多（可因吸收减少，或产生过多）则导致脑脊液压力升高而引起脑室扩大（脑积水）。

10.2　脑(脊)膜

图 10.1 和图 10.2 显示了大脑和脊髓的三层被膜：硬脑（脊）膜、蛛网膜、软脑（脊）膜。硬脑（脊）膜也称为 duramater 或 pachymeninx，蛛网膜和软脑（脊）膜构成软脑膜，合称为柔脑膜（leptomeninx）。

10.2.1　硬脑（脊）膜

硬脑（脊）膜由两层致密的纤维结缔组织构成。

外层和内层：外层紧贴于颅骨，起着骨膜的作用。内层为真正的脑膜层，面向非常狭窄的硬膜下腔，内层与外层在形成硬膜窦的部位分隔开。内层沿着上矢状窦和横窦重叠成双层，形成分隔颅腔的大脑镰和小脑幕，它还形成分隔小脑半球的小脑镰、鞍膈和含半月神经节（三叉神

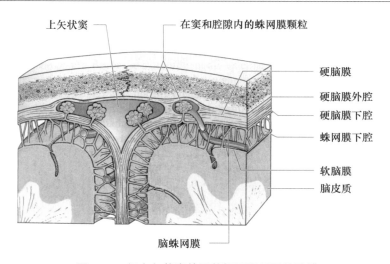

图 10.1 经上矢状窦的冠状切面所显示的脑膜

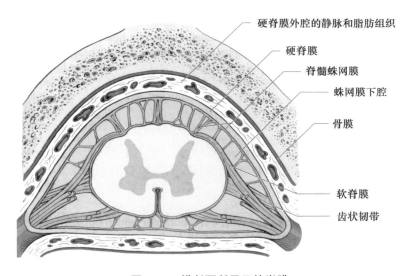

图 10.2 横断面所显示的脊膜

经节）的 Meckel 腔的壁。

硬脑膜的血液供应：硬脑膜的动脉管径相对较粗，因为它们不仅供血给硬脑膜，还供应其颅骨。最粗大者为脑膜中动脉，延伸至颅骨整个外侧凸面，它是起源于颈外动脉的上颌动脉的一个分支，通过棘孔进入颅内。脑膜前动脉比较细小，供应额部硬脑膜的中部以及大脑镰的额部，它从筛板前部进入颅内，是筛前动脉的一个分支，而筛前动脉为眼动脉的分支，因而它从颈内动脉摄取血液。脑膜后动脉供应后颅窝的硬脑膜，经颈静脉孔入颅。

脑膜中动脉在眼眶内与泪腺动脉吻合相连，泪腺动脉为眼动脉的分支，眼动脉为在视神经管内口附近由颈内动脉发出的分支。由于这一吻合，即使眼动脉闭塞，视网膜中央动脉仍能获得血液供应。

椎管的硬脊膜：在颅内紧贴在一起的硬脑膜的两层在枕大孔边缘处分开。外层延续成椎管的骨膜，内层构成脊髓的硬脊膜。这两层之间的腔隙称为硬脊膜外腔，但是严格来讲应为硬脊膜间腔。腔内含疏松结缔组织、少许脂肪组织和椎内静脉丛（见图 10.2 和图 11.20）。在脊髓神经根穿过椎间孔处，硬脊膜的这两层又合并一起。硬脊膜腔包绕马尾后终止于第二骶椎水平（见图 3.22），并在马尾尖端延续成硬脊膜性终丝，附着于尾骨骨膜上成为纤维性尾骨韧带。

眼眶部的硬脑膜：硬脑膜的两层在眼眶内也同样分隔开，延续为沿着神经管的硬膜。外层成为骨膜覆盖骨性眼眶，内层与视神经内膜、蛛网膜和眶周蛛网膜下腔一起包裹视神经，眶周蛛网膜下腔与大脑相通。

瘀血性视盘：硬脑膜鞘延续为眼球巩膜之前可以扩张，见于颅内压升高侵及视神经周围脊液腔。球后硬膜鞘扩张为出现瘀血性视盘的重要原因。瘀血性视盘也见于急性颅内蛛网膜下腔出血（动脉瘤、血管瘤）侵及视神经周围脊液腔。

神经支配：小脑幕以上的硬脑膜由三叉神经分支支配，幕下硬脑膜由上颈段脊神经分支和迷走神经支配。硬脑（脊）膜的神经部分为有髓鞘，部分为无髓鞘。终末结构显然对牵张产生反应，因为每次牵拉硬膜都产生强烈疼痛，特别是伴随动脉的感觉神经纤维对疼痛更敏感。

10.2.2　蛛网膜

脑蛛网膜和脊髓蛛网膜为一层细嫩而菲薄、坚韧无血管的膜，不能渗透任何生物学物质。它紧贴硬脑（脊）膜，通过结缔组织小梁构成的疏松网与软脑（脊）膜相连，蛛网膜下腔（subarachnoid space）即蛛网膜和软脑（脊）膜之间的腔隙。蛛网膜可以相对滑动而不与硬膜摩擦，这就允许大脑半球在其颅内空间摆动，而不损伤脑外血管或脑组织本身。由于软脑膜伸入所有脑沟内，所以蛛网膜下腔的宽窄变化很大。较大的蛛网膜下腔称为池。蛛网膜下腔内充盈脑脊液，颅内蛛网膜下腔与椎管内蛛网膜下腔直接相通。供应大脑的血管主干和颅神经主要走行在蛛网膜下腔内。

　　池：蛛网膜下腔在颅内许多部位扩大形成脑脊液池（蛛网膜下池），例如小脑延髓池。图 10.3 显示最重要的脑池。

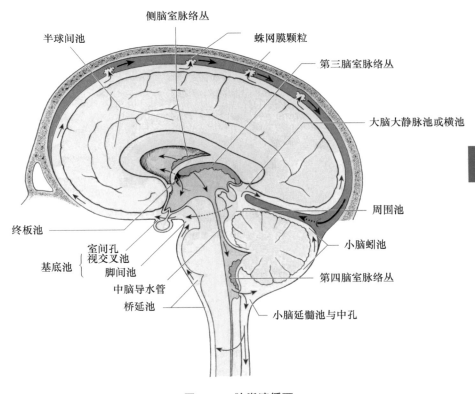

图 10.3　脑脊液循环

10.2.3　软脑(脊)膜

　　软脑（脊）膜由很薄的中胚层细胞的内皮样细胞层所组成。与蛛网膜不同，软脑（脊）膜不仅覆盖在所有外观可见的大脑和脊髓表面，而且还覆盖隐藏在脑回深谷里的大脑和脊髓表面（见图 10.1 和图 10.2）。它的内侧面在各处都附着于由边缘星形细胞（marginal astrocyte）形成的外胚层膜上。这个软膜神经胶质膜（pia-glia-membrane）呈漏斗样包绕在蛛网膜下腔至大脑和脊髓进出的血管分支上。软脑（脊）膜与血管之间的腔隙称为 Virchow-Robin 血管周围腔。

与硬脑（脊）膜的神经不同，软脑（脊）膜的感觉神经对机械性和温度刺激不敏感，但对血管壁的牵拉和张力改变敏感。

10.3　脑室系统和脑脊液

10.3.1　脑室系统的构成

脑室系统（见图 10.4）由两个侧脑室（各具有前角、中央部、后角和下角）、间脑内狭窄的第三脑室和由脑桥延续至延髓的第四脑室所组成。两侧脑室经室间孔（Monro 孔）与第三脑室相通，第三脑室经中脑导水管与第四脑室相通。第四脑室经过三个开口与蛛网膜下腔交通，即两个在侧面的第四脑室外侧孔（Luschka 孔）和一个在尾侧的第四脑室正中孔（Magendie 孔）。

10.3.2　脑脊液循环和吸收

脑脊液的特性：脑脊液清亮、含少许细胞（最多 4 个细胞/μl）、少许蛋白［脑脊液/血清-白蛋白系数（6.5±1.9）×10^{-3}］，脑脊液与血液还存在其他一些区别。因此脑脊液不是血液的超滤液，而是以侧脑室为主的脑室脉络丛的分泌液。脉络丛毛细血管血液与脑脊液腔被所谓的血脑脊液屏障分隔开。血脑脊液屏障由血管内皮细胞、基底膜、脉络丛上皮细胞组成，可渗透 H_2O、O_2、CO_2 和微量电解质，但绝不能透过血液的细胞成分。大脑病变（缺氧、神经变性性病变、炎性病变）可以导致脑脊液中出现蛋白质成分，而正常情况下无或仅微量蛋白质存在。

循环的脑脊液容量平均为 130~135 ml。据认为，24 小时产生约 400~

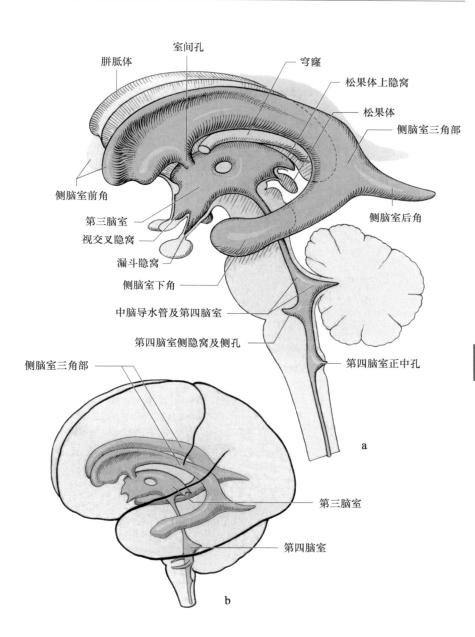

图 10.4 脑室系统

a. 脑室系统在脑内的位置；b. 解剖组成

500 ml 脑脊液，所以循环的脑脊液在一天中被多次更换。脑脊液压力为 70~120 mmH$_2$O。

中枢神经系统炎性或恶性病变可引起脑脊液性质改变，参见表 10.1。

表 10.1　中枢神经系统各种疾病的脑脊液检查结果

可疑诊断	外观	细胞数/细胞学	脑脊液化学	其他发现
腰穿脑脊液正常值	清亮无色	至多 4 个细胞/μl。主要为淋巴细胞（85%）	乳酸盐 < 2.1 mmol/L，白蛋白系数：40 岁以上成人<8，40 岁以下成人<7，15 岁以下儿童<5	葡萄糖 45~70 mg/100 ml，氯化物 680~760 mg/100 ml
化脓性（细菌性）脑膜炎	浑浊	数千个细胞/μl，主要为中性白细胞增多	乳酸盐 > 3.5 mmol/L，白蛋白系数>20×10⁻³	发现细菌
脑脓肿	清亮，有时浑浊	数百个细胞/μl，单核细胞或中性白细胞增多	白蛋白系数正常或轻度升高	糖减少，有时可检出细菌，局部 IgA 合成
脑炎（单纯性疱疹）	清亮，无色	正常或单核细胞增多（淋巴细胞）	白蛋白系数>10×10⁻³	IgG、IgM、IgA 升高，检出特异性 AK，HSV-PCR 阳性
病毒性脑膜炎	清亮	至数百个单核细胞，部分为激活的 B 淋巴细胞	白蛋白系数 < 20×10⁻³，乳酸盐<3.5 mmol/L	
结核性脑膜炎	黄色	至 1 500 个细胞/μl，各种细胞增多，以单核细胞为主	白蛋白系数 > 20×10⁻³，葡萄糖<50%血清糖	IgG 和 IgA 升高，检出细菌（细菌培养和 PCR）
神经梅毒	清亮至浑浊	单核细胞增多		免疫球蛋白升高，TPHA 阳性
多发性硬化	清亮无色	至多 40 个单核细胞/μl	白蛋白系数<20×10⁻³	等电聚焦发现少克隆带
真菌性脑膜炎	清亮	至数百个单核细胞/μl		免疫球蛋白升高，培养检出真菌和特异性染色
多发性神经根炎（Guillan-Barré 综合征）	清亮	散在性脑脊液细胞增多	白蛋白系数至 50×10⁻³（细胞白蛋白分离）	

　　循环：脑脊液产生于两个侧脑室、第三脑室和第四脑室的脉络丛内（见图 10.3），经过 Luschka 孔和 Magendie 孔进入蛛网膜下腔，绕大脑循环，最后还向下进入脊髓蛛网膜下腔。脑脊液在脊髓蛛网膜下腔内被部分吸收，在这一段的脑脊液蛋白浓度恒定，无稀释或浓缩。

　　吸收：脑脊液在颅内和沿着脊髓被吸收。蛛网膜下腔在许多部位与绒毛样的无血管结构一起突入上矢状窦内和颅骨板障静脉内（蛛网膜颗粒）。部分脑脊液即在这些部位进入血循环。其余部分脑脊液沿着从脑干和脊髓穿出的颅神经和脊神经的神经周围鞘被吸收，以及经过室管膜和软脑膜的毛细血管被吸收。

　　就是说，脑脊液不断地在脑室脉络丛内产生和在蛛网膜下腔内被吸收。

　　脑脊液循环的狭窄部位：新产生的脑脊液在脑室系统的通路中要通过不同的狭窄部位：室间孔、狭窄的第三脑室，特别是中脑导水管、第四脑室及其开口以及小脑幕切迹。

10.3.3　脑脊液循环障碍——脑积水

　　脑积水发病机制概论：许多不同疾病可导致脑脊液产生和脑脊液吸收之间的不平衡。脑脊液产生过多或者吸收减少，则脑室系统容积扩大（脑积水）。脑室内脑脊液压力升高导致脑室周围白质受压，长期受压则导致白质萎缩（灰质大多不受累及，至少初始阶段不受累及）。动物实验表明：由于脑脊液透过（血细胞渗出）脑室室管膜进入室周白质内，导致组织内流体静力压升高而影响血液循环。局部缺氧本身导致含髓鞘神经通路损伤和进一步导致不可逆性神经胶质增生，除非及时恢复正常脑脊液压力才可恢复组织学和临床改变。

脑积水类型

　　从理解角度出发，将脑积水根据病因学、梗阻部位和动力学状态进行分类（例如中脑先天性导水管狭窄引起的活动性脑积水）。

　　发病机理和病因的分类：由于脑脊液流出受阻引起的脑积水称为梗阻性脑积水；由于脑脊液吸收障碍引起的脑积水称为吸收不良性脑积水

（见图 10.6）。梗阻性脑积水的特征性原因为颅内占位病变（例如肿瘤、梗死、出血，特别是后颅窝部位）和畸形（例如导水管狭窄、第三脑室内胶样囊肿）。吸收不良性脑积水常常因蛛网膜下腔出血和脑膜病变后导致的蛛网膜绒毛粘连所致。颅脑损伤或脑室出血也可引起脑积水。脑脊液产生过多所导致的脑积水罕见（分泌过多性脑积水），例如脉络丛的肿瘤（脉络膜上皮瘤）。

　　除上述三种类型以外，还可分为交通性脑积水和非交通性脑积水。交通性脑积水是指脑脊液尚可顺畅地从脑室系统循环至蛛网膜下池。相反，非交通性脑积水是指脑室系统内通道受阻，使到达吸收脑脊液的结构的通道中断或者尚通畅但脑脊液压力升高。

　　根据动力学分类：活动性脑积水是指脑室内压力持续性升高。可再划分为两种：如果脑室宽度不变、临床症状稳定，则称为代偿性活动性脑积水；如果临床症状加重、脑室不断扩大，则称为不可控制性脑积水。活动性脑积水需与正常压力性脑积水相鉴别，后者只是间歇性地出现脑脊液压力升高（参见下文）。

　　正常压力性脑积水（NPH）：NPH 为一种特殊情况，一般为交通性脑积水伴脑脊液循环动力学障碍，只是间歇性地出现脑脊液压力升高。其临床特征为典型的三联征：失用性行走障碍、痴呆和尿失禁（病例 1）。病因不明，也可能隐含各种不同的病因（例如中脑导水管狭窄、吸收不良性脑积水等）。

　　"代偿性脑积水"的鉴别诊断：大脑退行性病变如阿尔茨海默病或 Pick 病伴有大脑萎缩，由此引起继发性脑脊液内腔和外腔的扩大，产生（代偿性）脑积水假象。从前因后果看，应避免"脑积水"这个概念，而 NPH 主要是脑脊液内腔的扩大，病人伴有退行性病变的同时，还有脑脊液内腔和外腔的系统性扩大。

病例1　正常压力性脑积水

　　80 岁退休老人几个月以来出现小便失禁，起初以为是前列腺增生肥大所致。后来出现了其他症状，老人感觉步态不稳、两腿分开，多次摔倒在地，有时感觉两脚完全不能从地上抬起。私人医师申请给他做了头部 MRI 检查（图 10.5），阅片后将病人转送到专科医院。对于神经内科医师的入院问诊，患者妻子诉病人越来越重的健忘和记忆力障碍。神经系统检查发现病人最明显体征为失用性不稳步态。结合 MRI 结果诊断为正常压力性脑积水。

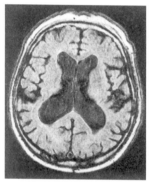

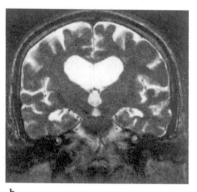

a

b

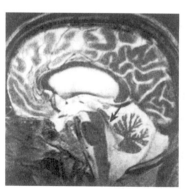

c

图 10.5　正常压力性脑积水（交通性脑积水），MRI 图

a. 为横断面 T2 加权 FLAIR 像；b. 为冠状位 T2 加权自旋回波序列像；c. 为矢状位 T2 加权自旋回波序列像。照片显示脑脊液内腔扩大，与蛛网膜下腔相比较超比例地明显扩大。矢状面 c 可见因脑脊液流速增加导致中脑导水管以及临近的第三脑室和第四脑室内信号流空现象（箭头）。根据新近 MRI 研究认识，NPH 病人一般存在明显脑脊液搏动。图像稍模糊是由于病人动所致。正常压力性脑积水病人常常因痴呆症状而难以配合检查抽取较大量脑脊液后行走障碍可暂时缓解，可作为 NPH 的辅助诊断证明。给这位 80 岁的退休老人腰穿抽取脑脊液（40 ml）后，其行走障碍也有明显缓解，并且尿失禁症状完全消失，但记忆障碍仅稍见好转。

病人被转往神经外科进行分流手术。几个月后行走障碍和尿失禁进一步恢复正常，记忆障碍未见好转，但也没有进一步加重。

脑积水的一般临床表现、诊断和治疗

流行病学：多种脑积水类型在儿童早期即已表现出症状，大多合并其他畸形，如小脑扁桃体下疝（Chiari）畸形、脊柱裂或脊膜（脊髓）膨出。出生三个月以内的婴儿脑积水发病率为 0.1%～4%。

儿童期症状：新生儿和一岁以内婴儿其颅缝尚未闭合，为了适应颅内高压，颅骨之间相互分离。小儿脑积水最明显的临床征象为：头部超常生长，头颅生长超比例地明显大于面颅生长，此外还可见颅缝分离、头部静脉怒张、额部凸出（阳台额）、囟门隆起。叩击颅骨产生咚咚响声（Macewen 征）。起初，小儿无明显不适，因为颅骨扩大，颅内压仅轻微升高。病情进展的脑积水，失代偿后方才引起呕吐（包括空腹呕吐或者喷射样呕吐）等颅内压增高征象。有时还可见落日征（眼提肌麻痹）和全身状况不良。

小儿脑积水的诊断：产前常规超声波检查常常可诊断出脑室扩大，分娩后定期测量头围、描记生长曲线和及时进行必要的处理。除超声波检查外，分娩后还可辅助以 CT 或 MRI 检查，以发现脑积水的可治病因和鉴别头部超比例生长的其他原因如硬膜下血肿、水瘤或家族性巨头。

成人期症状：颅缝闭合后或者成人期，脑积水的表现特征为：头痛、恶心、呕吐（主要表现为清晨空腹呕吐和喷射样呕吐）等颅内压增高征象和颈强直、头位不正、角弓反张、敏感和怕光等脑膜刺激征。病情进展还可出现逐渐加重的困倦、能力下降、步态不稳、颅神经损伤（特别是外展神经）、Parinaud 综合征、瘀血性视盘和意识障碍。

成人脑积水的诊断：CT 和 MRI 检查易于发现脑室扩大以及脑积水的可能原因。

治疗：如果没有发现可治疗的病因，则选择分流术。对此有许多不同种类的技术方法可供选择。

病例 2　蛛网膜下腔出血（SAH）后吸收不良性脑积水

52 岁病人因急性发作无以言表的剧烈头痛（"濒死样头痛"）以及轻度意识障碍而被转诊到医院。头颅 CT 发现 SAH 为症状病因（图 10.6），血管造影检查发现左侧大脑中动脉瘤为出血原因。由于血肿淤积在蛛网膜下腔内，导致脑脊液流出受阻，脑室扩大（图 10.6）。手术夹闭了动脉瘤，术前置入（额部）脑室外引流管以达到脑积水减压。

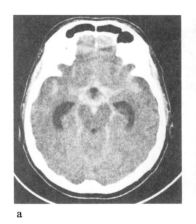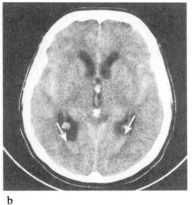

a　　　　　　　　　　　　　b

图 10.6　动脉瘤破裂后蛛网膜下腔出血
（SAH）导致的吸收不良性脑积水，头颅 CT 检查图

蛛网膜下腔广泛充盈高密度（亮的）血液（a），由此导致脑脊液循环和吸收受阻，脑室扩大，特别是颞角（b）。由于脑室内只有少量血液，所以脑室呈低密度影。少量出血因反流进入脑室内，因此可见两侧脑室后角内呈血-脑脊液平面（b 中的箭头）

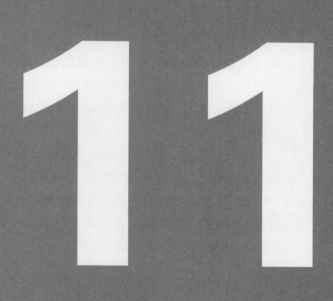

11　中枢神经系统的血液供应和血管病变

11.1　概述

脑由颈内动脉和椎动脉供血。两侧颈内动脉及其主要分支、脉络膜前动脉、大脑前动脉和大脑中动脉供应前颅窝和中颅窝的结构（颈动脉供血区）。两侧椎动脉在脑桥下缘合并成基底动脉供应脑干和小脑，并且以其终末支即大脑后动脉供应中颅窝底的大脑部分（椎基底动脉供血区）。颈动脉供血区和椎基底动脉供血区通过脑底动脉环（Willis环）相互交通，此外，大脑半球之间还存在许多吻合支，因有这些颅内、外动脉之间的吻合支，一旦某血管闭塞，能提供一定的侧支循环血供。

大脑的静脉血首先进入深部和浅表大脑静脉，然后流至硬脑膜静脉窦，最后进入颈内静脉。

较长时间中断大脑供血，会导致脑组织功能丧失，最后坏死（缺血性脑梗死）。临床上脑缺血大多表现为突然的，有时也可能是缓慢出现的神经损害的局部症状（"中风"）。动脉性血供障碍最常见原因为栓塞（大多为心源性血栓或主动脉或颈动脉分叉部的动脉粥样斑块）或者中、小动脉在动脉粥样硬化基础上直接闭塞（大脑微血管病，大多因高血压引起）。静脉回流障碍（脑静脉或静脉窦血栓）也能导致脑组织缺血。

中风也可因颅内出血引起，血肿进入脑组织本身（脑内出血）或进入邻近硬脑膜和软脑膜的间腔内（蛛网膜下腔出血和硬膜外出血）。

脊髓血供主要来源于不成对的脊髓前动脉和成对的脊髓后外侧动脉。脊髓前动脉接受许多血管的节段性供血。与脑组织相同，脊髓病变也可因出血、缺血或静脉回流障碍引起。

11.2　脑的动脉供血

11.2.1　脑供血动脉的硬脑膜外走行

脑由四根血管供血：一对颈内动脉和一对椎动脉。两侧颈内动脉管径没有差异，而同一个体的左、右侧椎动脉常常存在明显差异。脑供血动脉在颅内经过 Willis 环（circle of Willis）相互交通。颅外肌肉和结缔组织内的小动脉分支也常相互交通吻合，这在血管病变时具有意义，但正常情况下则不可见。

前、中颅窝的结构主要由颈内动脉供血（所谓的前供血区或颈动脉供血区），后颅窝结构以及大脑后部由椎动脉供血（后供血区或椎基底动脉供血区）。

颈总动脉：颈内动脉为颈总动脉两终末支之一，右侧颈总动脉与右侧锁骨下动脉一起合为头臂干，由主动脉弓发出（见图 11.1）。左侧颈总动脉大多直接由主动脉弓发出，但是常常存在变异，约 20% 人群的左侧颈总动脉也可由头臂干发出。

颈内动脉：由颈总动脉在甲状软骨水平分出，进入颅底前沿途不发出较大分支。经中耳旁穿过岩骨颈内动脉管，与中耳只有一薄层软骨壁相隔，然后到达海绵窦（见图 11.1），其颅内进一步走行，详见后述。

脑供血动脉与颈外动脉的交通吻合：颈总动脉的第二分支为颈外动脉，供应颈部和面部。与对侧颈总动脉、椎动脉（见图 11.11）和颈内动脉的颅内供血区间［例如通过眼动脉、下外侧动脉（见图 11.11）］有丰富的交通吻合。当颈内动脉慢性狭窄或闭塞时，这些吻合支在颈部扩张以替代大脑供血。

椎动脉：由两侧锁骨下动脉发出的两侧椎动脉常常管径大小不一，少数情况下左侧椎动脉直接由主动脉弓分出。两侧椎动脉在第 6 颈椎水平以上穿过横突孔构成的骨性管道向上走行（见图 11.1），在寰椎高度离开骨性管道，绕寰椎外侧块向后、向内走行，经过寰椎后弓的椎动脉沟，

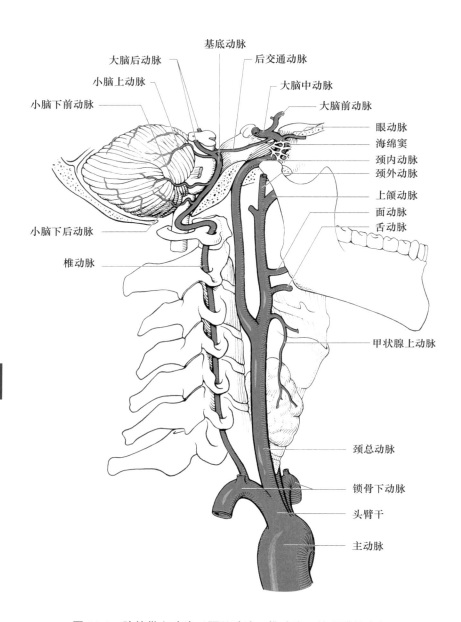

图 11.1　脑的供血动脉（颈总动脉，椎动脉）的硬膜外走行

在枕骨和寰椎之间向腹侧穿过寰枕筋膜。一般在枕骨大孔水平穿入硬脑
膜，然后在蛛网膜下腔内环绕脑干向前向上，两侧椎动脉在脑桥下部前
方合并成基底动脉。椎动脉发出许多分支支配肌肉和颈部软组织，其中
最大分支为小脑下后动脉（posterior inferior cerebellar artery，简称 PICA）
和脊髓前动脉（图 11.2）。椎动脉穿过硬膜后在蛛网膜下腔内立即发出
PICA，所以该分支部位动脉瘤可以是颅外的，虽然它可能导致蛛网膜下
腔出血。椎动脉发出的脊髓供应血管可有变异，供应颈髓上段，与椎动
脉近段的脊髓分支以及枕动脉相吻合。

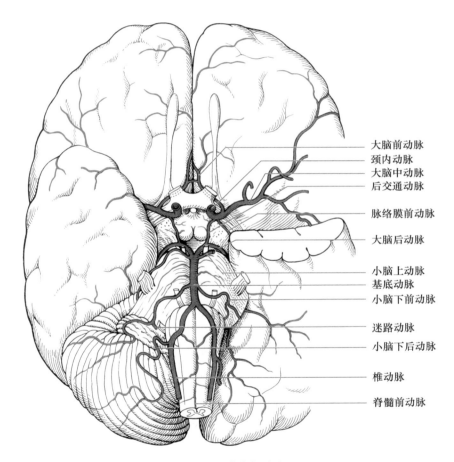

大脑前动脉
颈内动脉
大脑中动脉
后交通动脉

脉络膜前动脉

大脑后动脉

小脑上动脉
基底动脉
小脑下前动脉

迷路动脉

小脑下后动脉

椎动脉

脊髓前动脉

图 11.2　脑底部动脉

11.2.2　前、中颅窝的硬脑膜内动脉

颈内动脉

颈内动脉穿过颈内动脉管后，在硬脑膜下方斜坡旁向前行至海绵窦，在海绵窦内转向后上，形成向后张开的弓（颈动脉虹吸段）（见图 11.1）。颈内动脉在硬膜外发出小分支至鼓室底部、斜坡部位的硬脑膜、半月神经节和垂体。

海绵窦内段颈内动脉损害或破裂造成海绵窦动、静脉血之间的动静脉短路（海绵窦瘘）。如果海绵窦段颈内动脉瘤破裂，因为其位置在硬膜外，所以不引起蛛网膜下腔出血，而是导致眼球突出。由于静脉回流障碍和视网膜静脉进展性淤血可导致失明。

眼动脉：颈内动脉在前床突内侧进入蛛网膜下腔，随即发出硬膜内的眼动脉（见图 11.1）。眼动脉与视神经伴行进入眼眶，其供血范围包括：眼眶、蝶窦、筛窦、鼻黏膜、前颅窝硬脑膜、额部皮肤、鼻根部皮肤和眼睑皮肤。后面所述部位的颈内动脉小分支与颈外动脉分支吻合，构成颈内动脉狭窄或闭塞时的侧支循环（眼动脉侧支）。眼动脉起始部远端的颈内动脉瘤或血管损害可导致蛛网膜下腔出血。

后交通动脉：为颈内动脉较大分支，血管造影检查可显示（见图 11.1 和图 11.2）。从发育上看，该段为大脑后动脉的起始段，原本来自颈内动脉供血区，至胚胎后期才从椎基底动脉供血区摄血。约 20% 后交通动脉仍为大脑后动脉的主要供血来源（相当于大脑后动脉直接由颈内动脉发出分支，即所谓的胚胎期分支模式）。这种胚胎型大多只存在于单侧，其基底动脉尖便显得不对称。有时两侧大脑后动脉都经过粗大的后交通动脉直接由颈内动脉发出，这种情况下的基底动脉尖便显得瘦小，基底动脉似乎淹没在小脑上动脉内。

后交通动脉在基底动脉尖外侧约 10 mm 处连接大脑后动脉近段。后交通动脉为 Willis 环的一个组成部分，是前、后部颅内供血区的重要连接。

由后交通动脉发出细小穿动脉，供应灰结节、乳头体、丘脑前核、

底丘脑和部分内囊。

颈内动脉的后交通动脉起始部是动脉瘤的好发部位（后交通动脉瘤），常常是颈内动脉的侧壁动脉瘤。动脉瘤罕见发生于后交通动脉本身。

脉络膜前动脉：直接起始于后交通动脉远端（见图 11.2），与视束一起向枕部走行，穿过脉络膜裂供应侧脑室颞角的脉络丛。脉络膜前动脉的供血区还包括视束、钩回、海马、杏仁核、基底节和内囊的一部分。具有重要临床意义的是，脉络膜前动脉还供血给（部分）锥体束，脉络膜前动脉与脉络膜后动脉之间有吻合支（见图 11.10）。

终末支：颈内动脉在前床突上方呈 "T" 形分叉，内侧支延续为大脑前动脉，外侧支延续为大脑中动脉。

大脑中动脉

大脑中动脉（MCA）：为颈内动脉的最大分支（见图 11.2），在前床突上方由颈内动脉发出后在外侧裂内行向外侧。大脑中动脉主干发出许多穿支供血给基底节、内囊前肢及膝部、外囊和屏状核（见图 11.3）。

在脑岛池内发出皮质支，供应额、顶、颞叶的大部分。

大脑中动脉的主要分支（见图 11.4）：分别为眶额动脉（Ⅰ）、中央前回动脉（Ⅱ）、中央回动脉（Ⅲ）、顶前动脉（Ⅳ）、顶后动脉（Ⅴ）、角回动脉（Ⅵ）、颞枕动脉、颞后动脉（Ⅶ）和颞前动脉（Ⅷ）。此外，大脑中动脉供应的皮质区还包括除大脑纵裂缘以外的感觉运动皮质、重要语言皮质区、听皮质和味觉皮质。

大脑中动脉通过皮质吻合支与大脑前动脉和大脑后动脉吻合。

大脑前动脉

大脑前动脉（ACA）由颈内动脉发出后向内向前走行，在第三脑室终板前方两侧大脑前动脉相距很近，并且由 Willis 环的另一重要部分即前交通动脉相互连通，然后向上向后走行（见图 11.12）。前交通支及其与大脑前动脉邻接处为动脉瘤的好发部位（大脑前动脉瘤）（435 页）。

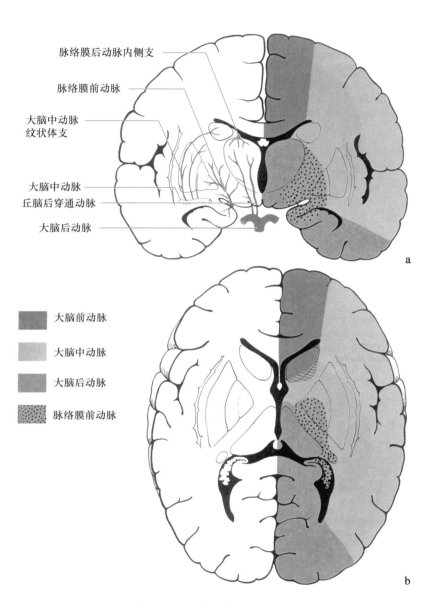

图 11.3　脑内结构的动脉供血
a. 冠状面；b. 水平切面

大脑前动脉分支：大脑前动脉从其前基底部发出许多小穿支动脉，供应隔旁区域、基底节前部和内囊前肢，间脑前部也由此获得血供（见图 11.3）。大脑前动脉近端发出一较大分支至基底节，血管造影有时可显示该分支，称为 Heubner 回返动脉（见图 11.12）。

大脑前动脉绕胼胝体膝继续走行，最后到达中央区，与大脑后动脉相吻合。沿途发出分支供应胼胝体、大脑半球内侧面和大脑纵裂缘。接受大脑前动脉供血的还有扣带回，大脑前动脉、大脑中动脉和大脑后动脉之间有皮质吻合支。

主要皮质支：见图 11.5，有眶支（Ⅰ）、额极支（Ⅱ）、额支、胼胝体周围支（Ⅲ）、胼缘支（Ⅳ）和内顶支（Ⅴ）。

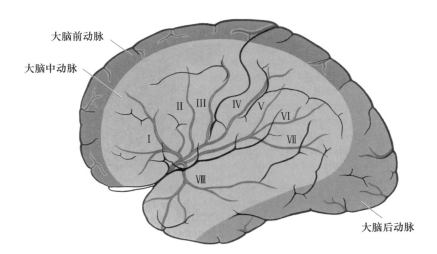

图 11.4 大脑中动脉在大脑凸面的分支和供血区
Ⅰ. 眶额动脉；Ⅱ. 中央前回动脉；Ⅲ. 中央回动脉；Ⅳ. 顶前动脉；Ⅴ. 顶后动脉；Ⅵ. 角回动脉；Ⅶ. 颞后动脉；Ⅷ. 颞前动脉

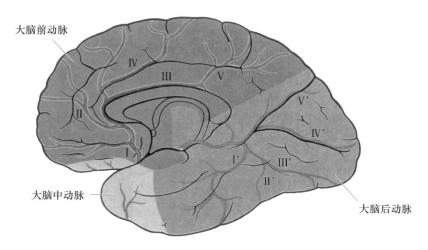

图 11.5　大脑前、后、中动脉在右侧半球内侧面和下面的分支及供血区
Ⅰ. 眶动脉；Ⅱ. 额极动脉；Ⅲ. 胼周动脉；Ⅳ. 胼缘动脉；Ⅴ. 顶动脉；Ⅰ'. 颞前动脉；Ⅱ'. 颞后动脉；Ⅲ'. 枕后动脉；Ⅳ'. 距状裂动脉；Ⅴ'. 顶枕动脉

11.2.3　后颅窝硬脑膜内动脉

椎动脉

　　椎动脉穿过硬脑膜后发出分支供应颈髓，该区域血管吻合支变异较大，但主要分支脊髓前动脉则非常恒定，由椎动脉硬膜内段发出。

　　小脑下后动脉（PICA）：为椎动脉最大分支（见图 11.1、图 11.2、图 11.6 至图 11.8），也是由椎动脉硬膜内段发出，并且恰在与对侧椎动脉合并成基底动脉前。PICA 供应小脑半球基底部、小脑蚓部、部分小脑核团和第四脑室脉络丛，通过许多吻合支与其他小脑动脉供血区交通连接，此外 PICA 还供应延髓背外侧部分。

　　PICA 供血区与小脑下前动脉（AICA）供血区互通有无。两侧 PICA 可存在很大差异，一侧 PICA 较小时，小脑基底部由对侧粗大的 PICA 和同侧 AICA 供血。由基因所决定的发育小的椎动脉可能淹没在 PICA 内而看不出它参与后部供血，对侧椎动脉则很粗大。这种变异并不少见，但并不说明细小椎动脉为病理性改变。

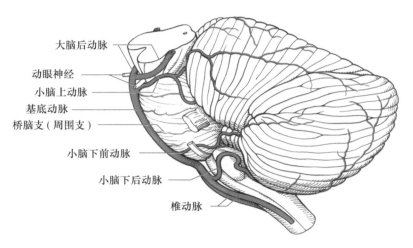

大脑后动脉

动眼神经

小脑上动脉

基底动脉

桥脑支（周围支）

小脑下前动脉

小脑下后动脉

椎动脉

图 11.6　小脑的血供，侧面观

11

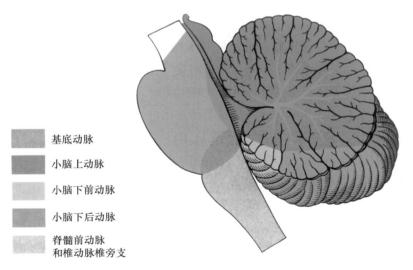

基底动脉

小脑上动脉

小脑下前动脉

小脑下后动脉

脊髓前动脉
和椎动脉椎旁支

图 11.7　小脑和脑干的血供，矢状面

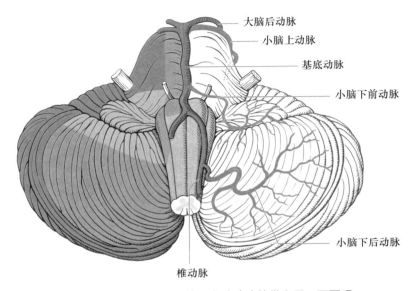

大脑后动脉

小脑上动脉

基底动脉

小脑下前动脉

小脑下后动脉

椎动脉

图 11.8　小脑的供血血管和小脑动脉的供血区，下面观

基底动脉

　　左、右椎动脉于脑干脑桥下部水平合并形成基底动脉（见图 11.2）。基底动脉发出成对的小脑下前动脉和大脑后动脉，还发出许多小穿支供应脑干，包括旁正中支、短周支和长周支（见图 4.58）。这些血管分支闭塞导致脑干综合征，参见第 4 章节（199 页）。

　　小脑下前动脉（AICA）：基底动脉发出的第一支大的分支便是 AICA（见图 11.1、图 11.2、图 11.6 至图 11.8），它供应绒球和小脑半球前部。其供血区与 PICA 供血区相互补给，有时小脑半球 PICA 供血区接受来自 AICA 的供血（参见上述），AICA 也发出迷路动脉供应内耳。

　　小脑上动脉（SCA）：在基底动脉尖下方由基底动脉发出小脑上动脉（见图 11.1、图 11.2、图 11.6 至图 11.8），供应小脑半球上部和上蚓部，环绕中脑走行时沿途发出分支供应被盖。

　　基底动脉尖：即基底动脉末端，其标志为分叉成两侧大脑后动脉（见图 11.2）。

大脑后动脉

大脑后动脉（PCA）不仅与颈内动脉供血区而且还与椎基底动脉供血区存在交通吻合。一般来说，其供血主要来自基底动脉尖，小部分经后交通动脉来自颈内动脉。从发育上看，大脑后动脉原本起源于颈内动脉（见图 11.1），后交通动脉在基底动脉尖远侧约 10 mm 处连接大脑后动脉。按照 Fischer 的理论，位于后交通动脉近侧的大脑后动脉段称为 P1，位于其远侧的称为 P2，大脑后动脉和后交通动脉均发出穿支到中脑和丘脑（见图 11.3）。

大脑后动脉由基底动脉发出后环绕中脑进入环池，在这里与小脑幕缘位置关系密切（图 11.9）。大脑后动脉在环池内发出大的皮质支，包括距状裂动脉、颞枕动脉和颞支（见图 11.5）。

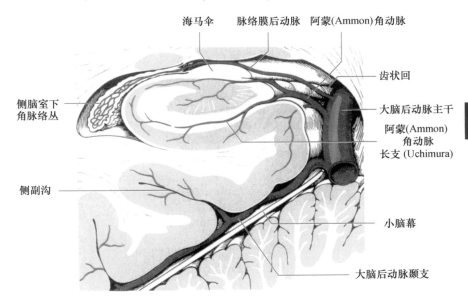

图 11.9　大脑后动脉与小脑幕的关系，阿蒙（Ammon）角的动脉供应

丘脑前穿通动脉（丘脑结节动脉）和丘脑后穿通动脉（丘脑穿通动脉）（见图 11.10）：丘脑结节动脉起源于后交通动脉，主要供应丘脑前部，丘脑穿通动脉起源于后交通动脉开口近侧的大脑后动脉，供应丘脑下部和内侧部分以及丘脑枕。两侧丘脑穿通动脉可变通起源于共同的大脑后动脉主干（Percheron 动脉），多见于一侧 P1 段发育不良，例如大脑后动脉胚胎期分支模式（386 页）。

丘脑膝状体动脉：起源于后交通动脉远侧（图 11.10），供应丘脑的外侧部分。

脉络膜后内动脉和脉络膜后外动脉：也起源于后交通动脉远侧（图 11.9 和图 11.10），供应膝状体、丘脑内侧核、丘脑后内侧核以及丘脑枕。脉络膜内动脉供应第三脑室脉络丛，并发出分支供应中脑。脉络膜外动脉供应侧脑室脉络丛，并与脉络膜前动脉吻合。

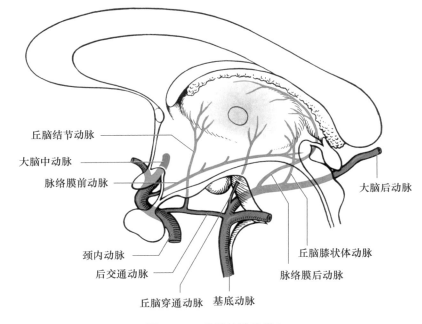

图 11.10　丘脑的动脉供血

大脑后动脉的皮质支：大脑后动脉和大脑中动脉的供血范围有很大变异。在一些情况下，大脑后动脉的供血区扩大到外侧裂，在另一些情况下，大脑中动脉供应枕叶凸面和枕极。距状沟旁的视皮质恒定接受大脑后动脉的供血。由于视放射常常由大脑中动脉供血，所以偏盲不一定归咎于大脑后动脉梗死。除枕叶以外，大脑后动脉还供应颞

叶内侧面 (颞支)。

11.2.4 脑供血动脉狭窄时的吻合交通

颈外动脉——颈内动脉侧支循环

颈内动脉狭窄时，血液经过颈外动脉绕行进入颈内动脉及其供血区。面动脉或颞浅动脉则可以通过内眦动脉与眼动脉交通，眼动脉血液再逆行进入颈内动脉虹吸段 (见图 11.11)，颊动脉也可发出侧支至眼动脉。另外，咽升动脉和 ACI 脑膜支之间也可发生颅内、外颈动脉供血区的交通吻合。血管造影不可显示的小动脉总称为下外侧动脉。

颈外动脉与椎动脉的侧支循环

椎动脉供血区与颈外动脉供血区通过供应颈部肌肉和项部肌肉的血管分支相互交通，其中，枕动脉为颈外动脉的输出性动脉分支，可以产生双向性的侧支循环 (见图 11.11)。椎动脉近端闭塞时可通过枕动脉发出的供应项部肌肉的分支代偿，相反，当颈总动脉或颈外动脉近端闭塞时，椎动脉的肌肉分支通过枕动脉输送至颈外动脉供血区。例如，颈内动脉和颈外动脉供血中断，椎动脉发出的侧支可逆行供血至颈外动脉，然后正向输入颈内动脉。

Willis 环

大脑动脉通过大脑底部的血管环相互连通，即所谓的 Willis 环，是脑血管狭窄或闭塞时保障脑血流灌注的重要吻合结构。完整的环由所谓的交通动脉和邻近大的脑血管构成，它们是：前交通动脉、大脑前动脉近段、颈内动脉远段、后交通动脉、大脑后动脉近段和基底动脉尖 (见图 11.12)。脑供应血管近段的进展性狭窄通过动脉环被逐渐代偿，不至于形成血流动力学梗死 (参见下文)。但是常见血管环各段因发育不良或不全而形成的变异，所以这可能是大的脑供血动脉狭窄时发生血流动力学梗死的原因 (见图 11.21)。

11

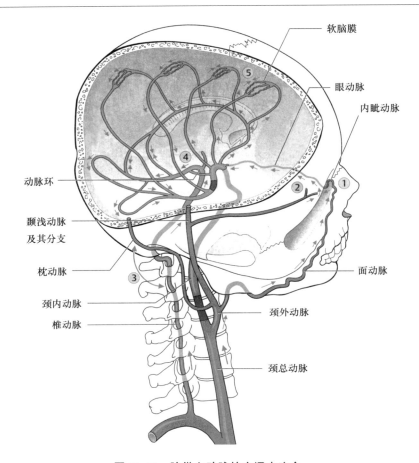

软脑膜

眼动脉

内眦动脉

动脉环

颞浅动脉
及其分支

枕动脉

颈内动脉

椎动脉

面动脉

颈外动脉

颈总动脉

图 11.11 脑供血动脉的交通支吻合

线图表示以下侧支循环：颈外动脉—颈内动脉侧支循环。1. 颈外动脉—面动脉—内眦动脉—颈内动脉；2. 颈外动脉—颞浅动脉—内眦动脉—颈内动脉；3. 颈外动脉—椎动脉侧支循环；颈外动脉—枕动脉—椎动脉；4. Willis 环；5. 大脑中动脉、大脑后动脉和大脑前动脉之间的软脑膜侧支循环（Nach Poeck, K., Hacke, W. Neurologie. Springer, 2001）

胼胝体吻合支

大脑前动脉和大脑后动脉的供血区通过胼胝体吻合支相交通（见图 11.11），这些吻合支可在大脑前动脉梗死时供应中央区。

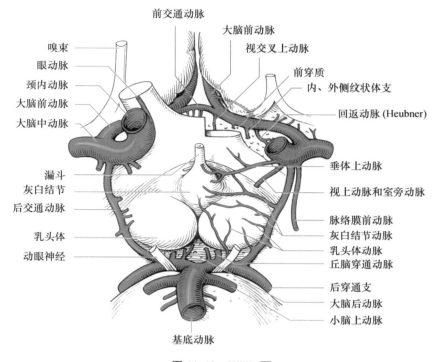

嗅束
眼动脉
颈内动脉
大脑前动脉
大脑中动脉

前交通动脉
大脑前动脉
视交叉上动脉
前穿质
内、外侧纹状体支
回返动脉 (Heubner)

漏斗
灰白结节
后交通动脉
乳头体
动眼神经

垂体上动脉
视上动脉和室旁动脉
脉络膜前动脉
灰白结节动脉
乳头体动脉
丘脑穿通动脉
后穿通支
大脑后动脉
小脑上动脉

基底动脉

图 11.12　Willis 环

软脑膜吻合支

此外，大脑前动脉和大脑后动脉的供血区还通过供应软脑膜的血管支与大脑中动脉供血区相交通（图 11.11），小脑内也可形成小脑动脉供血区之间的软脑膜吻合支。

11.3　脑的静脉回流

11.3.1　脑外和脑内静脉

与体周围血管不同，脑的静脉性硬膜窦与动脉分开走行，所以动脉性供血区与静脉性引流区不一致，脑实质的静脉血通过短的皮质静脉被引流至蛛网膜下腔和硬膜下腔。解剖上，皮质静脉变异较大，皮质静脉根据部位可分为：额叶的上吻合静脉（Trollard）、大脑后上静脉、颞叶的大脑中浅静脉和下吻合静脉（Labbé）（图 11.13）。

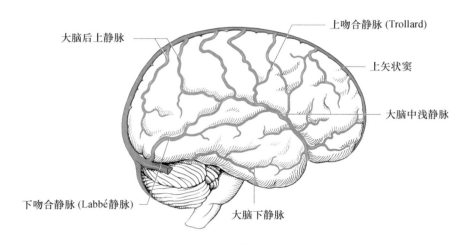

大脑后上静脉

上吻合静脉（Trollard）

上矢状窦

大脑中浅静脉

下吻合静脉（Labbé静脉）

大脑下静脉

图 11.13　大脑静脉，侧面观

大脑中央部分如脑干和丘脑的静脉血引流至成对的脑内静脉和成对的基底静脉（Rosenthal），成对的脑内静脉由透明隔静脉与丘脑纹状体静脉汇集形成，两侧半球的这四支静脉在胼胝体压部后方汇合成大脑大静脉（Galeni）。静脉血由此继续进入直窦和窦汇（Torcula Herophili），窦汇为直窦、上矢状窦和横窦汇集而成（见图 11.14、图 11.15 和图 11.16）。

脑干的静脉回流：脑干的静脉回流通过细密的吻合支网，部分回流至横窦（见图 11.14）或岩上窦，部分通过基底静脉回流至大脑大静脉（见图 11.16）。

11.3.2　硬脑膜窦

脑内静脉和脑外静脉将静脉血引流至硬脑膜内层褶皱形成的颅内静脉窦（见图 11.17）：大脑凸面静脉引流主要通过附着于大脑镰向后走行的矢状窦。大脑镰和小脑幕在颅骨上的共同附着处为直窦，它走行于小脑幕在大脑镰上的附着处，引流大脑中央部分的静脉血，然后由横窦和乙状窦将静脉血引流至颈静脉孔处的颈内静脉。乙状窦常常不对称，除

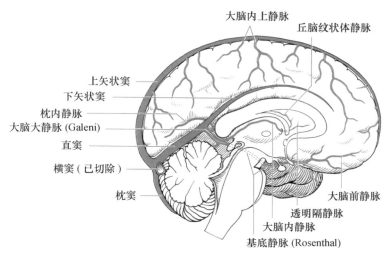

大脑内上静脉
丘脑纹状体静脉
上矢状窦
下矢状窦
枕内静脉
大脑大静脉 (Galeni)
直窦
横窦（已切除）
枕窦
大脑前静脉
透明隔静脉
大脑内静脉
基底静脉 (Rosenthal)

图 11.14 大脑静脉，内面观

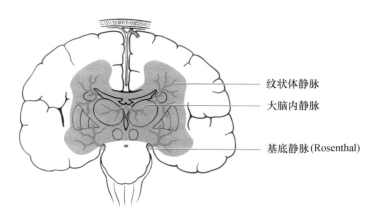

纹状体静脉
大脑内静脉
基底静脉 (Rosenthal)

图 11.15 脑内静脉及其引流区，冠状面

引流至颈内静脉以外，还有其他途径通过翼静脉丛引流至面颅静脉系统。海绵窦为脑底部成对的硬脑膜褶皱，主要引流颞叶和眶部静脉血，然后通过各种静脉管道将静脉血导出。海绵窦还引流脑底部的静脉血，海绵窦通过岩上窦和岩下窦与乙状窦相通，将静脉血引流至翼静脉丛，并且通过眼上静脉和眼下静脉引流眶部静脉血。

当海绵窦病理性压力升高时，例如由于颈内动脉在海绵窦段破裂导

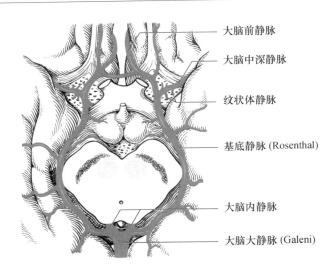

大脑前静脉

大脑中深静脉

纹状体静脉

基底静脉 (Rosenthal)

大脑内静脉

大脑大静脉 (Galeni)

图 11.16　脑基底静脉

11

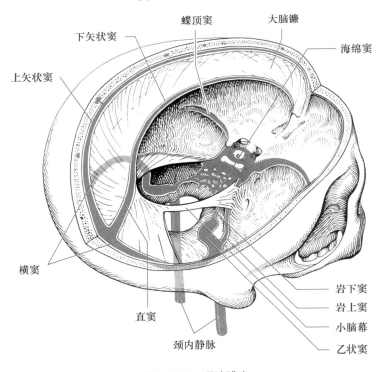

下矢状窦　　蝶顶窦　　大脑镰

海绵窦

上矢状窦

横窦

直窦

颈内静脉

岩下窦
岩上窦
小脑幕
乙状窦

图 11.17　硬脑膜窦

致动-静脉瘘，则出现这些静脉的返流，伴球结膜水肿和眼球突出。

11.4　脊髓的血液供应

11.4.1　脊髓动脉血管网

脊髓通过脊髓表面的血管网获得血液供应。脊髓供应血管包括：三条纵行血管，更确切地说是呈链状相互连接的吻合支，而不是独立上下贯穿的血管。

脊髓前动脉：脊髓腹侧面沿着前正中裂前缘走行的不成对的脊髓前动脉，它接受各节段的各分支动脉血（参见下文），通过穿支，即通过沟连合动脉，供应脊髓灰质腹侧部分。沟连合动脉起源于脊髓前动脉，水平方向走行穿过正中裂进入脊髓髓质内，各自供应前半侧脊髓。脊髓前动脉供应的重要结构还有前角、脊髓丘脑侧束以及部分锥体束（图11.18）。

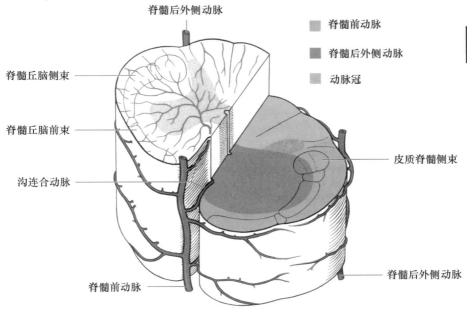

图 11.18　脊髓动脉血管网

脊髓后外侧动脉：脊髓背侧后根和侧索之间有成对的粗大纵行血管，称为脊髓后外侧动脉，和脊髓前动脉一样，它们也接受各节段动脉血，而这些节段性后外侧动脉供应后索、后根，可有局部不完全性。此外还供应脊髓灰质背侧部分（见图11.18），脊髓后外侧动脉的纵轴通过根吻合支连接，这些根吻合支通过穿支供应前索和侧索。

脊髓血管相互之间有丰富的交通吻合，所以近端狭窄或闭塞一般不引起症状。脊髓动脉为周围功能性终末动脉，所以脊髓内沟连合动脉栓塞性闭塞不引起脊髓梗死。

脊髓血管网的动脉供血来源

随着胚胎期躯干的体节分布而发育成节段性脊髓血供，在进一步的发育过程中，这些血管中大部分退化，只残余少数较大的脊髓供血动脉。在个别情况下，原本应该发育的供应脊髓的一些节段动脉却未发育。但有些节段常成为脊髓血供的来源（见图11.19）。

上颈段大部分进入脊髓前动脉的供应血液来源于椎动脉。原则上双侧椎动脉都参与供应脊髓前动脉，但常常以一侧占优势。随着进一步发育，血管前轴和血管后轴均由椎动脉和/或锁骨下动脉的颈支供应。脊髓动脉常常由锁骨下动脉肋颈干或甲状颈干发出，T3节段以上脊髓前动脉由主动脉分支发出。胸段动脉和腰段动脉除发出分支到肌肉、结缔组织和骨骼以外，还发出一些分支到脊髓前动脉或脊髓后外侧动脉（脊髓支）。这些脊髓支为未退化的节段性脊髓动脉，它们分别分出前支和后支，前支伴行前根，后支贴近后根，沿脊髓上升，脊髓动脉在节段动脉起始处上方进入脊髓，管径特别粗大的节段动脉叫作根大动脉（依据首次描述该动脉的作者姓名，常常称之为Adamkewiecz动脉）。由于脊髓动脉上行使根大动脉进入脊髓前动脉处呈锐角（发卡形）。

11.4.2　脊髓的静脉回流

脊髓外静脉构成蛛网膜下腔内静脉网，回收脊髓静脉血（脊髓内静脉丛或脊髓外静脉网）。脊髓外静脉通过根静脉汇集成硬膜外静脉丛（前外椎静脉丛和后外椎静脉丛）。然后，静脉血由硬膜外静脉丛进入较大静

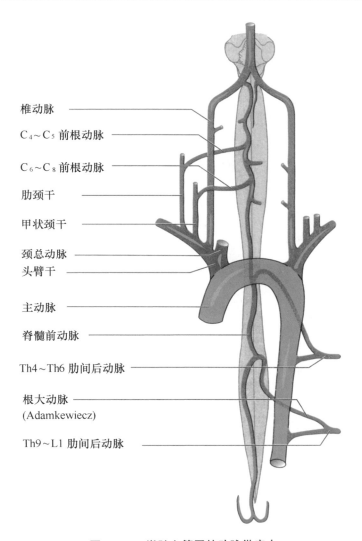

椎动脉

C$_4$~C$_5$ 前根动脉

C$_6$~C$_8$ 前根动脉

肋颈干

甲状颈干

颈总动脉
头臂干

主动脉

脊髓前动脉

Th4~Th6 肋间后动脉

根大动脉
(Adamkewiecz)

Th9~L1 肋间后动脉

图 11. 19　脊髓血管网的动脉供应支
(nach Thron, A. In: Poeck, K., Hacke, W. Neurologie. Springer, 2006)

脉。脊髓静脉血管详见图 11. 20。

　　根静脉引流脊髓外静脉血的作用有限，所以在动静脉畸形时只能少量分流，常迅速导致静脉压升高，即使静脉压轻度升高也可损伤脊髓组织（参见静脉回流障碍章节）。

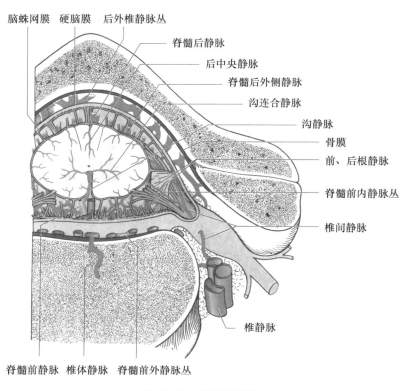

脑蛛网膜　硬脑膜　后外椎静脉丛

脊髓后静脉

后中央静脉

脊髓后外侧静脉

沟连合静脉

沟静脉

骨膜

前、后根静脉

脊髓前内静脉丛

椎间静脉

椎静脉

脊髓前静脉　椎体静脉　脊髓前外静脉丛

图 11.20　脊髓的静脉

11.5　脑缺血

脑组织缺血性病变的形成是由于血循环较长时间中断所致，其病因大多为供应（动脉）血管阻塞，少数因为静脉回流受阻，导致静脉回流淤滞而继发氧和营养物质供应中断。

11.5.1　动脉性血流障碍

脑缺血的病理生理学

中枢神经系统有很高的能量需求，只有不断地供给营养物质才能满足。正常条件下只通过有氧糖代谢获得能量，大脑没有应对营养物质供应中断的能量贮存器，如果糖和氧供应中断，几秒钟后便会出现神经细胞的功能丧失。

大脑内为维持不同的功能和结构有明显不同的能量需求，大脑的局部血流在正常条件下已经有很大的变异，灰质内的正常值为每分钟 80～120 ml/100 g，白质内的正常值只有每分钟 20～40 ml/100 g，第一小时内维持结构的最低血需求量为每分钟 5～8 ml/100 g，而维持功能的血需求量约为每分钟 20 ml/100 g。因供血减少导致的神经细胞的功能障碍不一定与脑组织坏死有关，如果能够迅速恢复血流灌注，例如通过自发性血栓溶解或治疗后血栓溶解，脑组织可无损害，或者神经病学障碍可完全恢复，这种情况被称为短暂性脑缺血发作（transient ischemic attack，TIA），临床上定为不超过 24 小时的可恢复的神经病学损害。但 80% TIA 持续时间短于 30 分钟，临床症状则与供血区相关，由于 TIA 多累及大脑中动脉，所以病人常常诉一过性黑矇和对侧感觉异常或感觉障碍，有时还出现对侧半身一过性轻偏瘫，有时难以与局灶性癫痫发作鉴别。椎基底动脉供血区血循环障碍可引起眩晕和脑干症状。

如果血灌注不足的持续时间过长，则出现细胞死亡，那么缺血性中风则为不可逆性。由于细胞死亡和血脑屏障破坏，大量液体渗入梗死的脑实质内（伴发脑水肿），梗死几小时后便已出现梗死区水肿，数天后水肿达高峰，之后又逐渐消退。

大片梗死伴广泛水肿常常导致严重的颅内压力增高危象，导致这种危象的梗死容积量与年龄和脑容积量有关。脑正常大小的年轻病人如果出现大脑中动脉广泛区域梗死便可处于危重病情，而老年人由于大多存在脑萎缩，所以常常是两支大脑动脉形成的梗死才能导致颅压高危象。在这些情况下，有时唯一的抢救措施就是及时手术切除大片颅骨减压或迅速进行抗水肿减压治疗。

之后，梗死的脑组织被溶解和清除，慢性期形成充满液体的囊性空腔，并有少许血管和结缔组织，以及相邻脑组织反应性神经胶质改变（星形胶质细胞增生），多无真正意义上的瘢痕形成，即无胶原组织增生。

侧支循环血供的意义：脑组织缺血的病变过程和范围不仅仅与"正规的"供血途径病变有关，还与另外一些经过未闭塞血管的侧支循环病

变有关。大脑动脉为功能性终末动脉，就是说，正常情况下侧支循环血不足以代偿动脉血管突然闭塞。如果动脉逐渐狭窄，则侧支血管的容量增加，慢性轻度缺氧以及由此"锻炼出来的"侧支循环，常常在正规供血途径较长时间中断后还能维持满足大脑区域结构的能量需求。这样，梗死区的大小即神经元丧失的程度，与一般情况下相应动脉急性闭塞所导致的结果相比明显减轻。

可通过脑底动脉环（Willis 环）或者通过软脑膜浅表大脑动脉吻合支建立侧支循环。侧支循环供血一般在梗死灶边缘区较丰富，基于侧支循环供血原本不至于不可逆损伤脑组织区，却在往后的病程中脑组织可能坏死，则该区称为半暗带（Penumbra），抢救这些区域是溶栓治疗的目的（参见病例 4 和病例 5）。

脑缺血的病因、梗死分类

栓塞性梗死

80% 的中风由栓塞引起，血凝块或者粥样血管壁病变的脱落斑块碎片随着血流进入脑内并阻塞具功能作用的末梢动脉。近端大血管闭塞引起相应动脉供血区的广泛梗死，称为供血区型梗死（territorial infarction）（见图 11.21 a 和 b，并参见图 9.29 和图 9.30）。

大多数栓子来源于粥样硬化病变的颈动脉分叉处和心脏。罕见栓子由静脉回流区被转移到脑内（称为反常栓塞），其前提条件是心房卵圆孔未闭，静脉性与动脉性血管系统在心房水平相通。正常情况下静脉性血栓在肺末梢血管床被过滤掉，不可能进入动脉循环。此外还有先天性或后天获得性凝血障碍。

血液纤维蛋白溶解酶激活可自发性溶解血栓，如果这种溶解发生迅速，则神经损害可恢复；如果血栓在数小时或数天后方才被溶解，则出现细胞坏死，神经损害大多不可逆。

血流动力学梗死

血流动力学梗死（见图 11.21c 和 d）系由于近端狭窄导致远段血管

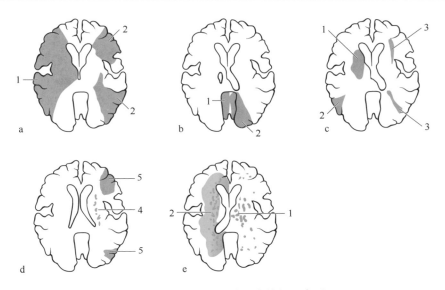

图 11. 21　CT/MRI 检查中的梗死类型

a，b，c（1~2），供血区型梗死：a1. 大脑中动脉主干闭塞导致的整个中动脉供血区梗死；a2. 大脑中动脉前组和后组分支以及主要分支梗死的大面积梗死（动脉性或心源性血栓）。b1. 小片大脑后动脉供血区梗死和丘脑梗死（多为心源性血栓）；b2. 较大片大脑后动脉供血区梗死（心-动脉-动脉性血栓）。c1. 豆状核纹状体动脉供血区的纹状体内囊梗死（巨大腔隙梗死），常见于大脑中动脉主干并豆状核纹状体动脉和软脑膜吻合支的闭塞或者大脑中动脉高度狭窄（包括血栓性栓塞）；c2. 大脑中动脉闭塞导致的小片梗死；c3，d4~d5. 血流动力学梗死；c3. 终末支梗死（大脑中动脉皮层支和深穿支分水岭的皮质下梗死）。d4. 沿深部分水岭的深部分水岭梗死；d5. 大脑前、中、后动脉分水岭皮质/皮质下梗死。e. 微血管病变所致梗死：e1. 多发豆状核纹状体动脉梗死；e2. 脑室旁大脑中动脉深部和表浅终末支分界区的皮质下动脉粥样硬化性脑病（SAE）。1 和 2 为宾斯万格病（Morbus Binswanger）的典型表现（引自 Hufschmidt A.，C. H. Lucking，S. Rauer：Neurologie Compact，6. Aufl.，Thieme，Stuttgart，2013）

灌注压急剧下降而引起，主要发生在较长的髓质穿支动脉供血区。引起的梗死呈链状，位于半卵圆中心的白质内（毛细血管性梗死，capillary blood vessel infarction），血流动力学梗死比较少见，但是相反地中风概率却随着颈内动脉狭窄程度的增加而增加。只有小部分病人因慢性进展性颈动脉闭塞而导致血流动力学梗死。在这种情况下，对侧颈内动脉和两侧椎动脉保障了大脑的血液供应。此外，还建立了颈外动脉至颈内动脉颅内分支的侧支循环（395页），颈内动脉进行性狭窄时，中风发生率增加的原因是栓子由粥样病变血管上脱落的概率逐渐增加。

血流动力学梗死主要发生在半球髓质内（毛细血管性梗死）（见图11.21），表现为从额至枕呈链状排列。相反，皮质缺血几乎全部由栓塞引起。可以证实，因血管段发育不良而致基底动脉环闭合不全是发生血流动力学梗死的一个前提。在基底动脉环完整的情况下，有时仅一支较大颈动脉便足以供应全脑。

血流动力学梗死与栓塞性梗死相比较具有以下诊断特异性，常常导致波动性神经系统损害，与狭窄后血管段的相应灌注压强度相符合，由于这种血液灌注不足时血循环总量只是缓慢降低，所以脑实质较长时间处于机能性代谢障碍状态，但结构性代谢尚可维持一段时期。相反，栓塞性梗死时至少在梗死灶中心内血液灌注量立即降低，低于保持结构的血需求量。所以，与栓塞性梗死相比较，血液动力性灌注不足所引起的神经系统损害常常在较长时间可逆。

病例 1　血流动力学梗死

72 岁退休老人患动脉性高血压和糖尿病多年。最近一次常规体检中，私人医师发现老人血胆固醇水平升高，除此无其他不适。一天下午与家人一起散步时，老人感觉左臂发沉，突然感觉走路不稳，女儿将老人送到了医院。住院医师确诊为以臂为著的左半身轻偏瘫，姿势试验发现臂和腿肌力下降。由于下肢瘫而走路不稳，无感觉障碍，医师为病人申请了头部 MRI 检查。弥散序列证明有急性缺血病灶（见图11.22a 和 b），在髓质内呈链状排列。这种所谓的毛细血管性梗死被认为是血流动力学梗死的征象。MRI-血管造影（见图 11.22c 和 d）和多普勒超声检查（见图 11.22e）可见血液动力影响的右侧颈内动脉90%～95% 狭窄。确诊后给病人狭窄段血管进行了血栓动脉内膜切除术，术后无并发症。其后的临床病程无异常，原来的轻度偏瘫症状完全消失。病人一周后出院。

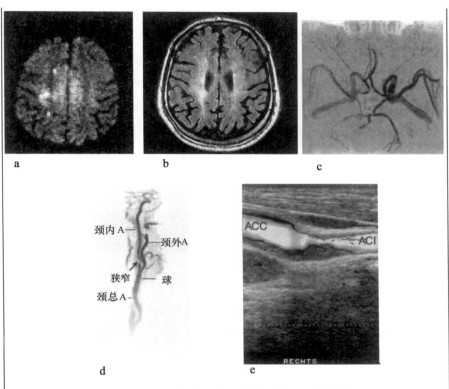

图 11. 22　右侧颈内动脉高度狭窄所致血流动力学梗死

a. 弥散像，脑深部可见链状分布的高信号病灶，为新鲜缺血灶。b. T2 加权 FLAIR 像显示右侧脑室旁高信号病灶，其弥散像显示为急性梗死。c. 脑底动脉 MRI-血管造影，所有流动敏感图均显示右侧颈内动脉较对侧弱，该结果表示：较弱的血管具有血液动力性狭窄。d. 注射对比剂后的 MRA。右侧颅外颈内动脉高度狭窄所致血流动力学梗死。e. 彩色多普勒超声检查显示颈内动脉起始处高度狭窄并溃疡形成。血液由左向右从颈总动脉流向颈内动脉。色调表示血流速度。斑块在流过的管腔后方呈深色。火山口盆内的红色区域表示也有血流存在。该结果符合溃疡形成（图 Dr. H. Krapf, Tubingen）

11

腔隙性梗死

　　腔隙性梗死的形成是由于小动脉的微血管病合并进展性管腔狭窄和

闭塞。最重要的危险因素是动脉性高血压，导致小动脉血管壁透明变性，主要累及长的、非常薄的、穿支性豆纹动脉，所以腔隙性梗死常常局限在内囊、基底节区域、半球髓质和脑桥。CT 表现为特征性的管状或球状的病损灶。这些病灶的直径大多小于 10 mm，腔隙性梗死还可发生在脑干穿动脉供血区。由于腔隙性梗死多由动脉性高血压引起，所以常常合并有微血管病变性的髓质病变（微血管病变性脑白质病）。新鲜梗死灶和陈旧病灶之间的鉴别只能凭借 MRI 弥散加权序列检查方法或者与以往图片进行比较。

病例 2　腔隙性梗死

　　58 岁律师多年来已经确诊为动脉性高血压，多年服药血压一直控制良好，但最近几个月反复出现较长时间的血压失调。一天夜里，律师醒来感觉右腿无力，这种无力的感觉只持续了几分钟，然后完全恢复。第二天早晨律师无不适感觉，和往常一样去工作，在和当事人谈话中，他突然发现喝咖啡时咖啡从右侧嘴角流出，难以准确发出单词，同时右臂明显力弱。由于他自己不能站起来，不能行走，所以秘书叫来救护车送他住院，神经内科医师诊断为右臂为著的右侧运动性偏瘫。MRI 检查发现内囊小梗死灶，确定为病因。MRI 弥散序列证实为新鲜病灶（见图 11.23a），从 T2 加权 FLAIR 序列显示了其解剖部位（见图 11.23b）。心电图检查无异常。住院两周期间重新用药物调节了血压，为预防复发给予血小板集聚抑制药，这期间，偏瘫症状明显好转，但未完全恢复，所以 14 天后病人被转往康复科住院治疗。

11

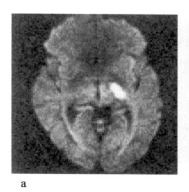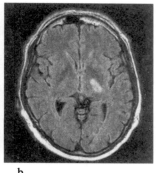

a   b

图 11.23   左侧内囊腔隙性梗死

a. 弥散加权像。梗死灶位于内囊后肢和丘脑，呈极高信号。这表明为新鲜梗死灶，本病例在发病 24 小时后收住院。b. T2 加权 FLAIR 序列像。同样可见内囊和丘脑部位的高信号梗死灶，这个 T2 序列高信号保持较长时间。单凭 T2 加权像不能确定梗死灶的新旧

脑缺血的诊断

诊断的目的在于明确脑缺血的解剖部位和范围，特别是病因，只有了解具体病因之后才能有效防止缺血性梗死的进展和有针对性地预防复发。

要达到上述目的，则需要仔细询问病史及进行临床神经病学体检和全身内科学检查，并辅以一系列化验和仪器检查。辅助检查首选应用 CT 和 MRI，它们可显示缺血部位并能与出血鉴别。此外还可由梗死灶的部位和"视觉构形"初步提示梗死类型（406 页）（栓塞性/供血区型，血流动力学性，腔隙性）和梗死病因。大脑中动脉的供血区型梗死最常见由栓塞所引起，栓子主要来源于颈动脉分叉处和心脏。心血管仪器检查可进一步协助病因诊断，心电图（ECG）和超声心动图检查结果可提示导致大脑血流灌注不足的心源性基础病变（例如因心律不齐或各种原因的心肌梗死导致的心脏泵血功能不足，心内血栓常为栓塞源）。颅外和经颅超声波以及血管造影检查可发现脑供应血管的病变，例如血管狭窄或者动脉粥样硬化斑块，多为动脉-动脉性栓塞的来源，

常常借助于 MRI-血管造影（结合超声波检查结果）便足以证实血管病变，但有时还需要数字减影血管造影（DSA）检查。

下面简述最重要的仪器辅助检查方法。

脑缺血的仪器检查方法

计算机断层扫描（CT）：能最早显示血液灌注不足开始后 2 小时的缺血区。中风或亚急性发作的神经系统病变的一大病因为颅内出血，一旦出现即可显示并且可信度非常高。因此，每一位中风病人应尽可能迅速地进行 CT 检查。CT 的另一优点是操作快，但该方法的缺点是对急性期缺血显示差，而这一时期正好是病因治疗的时机。后颅窝和皮质缺血在 CT 上由于技术原因（伪影）常常到很晚才可显示或者根本未见显示，如果首次检查未发现病灶，则有必要在约 24 小时后复查 CT，这时常常能显示梗死灶，还可选择 MRI 检查。

新近 CT 技术发展已经能够显示急性期血管闭塞（CT 血管造影），或对原来技术显示为正常区域的，现在就能证明有血液循环中断（CT 灌注）。多数情况下，这些方法可以早期判断血液灌注减少区域、诊断血管闭塞或狭窄。与过去观点不同的是，没有依据能证明注射造影剂会扩大梗死区，但是极少数仍然需要亚急性期静脉内注射造影剂。从第 4~6 天开始，由于血脑屏障破坏，造影剂可大量进入梗死区内，这样，在病史不明的情况下可以导致误诊（肿瘤、淋巴瘤）。

磁共振断层扫描（MRI）：可显示发病几分钟后的缺血灶。脑细胞能量缺乏时，由于依赖于能量的细胞膜泵的功能丧失，导致液体流向细胞内（细胞毒性水肿）。由于液体渗入增加，梗死区血管内水分子运行速度减慢，MRI 弥散加权序列可快捷显示。结合传统的 MRI 序列能非常准确地显示所有缺血灶部位。一些一过性或轻度神经系统症状病人的脑梗死灶，在 CT 上未能显示［例如，所谓非口才（noneloquent）脑区即额叶联合皮质或右侧脑岛区的纯皮质梗死］，在 MRI 能显示出来。还能显示脑干梗死，此外还能显示脑血管和颈部血管病变。与静脉内注入造影剂的血管造影的方法不同，MRI 检查无并发症，但目前为止，其图像质量尚未达到动脉内数字减影血管造影的标准，该方法的缺点是急诊情况下应用

受限和检查时间长，易造成伪影。植入心脏起搏器、金属体或机械性心脏瓣膜的病人不能接受该检查。

数字减影血管造影（DSA）：即动脉内注射 X 射线对比剂后显示脑血管，仍然为颈动脉和脑动脉病变的最佳影像学显示方法。由于可能并发梗死的危险因素（虽然可能性很小），所以其适应证越来越限制于一些特殊的诊断要求，例如血管支架植入术前评价血管情况。由于不能同时相显示脑实质，所以对梗死的诊断只是间接性的。

超声波描记：是了解脑血液循环障碍的常规检查方法，用颜色编码

病例3　利用仪器辅助诊断方法解决神经病学疑难问题

本病例能够说明认真结合病史、临床体检及辅助诊断结果进行分析，对于解决神经病学疑难问题非常重要。虽然神经病学医师借助于详细采集病史和体检常常已能得出病变部位的诊断，但是准确的病因诊断一般需要借助于进一步的化验和仪器辅助检查方法。59 岁的教师既往健康，突然出现以下肢为著的右侧半身轻瘫，但很快恢复，此外主诉还有一过性双下肢感觉障碍。头 MRI 弥散序列和 T2 加权序列（未在此图示）可见左顶叶新鲜小梗死灶（见图 11.24a）。MRI 血管造影（见图 11.24b 和 c）和动脉内 DSA（见图 11.24d 和 e）确诊左侧 ICA 高度狭窄并钙化。显然这个狭窄导致了左侧大脑前动脉一过性供血障碍和梗死。梗死灶能解释右侧半身一过性轻瘫，但不能解释左下肢感觉障碍，这在"正常"情况下不是左侧 ICA 狭窄的直接原因，所以必须从病因上考虑是否还有右侧大脑前动脉一过性循环障碍。为解释症状提出了疑问：是否有可能还存在导致脑供血不足的第二个病因，当出现左侧颈动脉高度狭窄时，右侧血管未见异常。但用 MRI 血管造影却发现，因为右侧 A1 段发育不全，所以两侧大脑前动脉均由左侧供血（见图 11.24b）。所以右侧大脑前动脉一过性供血不足也归因于左侧颈内动脉狭窄。如果没有影像检查结果，根本就不能做出这一解释。

11

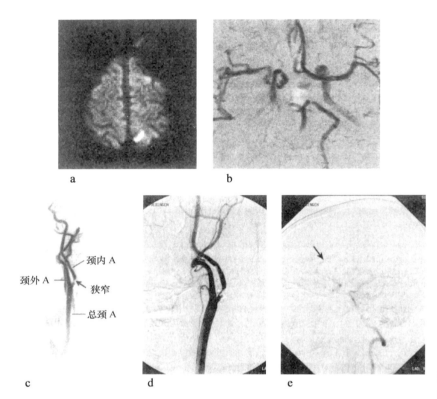

图 11.24　左侧颈内动脉高度狭窄导致左侧大脑前动脉供血区梗死和右侧大脑前动脉供血区一过性供血不足

a. MRI 弥散加权像，左侧中央后回大脑纵裂缘处可见异常高信号区，说明左侧大脑前动脉供血区的急性缺血。b. 脑底动脉 MRI 血管造影显示两侧大脑前动脉经由左侧颈内动脉供血。c. 注射造影剂后颈部动脉 MRI 血管造影。可见左侧颈内动脉起始处高度狭窄。这很可能就是左侧大脑前动脉供血区栓塞性梗死和下肢为著的右侧轻偏瘫的病因。此外，病人还有左下肢一过性感觉障碍，最有可能的是右侧大脑前动脉一过性供血不足所致。由于两侧大脑前动脉均由左侧颈内动脉获得血供，所以病人的两侧半球症状归因于一个共同的病因（即 ICA 狭窄）。左侧颈内动脉高度狭窄导致左侧大脑前动脉供血区梗死和右侧大脑前动脉供血区一过性供血不足。d. 动脉内DSA。左侧 ICA 高度狭窄显示特别清楚。e. 可见颅内后交通动脉血液返流，为颈动脉狭窄的征象：交通动脉由基底动脉返流，胼胝体周围动脉（箭头）也因返流而显影。正常情况下，后交通动脉的血流方向正好相反：由颈内动脉供血区流向大脑后动脉

的各种现代化检查，快捷、安全和价廉，可评判颈动脉并定量分析该区域的血管狭窄程度（见图 11.22e），用多普勒超声经过颞部骨窗能可靠地显示颅内血管。

核医学方法：除上述显示脑实质和血管的影像学方法以外，还有一些技术方法可显示功能性参数，例如局部血循环，核医学方法特别是正电子发射断层扫描（PET）和单光子发射计算机断层扫描（SPECT），也可以应用 MRI 和 CT 检查脑血液循环。

病例 4　大脑中动脉溶栓治疗

69 岁老年病人被大学附属眼科医院收住院准备进行视网膜手术。术前诊断过程中突然出现左侧偏瘫。随即进行的 CT 检查结果正常，15 分钟后接着进行了 MRI 血管造影检查和弥散加权序列扫描。发现神经系统症状病因为大脑中动脉主干远端闭塞（图 11.25a），弥散序列图像未见不可逆性脑组织坏死征象（图 11.25b）。

由于 3 小时内诊断出了急性症状的病因，并且在收住大学附属神经科医院时无太大程度脑组织损伤，所以有局部溶栓治疗的适应证。首先进行血管造影显示了血管闭塞（图 11.25c 和 d），用细导管剥离血栓，注入 100 万单位尿激酶（图 11.25e），血栓被完全溶解（图 11.25f 和 g）。虽然 MRI 复查显示脑岛区皮质梗死，但偏瘫症状完全恢复（图 11.25h）。病人在急性起病后 8 天即出院继续门诊治疗。

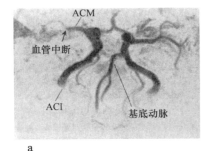

a

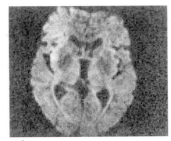

b

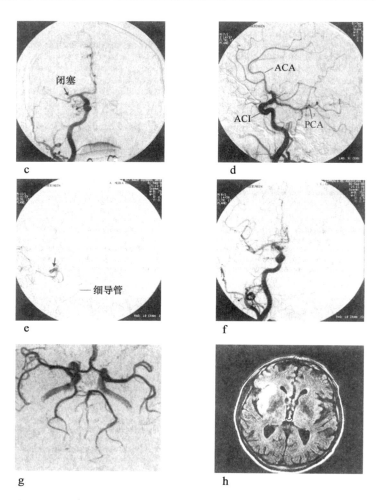

图 11.25   右侧大脑中动脉主干急性闭塞后的大脑中动脉溶解治疗

a. 脑底血管 MRI 血管造影。可见右侧大脑中动脉（MCA）闭塞，表现为血管中断。b. MRI 弥散加权像。右侧脑岛皮质内仅可见较小高信号弥散障碍。因此没有不可逆性缺血性脑损伤的确切征象。动脉内 DSA 前后位。c. 侧位像。d. 右侧颈总动脉内注入造影剂。可见大脑中动脉主干发出较大颞支后，主干远端闭塞。侧位像上因无大脑中动脉分支的重叠，所以大脑前动脉（ACA）和大脑后动脉（PCA）显示清楚。e. 经颈内动脉导入的细导管尖直接置于血栓前（箭头）。经导管注入尿激酶。f. 有效溶解治疗约 90 分钟后复查血管造影。大脑中动脉重新造影显影良好。g. MRI 血管造影同样显示右侧大脑中动脉再通（与 a 图对照）。h. T2 加权 FLAIR 图像。虽然右侧大脑中动脉迅速再通，但仍然出现了岛叶皮质部分梗死。未见明显累及髓质。尽可能地阻止了梗死灶的扩大

病例5　基底动脉血栓的溶栓治疗

27岁女学生突然感觉"软弱无力"，而当时她正骑自行车在路上，不能向正前方行驶，于是下车坐在路边。一位经过的汽车司机停下来，他对女学生说话时，她不能适当反应，只是含糊不清地嘟哝着什么，几分钟后意识丧失。汽车司机与急救医师取得联系，进入医院时女学生还和先前一样仍然意识丧失，仅右侧对疼痛刺激产生出保护性反应，因此疑诊为左侧偏瘫，无瞳孔不等。门诊医师立即申请了头部CT检查以排除颅内出血，结果正常，之后直接进行了头部MRI血管造影（图11.26a）和弥散加权像扫描（图11.26b），结果确定基底动脉血栓为临床症状的病因（图11.26a）。该病人尚未出现不可逆的脑实质性损害（图11.26b），传统的经股动脉导管血管造影检查证实了基底动脉远端闭塞（图11.26c和d）。基底动脉尖端和大脑后动脉仍能经过后交通动脉从颈内动脉获得供血（图11.26e和f），用细导管剥离了血栓（图11.26g）。输入100 mg rtPA（重组组织型纤维蛋白溶酶原激活剂）后血栓大部分消失（图11.26h）。

女病人的神经系统在2天之内完全康复，但MRI复查仍可见脑桥和小脑及小缺血病灶（图11.26i和j）。虽然进行大量诊断性检查，但仍未找出血栓形成的原因，15天后病人无症状出院。

11

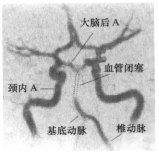

a

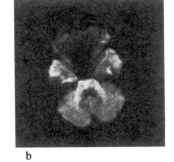

b

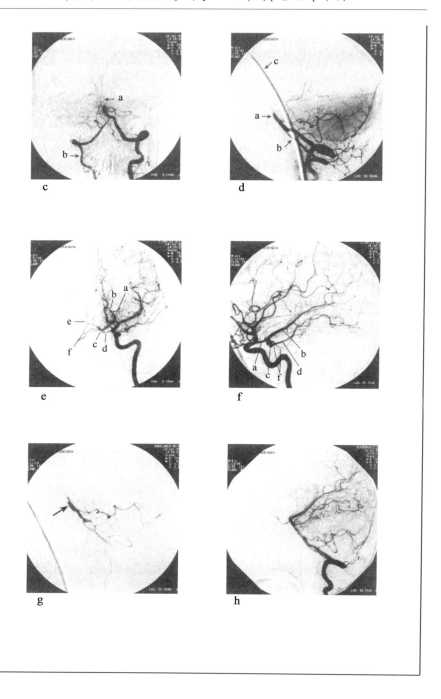

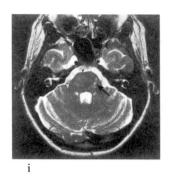
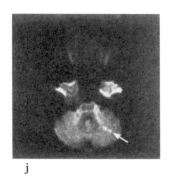

图 11. 26 基底动脉血栓的溶栓治疗

a. 初次 MRI 血管造影显示基底动脉远端血流缺损（虚线示意闭塞段血管的"本来"走行）。基底动脉顶端由颈内动脉供血区供应。b. 脑弥散加权像未见异常。虽然基底动脉闭塞，但尚未出现梗死。脑桥内较高信号是由于小脑中脚形成，为正常情况。颞叶亮区为伪影。c~d. 基底动脉血栓的溶解治疗，动脉内 DSA 前后位 c 和侧位 d 投照：左侧椎动脉内注射造影剂，基底动脉远端闭塞（箭头 a），因阻力较高，造影剂返流入右侧椎动脉内（箭头 b），小脑后动脉开放，所以小脑下部实质染色。相反，小脑上部未见显影，图 d 中为与检查投照方向交叉的 EKG 管（箭头 c）造成的伪影。e~f. 基底动脉血栓的溶解治疗，动脉内 DSA，左侧椎动脉内注射造影剂，左侧大脑后动脉 b 经过粗大的后交通支 a 获得血供。此外还显示了经过大脑后动脉起始段返流至基底动脉顶端 c，由基底动脉获得血供的还有左侧小脑上动脉 d、右侧大脑后动脉 e 和双重右侧小脑上动脉 f。右侧大脑后动脉显影较弱，说明由右侧后交通支供血，经右侧颈内动脉造影得以证实（未示图片）。g. 基底动脉血栓的溶解治疗，用细导管超选探查基底动脉：探针尖置于基底动脉内血栓前（箭头），注入 100 mg rtPA（重组纤维蛋白溶酶原活化剂）。h. 治疗 90 分钟后复查。基底动脉完全再通（与图 d 对照）；基底动脉血栓的溶解治疗。2 天后 MRI 复查。这时病人已经无症状。i. T2 加权序列可见左侧脑桥小病灶（箭头），未出现较大梗死灶。j. 弥散加权像显示左侧小脑半球还有一小病灶（箭头）

11. 5. 2 特殊的脑血管病变综合征

脑缺血的动态病程主要取决于梗死类型（参见上文），而临床症状则主要与病变部位相关。以下将叙述重要的不同部位的血管病变综合征。

大脑血管病变综合征

颈内动脉供血不全综合征

大脑血液循环障碍最常发生在颈内动脉供血区：原因为心源性栓塞或颈总动脉分叉处血管壁粥样硬化改变引起的动脉性栓塞。此外，还有 ICA 血管壁病变（如纤维肌性发育不良）和创伤，导致血管壁剥离然后闭塞。血管壁剥离为年轻病人颈动脉闭塞的常见原因，然而剥离原因大多不明。

在闭塞血管远侧所有供血区均可发生缺血性损害，神经病学症状相应地变化较大，下面对每根血管易闭塞状况进行简短叙述。

眼动脉：小栓塞可经过眼动脉进入视网膜中央动脉内，导致视网膜缺血引起同侧视觉丧失（一过性黑矇）。这种视觉丧失大多有时间限制，因为血栓一般可自发溶解，后遗失明为例外情况。眼动脉近端闭塞不会引起一过性失明，因为视网膜中央动脉可经过侧支循环由颈外动脉获得供血。

后交通动脉：后交通动脉和脉络膜前动脉为颈内动脉最早发出的分支。后交通动脉栓塞导致大脑后动脉（参见下文）或丘脑缺血，表现为对侧的同向性视野缺损或丘脑的症状（424 页）。

脉络膜前动脉：其供血区包括颞叶内侧面的海马结构，内囊膝部以及视束和视放射的一些部分。梗死症状表现为对侧轻偏瘫、偏侧感觉迟钝以及对侧偏盲。脉络膜前动脉梗死与豆纹动脉缺血难以鉴别，可能目前过高地估计了其发生率，脉络膜前动脉梗死的可靠征象是累及颞叶内侧面，CT 上难以显示，但对 MRI 很敏感。

颈内动脉分叉处（T 区）：颈内动脉远端即大脑前动脉和大脑中动脉近端的栓塞性闭塞为危重病变。Willis 环中断，会出现大脑中动脉供血区广泛梗死及相应的症状（见下文）；如果前交通支发育不良或者栓塞物质进入前交通支远侧的大脑前动脉内，则附加出现大脑前动脉供血区的梗死（见下文）；同时，由于不再可能建立经过浅表软脑膜吻合支的侧支循环供血，所以大脑中动脉梗死灶范围扩大。

11

除许多神经病学症状以外（见下文），由于这些相互影响因素，还迅速引起进展性脑水肿和持续性的颅内压升高。"T区闭塞"一般多不可救治为致死性。当然和所有栓塞性梗死一样，也应视之为动态病程的中风。通过自身纤维蛋白溶酶自发引起的血栓溶解，和由于血流中断而引起的血管内凝血，这两者相互竞争，如果血栓溶解占优势，则出现自发性再通，有时变小的血栓又移位到周围。

大脑中动脉：其供血区栓塞为大脑血液循环障碍的最常见原因。症状取决于血管闭塞的部位。

大脑中动脉主干闭塞：豆纹动脉由大脑中动脉主干直接发出，供应基底节和内囊。大脑中动脉在外侧裂内发出主要分支，供应颞叶、额叶和顶叶的大部分（参见图11.4）。

大脑中动脉主干闭塞（图11.21）迅速导致基底节神经元坏死，稍后内囊神经元也坏死。基底节对缺血耐受性低的原因是该区域缺乏侧支循环供血，神经元本身的特性也影响不同部位对缺血的耐受性。

由于大脑中动脉供血区广泛，所以其主干闭塞引起一系列神经系统症状，即：对侧面臂为主的轻偏瘫、偏侧感觉迟钝，有时有对侧偏盲以及各种神经精神症状（运动性/感觉性失语、计算不能、书写不能和优势半球损害时的运动性失用、结构性失用以及可能出现的非优势半球损伤时的疾病感缺失）。急性期还可以出现头转向患侧和视线向患侧凝固（同向偏斜）。

一般来说，大的大脑中动脉梗死由于伴发脑水肿而引起颅内压升高，不经过治疗可导致死亡。

大脑中动脉周围支闭塞：导致其远侧血管供血区的较小梗死，其神经病学症状各不相同，而中央区梗死特别具有特征（对侧局灶性运动性和/或感觉性障碍）。左半球岛叶区梗死，特别是额上回和角回，导致运动性甚至于感觉性失语，但其神经精神症状（结构性失用、疾病感缺失）不甚明显。由于大脑中动脉与大脑后动脉分界区互相吻合支走行变异较大，大脑后动脉可能供应视放射的一些部分，所以有时还出现向对侧的同向性偏盲，临床上未见引起额叶和颞叶前部梗死。

大脑前动脉：其供血区相对较少发生梗死（占所有梗死的10% ~

20%），与血管解剖的变异相关，可为一侧性或双侧性梗死。如果两侧大脑前动脉只由一支颈内动脉发出，则常发生两侧性梗死，由颈动脉分叉处粥样硬化斑块形成的栓子可能在前后相距很短的时间间隔脱落至两侧大脑前动脉（参见病例3）（413页）。因基因所决定，大脑前动脉很少为一侧（单侧）性，大脑前动脉梗死的原因还有前交通支动脉瘤或炎性血管狭窄，常常发生在大脑前动脉胼周段。

一侧大脑前动脉梗死常常没有临床症状，由于吻合支蔓延到对侧，所以最前部大脑前动脉梗死灶少见。最后部两侧大脑前动脉的供血区被大脑镰分隔开，从而阻止了一侧侧支循环供应另一侧，该区域梗死可能导致一侧下肢为主的轻偏瘫或者单侧下肢轻瘫（轻截瘫，paraparesis）。但是因为有经过大脑后动脉的侧支循环供血，所以极少产生这些症状。一侧额叶内侧面损害不至于引起严重障碍，但是两侧损害时则导致最严重的功能性障碍，病人不再投入激情（活跃性）生活，漠不关心地躺在床上，常常还合并精神症状。神经精神症状有失用性障碍，膀胱功能障碍（失禁）以及病理反射（所谓的"原始反射"如抓握反射，掌颏反射）。

11 ## 椎动脉供血不全综合征

与颈动脉供血区相同，椎基底动脉供血区缺血最常见是栓塞引起，栓子大多因椎动脉血管壁粥样硬化改变形成。与颈动脉情况不同的是，没有明显的好发部位，椎动脉整段都可发生粥样硬化改变。

因此，难以具体确定栓子来源部位，难以确定的还有：椎动脉粥样斑块既可以从左侧又可以从右侧进入栓塞基底动脉和/或两侧大脑后动脉。如果累及由椎动脉末段发出的小脑后下动脉，则可提示栓塞来源于哪一侧，而且还有助于判断为新鲜椎动脉闭塞。与颈内动脉情况相同，大多数情况下栓塞导致的血液灌注不足并不引起梗死，而是栓塞物质由狭窄段血管脱落移位，心源性栓子参与大脑后动脉供血区梗死的机制不明。

由于椎基底动脉供血区还包括脑干，而脑干内有许多重要结构包括呼吸、循环等重要生命中枢，所以在同样大小范围的情况下，脑干梗死比颈动脉供血区梗死导致更加严重的症状，基底动脉合并基底动脉尖端的完全性闭塞总是致死性的。由于后颅窝空间狭窄，所以小脑梗死的范围即使相对较小，也容易导致危重的颅内压升高，压迫中脑导水管或第四脑室引起脑积水，从而进一步加重颅压高症状，这种情况下的急救措施是通过脑室引流管向外引流脑脊液。

基底动脉：两侧椎动脉在脑干前方合并成基底动脉，基底动脉发出无数小分支供应脑干和小脑（SCA、AICA），最后在中脑水平分成两支大脑后动脉（基底动脉尖）。穿支动脉或周缘动脉闭塞引起的血管综合征已经在脑干章节中详细叙述。

大脑后动脉：基底动脉尖端周围的血管具有重要临床意义，因为它们通过穿支供应中脑和丘脑的重要结构，基底动脉尖端闭塞合并中脑坏死总是致死性的。

基底动脉以及大脑后动脉近段的栓塞常常导致大脑后动脉供血区周围部分的缺血性损害。由于侧支循环通过后交通动脉从颈动脉供血区获得供血，故大脑后动脉供血区周围部分仍可保持正常血流。因此，多普勒超声和 CT 检查结果正常并不能排除基底动脉血栓，该区域有大量穿支动脉，下面则单独描述一些较大动脉。

● 脉络膜后内动脉和后外动脉：对这些动脉闭塞导致的特殊症状认识较少，因为大多合并大脑后动脉梗死。曾经描述过的包括：外侧膝状体损害导致的同侧象限盲、偏侧感觉障碍和神经精神障碍（皮质性失语、记忆障碍），这些都与脉络膜后外动脉相关。脉络膜后内动脉梗死更少见单独发生，可因中脑损害而导致动眼障碍。

● 大脑后动脉皮质支：由于皮质支走行变异很大，与大脑中动脉供血区的分界存在个体差异，所以皮质支梗死可引起多种不同的神经系统症状，每一个皮质区梗死灶都可分辨出是在大脑中动脉供血区还是在大脑后动脉供血区，这种归类对于寻找栓塞源具有意义。如果受损皮质区属于大脑中动脉供血区，则栓子很可能来源于颈动脉；如果属于大脑后动脉供血区，则栓子更可能来源于椎动脉。

● 距状裂动脉：为临床上最重要的大脑后动脉分支，供应视皮质。一侧梗死导致向对侧的同侧偏盲，两侧损害则可能导致脑皮质性盲。但是距状裂动脉梗死常常只引起部分视野缺损（象限盲或斑点状视野缺损，称为暗点），因为视皮质通过软脑膜侧支循环从大脑中动脉获得血供。

丘脑血管病变综合征

丘脑前穿通动脉（丘脑结节动脉）：起源于后交通动脉，主要供应丘脑前部。

该动脉闭塞则导致静止时震颤或者意向性震颤，以及舞蹈性手足、徐动性静坐不能和丘脑手（使人感觉为非生理性的手部挛缩），无感觉障碍和无疼痛为典型征象。

丘脑后穿通动脉（丘脑穿通动脉）：有时两侧丘脑穿通动脉可起源于共同的动脉主干（Percheron 动脉）。如果该区域血管闭塞，由于两侧丘脑内的神经核团均损害而导致严重的意识模糊。

丘脑膝状体动脉：丘脑外侧部分主要由该动脉供应，它起源于大脑后动脉的 P2 段，即后交通动脉远侧。大脑后动脉梗死常常导致丘脑膝状体动脉供血区缺血。Déjérine 和 Roussy 最先描述了其梗死导致的症状：一过性对侧轻偏瘫、持续性的对侧偏侧麻木（累及触觉和深感觉，较少累及痛觉和温度觉）、自发性疼痛、轻度偏身共济失调和实体觉缺失、舞蹈性手足、徐动性静坐不能。

11

病例 6 丘脑梗死

45 岁办公室职员如晴天霹雳般突然出现恶心和呕吐，还感觉严重眩晕，看见的所有物体均为双影。病人以为是急性胃肠道炎症，所以离开办公室回家躺到床上。几小时后他想站起来给一个同事打电话，仍感觉严重眩晕和复视，打电话时他发现要很费劲才能蹦出一些单词，同事也奇怪他说话怎么单音节蹦字。就近医院急诊收住院时，这位办公室职员显得心神不安，医师确诊他有眼球反侧偏斜（skew deviation）和行走试验步态不稳，无轻瘫。此外，病人还有语言障碍，表现为传导性失语（见表 9.1，354 页），为排除基底动脉病变进行了 MRI 检查，发现左侧丘脑梗死。

如果病灶位于最前部，累及底丘脑区和苍白球—丘脑传导束直至腹外侧核，则导致（大多为一过性的）偏身颤搐或舞蹈式的运动障碍（参见第 8 章病例 3），病程进展有时形成所谓的丘脑手，患手位置不正，表现为腕关节屈曲而手指过伸，拇指外展或向手心按压。

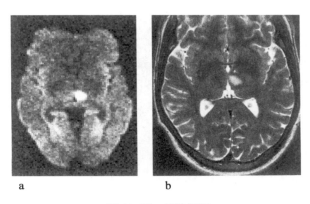

图 11.27　丘脑梗死

a. 弥散加权像；b. T2 加权像。见左侧丘脑后穿通动脉供血区急性梗死灶，可见急性水肿和显著的弥散障碍。该区域两侧的梗死会导致严重意识障碍（参见第 7 章病例 3）

对侧轻偏瘫大多很难恢复，是由于水肿压迫邻近的内囊所致。内囊本身并非由丘脑膝状体动脉供血。

小脑血管病变综合征

由于各小脑动脉之间有丰富的侧支循环，一些血管闭塞常常只形成无临床症状的小软化灶。较大的缺血病灶较少见，但可引起急性小脑症状，并发脑水肿可迅速压迫第四脑室，由此导致阻塞性脑积水和危险的脑干嵌顿（脑干下疝）。

小脑后下动脉（PICA）：PICA 近段血管闭塞导致延髓背外侧部分血液灌注不足，一般会引起完全性或不完全性延髓背外侧综合征（Wallenberg 综合征）。由于 PICA 供应小脑的部分变异很大，所以产生不同程度的小脑症状，包括偏身共济失调、辨距障碍、偏斜和轮替运动障碍。小脑症状总是表现在梗死病灶部位的同侧，常常伴恶心和呕吐，后者如果误诊会导致生命危险（参见病例7）。

PICA 近段血管闭塞有时可完全没有临床症状，血管远段闭塞也可无脑干体征。

如果首次 CT 检查结果正常，若是在梗死后很早进行的检查或者受伪影干扰，即使大的小脑梗死灶，也可能察觉不到。由于受损脑组织水肿，压迫脑干结构导致其功能丧失，临床表现为意识模糊、呕吐、循环障碍和呼吸障碍直至呼吸麻痹。所以对怀疑小脑或脑干梗死的病人，如果首次 CT 检查结果正常，应该在几小时后复查 CT，或者 MRI 弥散加权序列复查更佳。

病例7　小脑梗死

企业为纪念成立 30 周年举办了全体职工范围内的大型庆祝活动。68 岁的木匠师傅在这个特殊的日子适量喝了点酒。

第二天夜里，木匠醒来感觉剧烈眩晕、头痛和恶心，他试着站起来，结果立即倒地，费了很大的劲才回到床上。约半小时后频繁呕吐，虽然木匠反复强调自己肯定是喝多了，其妻还是通知了值班医师。短时间后值班医师进来，询问了病史并针对性进行了全身体检和神经系统检查。常规试验检查特别是检查反射、感觉和四肢肌力时未发现异常，并能配合完成四肢姿势试验和指示试验。

但是病人仍然不能从床上起来，不能自由坐立，更不能站立和行走。医师解释为剧烈呕吐引起的循环功能障碍，因此诊断为急性胃肠道炎症，给予甲氧氯普胺口服，建议大量补充液体，并要求病人第二天早上即去看私人医师。后来病人一直呕吐不止。第二天清晨，病人很快意识模糊，约清晨 4 点钟时，其妻大声呼喊也未能唤醒他，便立即叫来了急诊医师。

刚收住院时，病人首先在内科门诊接受治疗，在那儿进行的检查，特别是 ECG 未发现病理性结果；请来了神经内科医师会诊，虽然病人配合检查困难，几乎完全不能感觉医师的指示，但这位神经内科医师借助手电筒诱导出眼球跟踪运动，确定病人有视动性眼球震颤。于是申请了头部 MRI 检查，结果诊断为右侧小脑半球大范围梗死伴水肿，已经引起占位效应。给予强力抗水肿治疗仍未见病人意识有所清醒，于是转诊到神经外科进行后颅窝手术减压并置入脑室引流管，之后病人情况迅速稳定下来。

小脑梗死时四肢共济失调常常不如躯体共济失调那么明显，因有潜在危险，这时姿势试验和指示试验也可无病理征象。因此未能考虑到胃肠道症状系由神经系统病因引起，而未采取必要的影像学诊断方法，直至病人颅内压升高而神志不清，发病早期所行的 CT 检查结果可能正常，这时 MRI 弥散加权像扫描则显示血液循环障碍的原因（图11.28）。

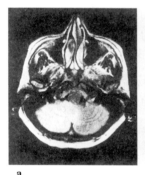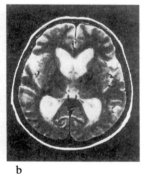

a   b

图 11.28　小脑梗死，MRI 图

a. T2 加权像横断面图，显示右侧小脑半球底部及蚓部的高信号（亮）梗死灶；b. 侧脑室水平断层，显示脑脊液内腔明显扩张。后颅窝压力升高导致脑脊液回流障碍。采用弥散加权成像 MRI 易于早期诊断小脑梗死

小脑下前动脉（AICA）：与 PICA 相同，由于血管走行变异很大，所以血管闭塞时产生的临床症状也各不相同。可产生：同侧偏身共济失调和眼球震颤，还引起第Ⅶ和Ⅷ颅神经损害，如果由 AICA 发出的鼓室动脉

闭塞，则可出现突发性耳聋。

小脑上动脉（SCA）：该动脉闭塞时由于小脑上脚损害而出现明显的共济失调，以及起立不能和步行不能。由于脑桥被盖损害，还出现同侧面部感觉障碍和对侧躯干及四肢感觉障碍，且为所有性质的感觉障碍（脑桥被盖上部综合征）。

小脑上动脉伸延可挤压三叉神经（神经血管性冲突），可导致间歇性电击样面部疼痛，即所谓的三叉神经痛。如果药物（例如卡马西平）治疗无效，则提示应行神经外科手术减压（Jannetta 式手术）。

脑干血管病变综合征

脑干血管病变综合征表现多种多样，由于理解这些综合征需要细致的脑干局部解剖知识，故已经在脑干章节相应地叙述过。

11.5.3　脑静脉回流障碍

除常见的动脉性循环障碍以外，静脉回流障碍也可引起脑组织缺血。当静脉回流阻塞时，狭窄血管区域的血流量增加和静脉压升高，结果导致毛细血管压力梯度降低，由毛细血管进入脑组织的液体增加（血管源性水肿），同时动脉供血、氧供应和营养物质供应受抑制，血流灌注减少和液体扩散血管段增加最终导致功能障碍和阻滞源区神经细胞坏死，进一步发展为小血管破裂，甚至可能造成静脉血管破裂，产生实质内出血（淤血性出血）。

急性静脉回流障碍

急性脑静脉和静脉窦血栓形成

病因：急性脑静脉回流障碍的最常见原因是硬膜窦及其脑实质内静脉的血栓形成（静脉窦血栓形成），可由众多因素引起，包括凝血障碍、如蛋白质 S 缺乏、第 V 因子缺乏、心肌磷脂-抗体、口服避孕药和吸烟、类甾醇类药物、脱水症、自身免疫性疾病如 Behcet 征或 Crohn 病和产褥期等。

症状：静脉窦血栓形成的症状多种多样，依据血管闭塞的范围和部位以及个体发育不同的侧支引流，相对较局限的血管闭塞可引起病人脑大量实质内出血，而广泛的血管闭塞在另一个病人身上又可能几乎没有任何症状，各类病例大多不可估计其预后。

静脉窦血栓形成的一般临床征象包括：头痛和癫痫。若还有局灶性神经系统症状，不是突然地出现，而是几小时缓慢发展而来，这时应高度怀疑静脉窦血栓形成，颅内压升高征象例如瘀血视盘可进一步证实静脉窦血栓形成。

总之，如果在很短时间内，有时在一小时内症状明显恶化，这种情况大多是因为脑内静脉也参与了病程演变，或者是因为发生了广泛的、淤血引起的脑实质出血。

诊断：虽然有现代化的影像学方法，仍然常常难以诊断或排除静脉窦血栓形成，能采用的方法包括：CT、MRI 和动脉内血管造影或 DSA。

CT：典型的急性病例 CT 检查，特别是造影剂增强静脉造影检查则能明显显示病灶。如果血管走行存在个体差异、较小的静脉窦闭塞、直窦和脑内静脉的血栓形成，在这些情况下诊断困难，而比较陈旧的静脉窦血栓在 CT 上也难以判断。

MRI：目前为判断脑静脉回流路径的最重要诊断方法。可以多平面显示静脉窦，可用血流敏感的序列显示静脉血流，由于优异的对比分辨率，还可以显示脑内静脉。MRI 还可以显示脑实质，脑组织损害的部位和形态，间接提示静脉回流障碍的部位。

脑内静脉闭塞可导致丘脑内特征性的损害，横窦血栓可导致颞叶内郁血性损害。但是，由于血管走行的个体差异以及尚未完全解释清楚的流空现象，MRI 的可靠性也受到限制，不能显示所有的血栓，或者有时结果为假阳性。意识丧失的病人或者不配合检查的病人难以完成检查，常常只能提供少许诊断价值。对特殊病例必须在麻醉下实施检查。

动脉内血管造影或 DSA：过去是确诊静脉窦血栓的唯一方法。遗憾的是，对那些用其他方法不能确诊的病例，该方法的可靠性也有限。现在只有在特殊情况下才采用该方法，因为它产生并发症的危险性明显大于 MRI。

病例 8　静脉窦血栓

　　37 岁女秘书，工作中出现全身抽搐，昏迷约 20 分钟后清醒过来，诉整个头部剧烈疼痛。收住院时病人尚清醒，但反应比较迟钝，仍然诉有头痛，立即进行了 MRI 检查，T2 加权序列显示左额脑实质病变（图 11.29a）。MRI 静脉造影（图 11.29b 和 c）可见上矢状窦前部栓塞。首先给予全肝素化治疗，接着给予苯丙香豆素治疗。为预防癫痫发作给予了抗癫痫药。镇痛治疗后头痛很快消失，其他症状也在数天内消失。进一步检查诊断未发现病人有凝血障碍。导致其静脉循环障碍的唯一危险因素是服用避孕药。

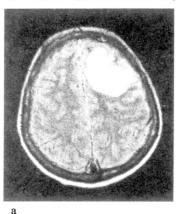

a

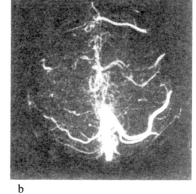

b

c

图 11.29　静脉窦血栓

a. T2 加权 FLAIR 序列，可见左额高信号病灶，为瘀血性梗死灶。b. MRI 静脉造影，可见上矢状窦后部粗大血流（亮影）以及该区域较大回流桥静脉。上矢状窦前部未见血流信号，众多回流桥静脉中只有少数有血流。c. 矢状位 MRI 静脉造影，同样可见上矢状窦后部血流信号，直窦（箭头）和脑内静脉也显影良好。上矢状窦前部未见显影

病程、治疗和预后：静脉窦血栓的自发病程不明，以前认为大多数病例最后死亡。造成这种结果的原因是，过去不能证实较小的血栓，只能诊断出临床病程转归不好的病例。直窦栓塞和/或大脑内静脉栓塞特别危险，这种类型的静脉回流障碍致死率依然很高，因为由此引起的间脑结构毁损与存活与否不一致。此外，占位性小脑出血，直窦栓塞和脑内静脉栓塞可分别单独出现，但更常见的还是与其他静脉窦广泛血栓合并出现。

静脉窦血栓的症状通过采用肝素抗凝治疗而慢慢改善。抗凝治疗也用于静脉窦血栓引发的脑内出血。在这种情况下，关键要准确判定出血为栓塞的继发现象，因为其他情况下的脑内出血应严格禁忌抗凝治疗。纤维蛋白溶解方法治疗静脉窦血栓至今未被普遍接受，手术清除淤血性血肿也未被接受。

抗凝治疗能阻止静脉窦血栓的进一步发展和促进建立侧支引流及微循环。所以，静脉内肝素治疗结束后应接着继续口服抗凝药 6 个月。需定期复查，以协助及时发现复发。特别是当危险因素仍然存在时，已经明确的凝血障碍患者有较高的血栓形成倾向，必须终身抗凝治疗。

慢性静脉回流障碍

慢性静脉回流障碍的症状与急性血栓形成有明显不同。

病因：慢性静脉压升高的原因多种多样，除药物副作用外还有两侧静脉窦狭窄。另有一种情况是管径粗大的静脉窦壁上发生的脑膜瘤逐渐挤压变窄，或横窦结构不对称。

症状：慢性静脉回流障碍的典型症状是头痛和瘀血性视盘，可能合并视觉障碍，一般没有局灶性神经病学症状或抽搐。

诊断：与急性静脉回流障碍不同的是，没有脑实质损害。MRI 有时可见因颅内压高引起的视神经鞘扩张和蝶鞍改变。但是静脉回流障碍的原因也不是都能在 MRI 上显示出来，如果要证实局限性狭窄和判断静脉动力学状态，则必须进行动脉内 DAS 及测量脑脊液压才可确诊。

治疗：如果不能依病因治疗慢性脑脊液压升高，则可实施永久性脑脊液引流（腰引流或脑室分流）。

鉴别诊断：慢性颅内压升高还常常见于超重年轻女性，但是并不存在静脉窦回流障碍，其病因不明，过去称为假性脑瘤。

11.6 颅内出血

自发性出血：即非外伤性出血进入脑实质内［脑（内）出血］或软脑膜和硬膜的周围腔隙内（蛛网膜下腔出血、硬膜下出血和硬膜外出血），占临床中风病例病因的 15%~20%，虽然头痛和神志不清在出血患者中比梗死患者更常见，但是出血和梗死之间没有确定的临床指证。诊断方法应选择 CT。

对于理解蛛网膜下腔出血、硬膜下出血和硬膜外出血，了解脑膜的解剖知识很重要。

11.6.1 脑（内）出血（非外伤性）

高血压性脑出血

病因：脑内出血最常见原因即动脉性高血压，血压病理性升高损害小动脉血管壁，形成微小血管动脉瘤（夏科氏动脉瘤），它们可自发破裂。高血压性脑出血的好发部位为基底节（图 11.30）、丘脑、小脑以及脑桥。相反，则较少累及半球髓质。

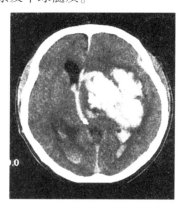

图 11.30   左侧基底节大量出血破入脑室，中线结构移位

症状：与出血部位相关，基底节出血合并破坏内囊，大多引起对侧严重偏瘫，脑桥损害则引起脑干症状。

脑内出血的主要危险是因血肿的占位效应导致的颅内压升高。与梗死不同，脑内出血的颅内压高发展很快，血肿可破入脑室，导致脑室粘连或脑脊液吸收障碍而最终引起脑脊液循环障碍，这又加重颅内压升高。后颅窝出血由于空间狭窄，很快导致嵌顿（脑疝）症状，在相同大小的情况下，比幕上出血预后差。

预后和治疗：与梗死不同的是，出血范围内的脑实质大多没有完全损坏，在血肿与脑组织之间常常还可见存活的脑组织，由于这个原因，神经病学症状一般在血肿吸收后能更好地恢复。

因此，积极治疗的目的是，保存出血灶内尚完整的脑组织，要达到这一目的必须对抗颅内压的继续升高。因为颅内压升高不仅损坏出血灶内脑组织，而且还继发性损坏出血灶远处的脑区。减压方法可考虑药物治疗或手术清除血肿，当然手术清除血肿的适应证非常严格，要依据病人年龄、出血部位和血肿大小。大量病例研究证明，如果大量出血（>20 cm³），采用手术方法才能改善病人预后；如果为小出血灶，手术可能会损坏出血区内的脑组织，结果医源性损伤可能较出血本身导致更严重的后遗症。如果血肿位置不在浅表，还必须额外切除入路区域的脑组织。因此，出血灶较小时，则限于行保护性的手术，置入脑脊液引流管，以消除脑脊液吸收障碍。此外，还需给以药物降低颅内压，对于超大的血肿（>60 cm³），由于原发很广泛的脑组织损伤，手术很难有太大价值。

非高血压性脑内出血

除动脉性高血压以外，还有许多其他原因可导致脑内出血。特别是血管畸形、肿瘤、血管疾病（如脉管炎和淀粉样血管病）、海绵状血管瘤，还有静脉回流障碍。如果血肿不是发生在上述好发部位或者没有明显的动脉性高血压，则特别有可能是非高血压因素引起脑内出血，在这种情况下应该在血肿吸收后进行 MRI 检查，必要时还要进行 DSA 检查。

小脑出血

小脑核团属于小脑上动脉供血区，有一比较特殊的分支，供应齿状核，可发生破裂，特别是高血压患者沿着这支血管的走行易发生出血，比梗死更常见（图 11.31）。

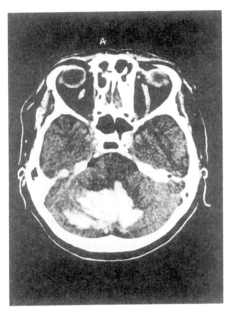

图 11.31   小脑出血，CT 检查图像

病人既往已经确诊为动脉性高血压，突然感觉剧烈头痛和意识障碍，可见小脑核内大片高密度（亮）出血灶。脑干向腹侧移位并被挤向斜坡后缘，脑桥前池明显狭窄

上述部位发生的出血常常导致后颅窝急性占位效应而可能出现各种结果（小脑底部疝入小脑幕切迹以及枕骨大孔）。临床表现为剧烈枕部头痛、恶心和呕吐以及眩晕。此外，一般还会出现走路不稳、构音障碍、头和视线向病灶对侧偏斜。大量出血时迅速出现神志不清甚至昏迷。如果不行后颅窝减压手术，则接着出现伸肌痉挛、血循环调节障碍和最后出现呼吸肌麻痹。

如果为较小量出血，特别是小脑半球出血，可表现为患侧症状，包括四肢共济失调、向患侧倾倒和走路偏向患侧。如果小脑核受损，则这些症状只能不完全恢复。

小脑出血的其他原因，还有动静脉畸形破裂、动脉瘤破裂或肿瘤卒中，特别是转移瘤内出血。

11.6.2 蛛网膜下腔出血

动脉瘤

自发性出血进入脑脊液腔内的最常见原因为脑底部动脉的动脉瘤破裂。可划分为各种动脉瘤类型。

继发性动脉瘤：发生在动脉分叉处，其形成是由于血管壁损伤，或者在血管壁结构障碍（大多为先天性）的基础上出现血管壁损伤，或者由于高血压引起血管壁损伤。最常见部位为：前交通支（大脑前动脉瘤，40%）、外侧裂内大脑中动脉分叉处（大脑中动脉支脉瘤，20%）、颈内动脉侧壁（眼动脉瘤和后交通动脉瘤，30%）、基底动脉尖（基底动脉瘤，10%）（见图11.32）。另外，其他部位也可发生动脉瘤：PICA 起始部、大脑后动脉 P2 段、大脑前动脉胼周段，但较少见。动脉瘤即使未破裂，也可压迫邻近结构而引起症状。例如后交通动脉压迫动眼神经和外展神经而表现为复视。

梭形动脉瘤：较长段纺锤状的血管扩张称为梭形动脉瘤，好发于颈内动脉颅内段，大脑中动脉主干和基底动脉。其原因大多为动脉硬化和/或高血压，这些动脉瘤较少发生出血，大的梭形动脉瘤可压迫脑干。由于动脉瘤区域血流速度减慢，特别是边缘区容易形成血栓合并栓塞性梗死，或者穿动脉支闭塞。手术治疗的可能性很小，它与囊性动脉瘤不同，因为梭形动脉瘤为正常血管较长段的扩张，而不是任何脑供血动脉的病理性结构。

真菌性动脉瘤和外伤性动脉瘤：动脉瘤性血管扩张也可能由于细菌性败血症引起的血管壁损伤而产生，它们的发生部位在小的脑动脉，治疗上应处理病因性细菌感染。真菌性动脉瘤有时也可自发恢复正常，它们在极少数情况下导致蛛网膜下腔出血。

11

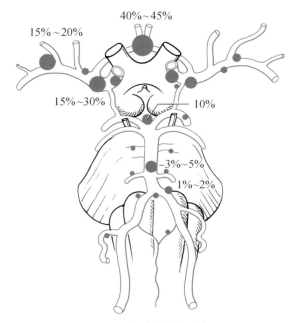

图 11.32　脑动脉瘤好发部位

11

病例 9　多发动脉瘤

　　43 岁从事安装工作的男性患者，既往健康，在发生汽车追尾事故后有短暂的意识丧失。他被送往医院进行监护，为排除颅内创伤进行了头部 CT 检查，造影增强序列图像显示疑为大脑中动脉瘤，全脑血管造影发现右侧大脑中动脉分叉处动脉瘤和左侧颈内动脉瘤，这两者可手术夹闭。此外，还见有基底动脉尖动脉瘤（见图 11.33a），手术方法具有相当的风险。所以进行了神经介入放射治疗，用微导管探查到动脉瘤，然后用金属弹簧圈充填了动脉瘤腔（见图 11.33b）。

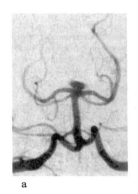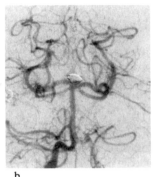

图 11.33　基底动脉尖动脉瘤

填充弹簧圈前（a）和后（b）DAS。基底动脉尖动脉瘤显示良好，其基底窄（颈），置入弹簧圈后动脉瘤消失（Aufnahme PD Dr. Skalej, Dr. Siekmann, Tübingen）

急性非外伤性蛛网膜下腔出血

非外伤性蛛网膜下腔出血大多因囊状动脉瘤自发性破裂之后出血进入蛛网膜下腔。

症状：蛛网膜下腔出血的主要症状为突发剧烈头痛（"毁灭性头痛"，"绝无仅有"的疼痛）。脑膜刺激导致脖子僵硬（与脑膜炎鉴别诊断），可立即或几小时内出现神志不清，根据出血的部位和范围还可出现脑神经症状和局灶性神经系统征象。1968 年，Hunt 和 Hess 提出了对临床日常工作具有重要意义的蛛网膜下腔出血预后分级（表 11.1）。

表 11.1　蛛网膜下腔出血的分级（根据 Hunt 和 Hess）

分极	症状
I 级	无症状，轻度头痛，轻度脑膜刺激征
II 级	中度或剧烈头痛（毁灭性头痛），假性脑膜炎，脑神经轻瘫（常常为第 III 颅神经）
III 级	轻度神志不清（嗜睡），轻度局灶性神经症状，定向不能
IV 级	严重意识模糊，明显神经系统障碍（例如轻偏瘫），自主神经系统症状
V 级	昏迷，去大脑征象

诊断：急性蛛网膜下腔出血 CT 显示率高（图 11.34），如果发病时间较长，CT 可为阴性，这时如果临床仍然怀疑蛛网膜下腔出血，则必须腰穿检查，它可直接证实脑脊液内出血或含噬铁细胞。

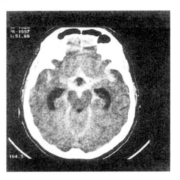

图 11.34　急性蛛网膜下腔出血
基底池被高密度出血充填，因脑脊液淤滞使侧脑室颞角扩大。由于脑室内无出血，所以脑脊液内腔显示为低密度影（暗影），而脑脊液外腔为高密度影（亮影）

为了诊断出血部位，还应该进行动脉内 DSA，但必须在病人能承受手术的情况下进行。单凭此方法即可明确显示动脉瘤及其与邻近血管的位置关系，血管造影可显示所有脑动脉，因为约 20% 的病人为多发动脉瘤。

治疗：手术方法是将动脉瘤夹于动脉瘤颈上，或根治性切除动脉瘤，但是必须权衡开颅手术的巨大损伤和可能的并发症。应该在出现症状后 72 小时以内发生血管痉挛（参见下文）之前进行手术。研究证明，早期手术治疗适于 Hunt 和 Hess 界定的 I ~ Ⅲ级蛛网膜下腔出血，手术为预防复发性出血的最重要措施。

一种创伤最小的治疗方法为，通过从腹股沟部往上送入的血管造影导管，在动脉瘤囊内置入金属弹簧圈，这种方法不需要开颅。其缺点是有极小的栓塞发生率。

预后和并发症：蛛网膜下腔出血大多自发性停止，可能因为颅内压升高，只有那些出血自发停止的病人才能到达医院。到达医院以前，蛛网膜下腔出血的初期致死率为 35%。

急性发病之后，病人还有三个危重并发症：

- 脑积水；
- 血管痉挛；
- 复发出血。

脑脊液循环和吸收障碍：如果病人度过了初期的蛛网膜下腔出血阶段，则很快出现脑脊液循环和吸收障碍，颅内压升高常常使病人反应性变差，还可出现局灶性神经系统症状。有效的治疗方法为脑脊液引流，大多用脑室导管，很少经腰椎腔引流。

血管痉挛：常发生在几天后，可能是由血管外蛛网膜下腔内的血液释放出来的血管活性物质引起。治疗方法是：如果适合手术，应尽可能完全地清除蛛网膜下腔内的血液，此外，用药物尽量提升血压，用这种方法，常常可避免危险的血管痉挛性梗死。血管痉挛明显增加动脉瘤诊断和治疗的难度。

复发出血：比初期蛛网膜下腔出血的致死率更高（50%）。如果未截断动脉瘤，前 14 天内的发生率为 20%，前 6 个月内的发生率为 50%。与初期蛛网膜下腔出血相反，复发出血常常导致脑实质内假动脉瘤，因为在第一次出血后，动脉瘤周围的蛛网膜下腔粘连。复发出血的症状和病程转归类似于自发性脑内血肿。

11

病例 10　急性蛛网膜下腔出血

46 岁病人，既往健康，突然剧烈头痛，此外，还有恐惧感和毁灭感，主诉还有复视特别是向右注视时明显。住院医师确定病人有右侧外展神经瘫和假性脑膜炎，无其他神经系统症状。CT 和腰穿证实有急性蛛网膜下腔出血，由于病人临床情况稳定适合手术，所以接着施行了动脉内血管造影。结果发现后交通动脉起始处颈内动脉瘤（见图 11.35a）。治疗采取了血管内置入铂弹簧圈至动脉瘤内（见图 11.35b 和 c）。

在置入弹簧圈后动脉瘤的体积未立即缩小，所以不会有脑神经瘫症状的自发性好转，以后动脉瘤会逐渐缩小，脑神经症状也会随之好转，本病例于 6 周后见好。

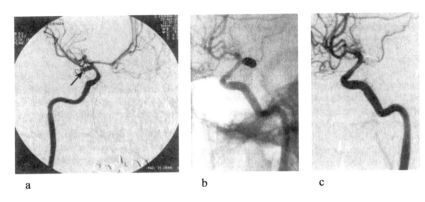

**图 11.35   后交通动脉起始处颈内动脉瘤导致的
急性非外伤性蛛网膜下腔出血**

a. 传统血管造影检查，侧位像。可见后交通动脉起始处颈内动脉瘤。b. 置入弹簧圈后动脉瘤血流截断。弹簧圈吸收放射线量高，所以在未减影的照片上显示为暗影。c. 在减影照片中弹簧圈显示不佳，但是仍然清楚可见动脉瘤内已经无血流通过（Aufnahme PD Dr. Skalej，Dr. Siekmann，Tübingen）

11.6.3   硬膜下出血和硬膜外出血

硬膜下血肿

硬膜下血肿是指血肿聚集在硬脑膜和蛛网膜之间。大多为外伤所致。

急性硬膜下血肿

急性硬膜下血肿（见图 11.36）见于严重的头部外伤，由于总是合并脑外伤而预后差，报道其致死率高达50%。其症状多取决于脑外伤。

治疗：重要的是处理脑外伤和硬膜下血肿，如果需要手术减压，常常必须同时清除挫伤的脑组织，颅内减压方法越来越多地采用去骨瓣和硬脑膜成形术，也越来越多地用于广泛性脑梗死的治疗。

慢性硬膜下血肿

病因：尚不完全清楚，常常可询问出有较轻的外伤病史。积液位于

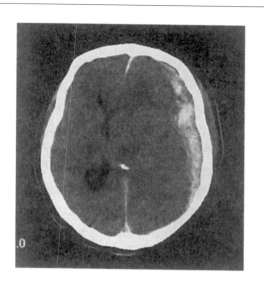

图 11.36　左侧急性硬膜下血肿

硬脑膜内侧面和蛛网膜之间，很可能起初为桥静脉出血所致，慢性期可见血肿壁内肉芽组织，这些肉芽组织可能是血肿内反复出血的来源，而复发性出血正是慢性硬膜下出血的特征。

　　症状：因血肿压迫脑组织而产生症状，取决于出血灶的部位，中央区的硬膜下出血与梗死的临床表现可没有区别。

　　治疗：采取手术清除或经皮引流，由于复发倾向高，所以治疗很费时费力，硬膜下出血禁忌抗凝血治疗，因为可导致占位性出血。

硬膜外血肿

　　硬膜外血肿是指硬膜和骨膜之间的出血（见图 11.37）。经典病例是由于脑膜动脉破裂所致，由于硬膜形成的骨膜非常牢固地附着在颅骨上，所以需要很高的压力才能在这个部位产生积血。硬膜外血肿几乎全部因为颅骨骨折导致脑膜中动脉破裂所致。脑膜中动脉为最大的脑膜动脉，由于这些骨折不伴发严重的脑组织创伤，所以病人在外伤后常常没有意识丧失，而是在一段时间后出现神志模糊，诊断后手术清除血肿才能挽救生命。

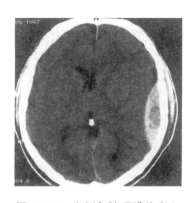

图 11.37　左侧急性硬膜外出血
血肿呈凸透镜形，中央区为尚未凝固的血块，呈低密度。有明显的占位效应

11.7　脊髓血管疾病

11.7.1　动脉性供血障碍

　　与脑缺血相比，脊髓梗死少见，原因是脊髓血供有丰富的侧支循环，大的栓子不能到达小的脊髓动脉，而很小的碎片不会导致严重的神经系统障碍，即使主动脉血管瘤或血管闭塞也极少引起脊髓症状。

　　脊髓梗死的症状取决于受损血管部位。

　　脊髓前动脉梗死：症状取决于损伤平面高度，上节段颈髓损伤产生以下症状：前角和前根损伤导致上臂弛缓性轻瘫，脊髓丘脑侧束的交叉纤维损伤导致上肢痛觉缺失和温度觉缺失。锥体束损伤导致痉挛性下肢轻瘫，常常出现膀胱和直肠功能障碍。由于后索不在脊髓前动脉供血区内，所以不会引起精细觉和本体感觉障碍，典型表现是突然产生的症状并伴有疼痛。

　　脊髓后外侧动脉供血区梗死：导致后索、后根和后角区域的症状，还可累及锥体侧束。表现为受损脊髓以下水平精细觉和本体感觉障碍。后根损伤而导致损伤平面的节段性感觉障碍。如果累及锥体束，则导致痉挛性下肢轻瘫。

诊断：脊髓梗死大多难以诊断，即使 MRI 检查方法，也常常难以与其他原因的脊髓病鉴别。除相应的临床症状之外，椎体的缺血性改变也是强有力的间接证据，因为椎体和脊髓都是由共同的根动脉供血，二者之间无屏障障碍，但几天后出现，通过脑脊液化验检查排除炎性病变为协助诊断的依据。

MRI 弥散加权序列扫描可明显显示脑新鲜缺血，但是由于技术原因，难以诊断脊髓病变。

11.7.2　静脉回流障碍

脊髓静脉内静脉压升高的最常见原因为硬脊膜上的动静脉瘘。

充血性脊髓病

病因：充血性脊髓病（Foix-Alajouanine 综合征，脊髓血管发育不全），好发于老年，是一种动静脉畸形，大多位于神经根区，动脉血经血管瘘进入硬脊膜内静脉。只要没有超过静脉引流容量，就没有临床症状。一旦由于分流量过多或者经过根静脉的静脉回流减少，使静脉压升高，则出现脊髓损伤。脊髓对静脉压升高非常敏感。

症状：首先引起步态不稳和痉挛性下肢轻瘫，还有神经根痛。病变进一步发展则出现自主神经症状，如膀胱、直肠功能障碍和阳痿。感觉障碍方面起初主要表现为特发性感觉障碍，后来也出现精细觉和本体感觉障碍。随着前角神经元的坏死，病变再次进展，导致痉挛性轻瘫转变成弛缓性轻瘫。

诊断：MRI 可发现扩张的静脉及脊髓水肿，血管瘘本身不可显示出来，即使血管造影也很难显示，因为部分病例只有少量分流血，而充血性脊髓病的临床症状主要由于静脉回流障碍引起。

直到现在也常常是到了症状已经不可逆时方才发现血管瘘。如果它是进展性横截瘫的潜在可治愈病因，这种隐匿性为不利因素。

治疗：治疗方法是血管造影检查定位后手术截断血管瘘。

11

病例 11   硬脊膜动静脉瘘

53 岁病人，好几个月以来感觉下肢越来越力弱，无疼痛，但他说感觉两腿像皮毛，另外还有越来越重的膀胱和直肠排空障碍。起初认为病症原因为周围性神经病。由于两腿轻瘫不断加重，所以在外地医院进行了 MRI 检查（图 11.38）。结果认为是肿瘤。

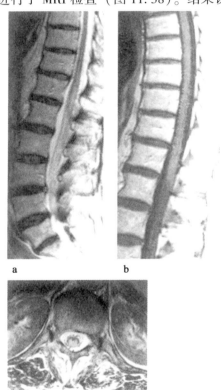

图 11.38   脊髓动静脉瘘
a. 矢状位 T2 加权序列，可见圆锥及其以上水平脊髓的髓内水肿。髓外可见扩张的静脉表现为黑的圆点样结构。b. 注射造影剂后 T1 加权像，可见血管部分为亮影，部分为暗影。脊髓内无增强灶。c. 脊髓圆锥水平以上横断面 T2 加权像，显示的脊髓腹侧充盈缺损影为髓内水肿。除临床征象和 MRI 证实髓外静脉扩张以外，髓内水肿是与动脉性缺血鉴别诊断的重要指标

病人被转诊到神经外科。神经外科发现，临床症状和 MRI 结果更符合动静脉瘘。因此进行了血管造影定位和手术。临床症状包括膀胱功能障碍等完全消失。

11.7.3 脊髓出血

脊髓出血，即脊髓实质内的出血，大多因外伤引起。少数情况下由动脉瘤或血管瘤引起。由于脊髓灰质内血流一般为纵行方向，所以产生的急性临床症状与脊髓空洞症类似。

硬脊膜外出血：大多发生于胸段背侧，表现为：急性发作的出血水平的神经根痛和亚急性发作的脊髓横断综合征，首先出现足和趾的感觉异常、感觉缺失和轻瘫，迅速上升到出血水平。初发症状时即已需要立即手术减压，以避免不可治愈的截瘫。

11

参考文献

Andersen, P., R. Morris, D. Amaral, T. Bliss, J. O'Keefe: The Hippocampus Book. Oxford University Press, Oxford 2007.

Barth, A., J. Bogousslavsky, F. Regli: The Clinical and Topographic Spectrum of Cerebellar Infarcts: A Clinical-Magnetic Resonance Imaging Correlation Study. Annals of Neurology 33 (1993) 451–456.

Bartholow, R.: Experimental investigations into the functions of the human brain. Amer. J. med. Sci 67 (1874) 305–313.

Bassetti, C., J. Bogousslavsky, A. Barth, F. Regli: Isolated infarcts of the pons. Neurology 46 (1996) 165–175.

Bookheimer, S.: Functional MRI of Language. New Approaches to Understanding the Cortical Organization of Semantic Processing. Annual Rev. of Neuroscience 25 (2002) 151–188.

Braitenberg, V.: Gehirngespinste, Neuroanatomie für kybernetisch Interessierte. Springer, Berlin 1973.

Brandt, T., J. Dichgans, H. C. Diener (Hrsg.): Therapie und Verlauf neurologischer Erkrankungen. 4. Aufl., Kohlhammer, Berlin, Stuttgart 2003.

Brazis, P. W., I. C. Masdeu, I. Biller: Localization in Clinical Neurology. Little Brown & Co., Boston, New York, Toronto, London 1996.

Broca, P.: Rémarques sur le siège de la faculté du langage articulé. Bull. Soc. anat. Paris 36 (1861) 330–357.

Broca, P.: Recherches sur la localisation de la faculté du langage articulé. Exposé des titres et travaux scientifiques 1868.

Broca, P.: Anatomie comparée circonvolutions cérébrales. Le grand lobe limbique et la scissure limbique dans la série des mammiféres. Rev. anthropol. Ser. 2, 1 (1878) 384–498.

Brodal, A.: Neurological Anatomy. Oxford University Press, Oxford 1981.

Brodmann, K.: Vergleichende Lokalisationslehre der Großhirnrinde in ihren Prinzipien dargestellt auf Grund des Zellaufbaus. Barth, Leipzig 1909; Neudruck 1925.

Bucy, P. C.: Cortical extirpation in the treatment of involuntary movements. Res. Publ. Ass. nerv. ment. Dis. 21 (1942) 551.

Bucy, P. C.: The Precentral Motor Cortex. University of Illinois Press, Urban/Ⅲ. 1944.

Burnstock, G., M. Costa: Adrenergic Neurons. Chapman & Hall, London 1975.

Cajal, S. R.: Histologie du système nerveux de I'homme et des vértèbres. Maloine, Paris 1909–1911.

Cajal, S. R.: Die Neuronenlehre. Ref. in: Handbuch der Neurologie. Vol. I, ed. by O. Bumke, O. Foerster. Springer, Berlin 1935.

Campbell, A. W.: Histological Studies on the Localisation of Cerebral Function. Cambridge University Press, Cambridge 1905.

Carpenter, M. B.: Core Text of Neuroanatomy. Williams & Wilkins, Baltimore 1978.

Chan–Palay, V., C. Köhler (eds): The Hippocampus–New Vistas. Neurology and Neurobiology. Vol. 52, Alan R. Liss, Inc. New York 1989.

Clara, M.: Das Nervensystem des Menschen. Barth, Leipzig 1959.

Creutzfeld, O. D.: Cortex Cerebri. Springer, Berlin, Heidelberg, Now York, Tokyo 1983.

Cushing, H.: The field defects produced by temporal lobe lesions. Brain 44 (1922) 341–396.

Cushing, H.: Intracranial Tumors: Notes upon a Series of Two Thousand Verified Cases. Thomas, Springfield/Ⅲ, 1932.

Dauber, W.: Feneis Bild–Lexikon der Anatomie. 10. Aufl., Thieme, Stuttgart 2008.

DeFelipe, J., E. G. Jones: Cajal's Degeneration and Regeneration of the Nervous System. Translated by R. May. Oxford University Press, New York, Oxford 1991.

Duane, E., E. Haines: Fundamental Neuroscience. Churchill Livingstone 1997.

Dejérine, J., G. Roussy: Le syndrome talamique. Rev. neurol. 14 (1906) 521–532.

Denny–Brown, D.: The nature of apraxia. J. nerv. ment. Dis. 126 (1958) 9–32.

Dudel, J., R. Menzel, R. F. Schmidt: Neurowissenschaft. Vom Molekül zur Kognition. Springer, Berlin, Heidelberg, New York 1996.

Dusser de Barenne, I. G.: Experimental researches on sensory localisations in the cerebral cortex. Quart. J. exp. Physiol. 9 (1916) 355–390.

Duvernoy, H. M.: Human Brainstem Vessels. Springer, Berlin 1978.

Eccles, J. C.: Das Gehirn des Menschen. Piper, München 1973.

Eccles, J. C.: The physiology of synapses. Springer, Berlin, Göttingen, Heidelberg, New York 1964.

Eccles, J. C., M. Ito, J. Szentágothai: The Cerebellum as a Neuronal Machine. Springer, Berlin 1967.

Economo, C.: Zellaufbau der Großhirnrinde des Menschen. Springer, Berlin 1927.

Economo, C., G. N. Koskinas: Die Cytoarchitektonik der Hirnrinde des erwachsenen Menschen. Springer, Wien 1925.

Edinger, L.: Bau der nervösen Zentralorgane des Menschen und der Tiere. Bd. I und II, 7. Aufl., Vogel, Leipzig 1904.

Felgenhauer, K., W. Beuche: Liquordiagnostik neurologischer Erkrankungen−Liquoranalytik und Zytologie, Diagnose und Prozessmarker. Thieme, Stuttgart 1999.

Fetter, M., J. Dichgans: Oculomotor Abnormalities in Cerebellar Degeneration. In: Cerebellar Degenerations: clinical Neurobiology. A. Plaitakis (ed.), Kluwer Academic Publishers, Boston 1992.

Flechsig, F.: Anatomie des menschlichen Gehirns und Rückenmarks auf myelogenetischer Grundlage. Bd. I., Thieme, Leipzig 1920.

Flourens, P.: Recherches expérimental sur les propriétés et les fonctions du système nerveux dans les animaux vertébrés. Crevot, Paris 1824.

Foerster, O.: Motorische Felder und Bahnen. In Bumke, O., O. Foerster: Handbuch der Neurologie, Bd. VI, Springer, Berlin 1936.

Forster, O.: Großhirn. In: Bumke, O., Foerster O.: Handbuch der Neurologie. Bd. VI, Springer, 1936.

Freeman, W., I. W. Watts: Psychosurgery. Thomas, Springfield/Ill. 1942.

Freeman, W., J. W. Watts: Psychosurgery in the Treatment of Mental Disorders and Intractable Pain. Thomas, Springfield/Ill. 1950.

Freund, T. F., G. Buzsáki (eds.): Interneurons of the Hippocampus. Hippocampus 6 (1996) 347−473.

Friede, R. L.: Developmental Neuropathology. Springer, Berlin 1975.

Frotscher, M., P. Kugler, U. Misgeld, K. Zilles: Neurotransmission in the Hippocampus. Advances in Anatomy, Embryology and Cell Biology, Vol. 111, Springer, Berlin, Heidelberg 1988.

Gazzaniga, M. S., I. E. Bogen, R. W. Sperry: Observation on visual perception after disconnection of the cerebral hemispheres in man. Brain 88 (1965) 221−236.

Gazzaniga, M. S., R. W. Sperry: language after section of the cerebral commissures. Brain 90 (1967) 131−148.

Gerstmann, J.: Fingeragnosie. Wien klin. Wschr. 37 (1924) 1010-1012.

Gerstmann, J.: Syndrome of finger agnosia, disorientation for right or left, agraphia and acalculia : local diagnostica value. Arch. Neurol. Psychiat. (Chic.) 44 (1940) 389-408.

Geschwind, N.: Disconnection syndrome in animals and man, Part. Ⅰ., Part Ⅱ. brain 88 (1965) 237-294, 585-644.

Geschwind, N.: W. Levitsky: Human brain, left-right asymmetries in temporal speech region. Science 16 (1968) 168-187.

Geschwind, N.: Language and the brain. Sci. Amer. 226 (1972) 76-83.

Gilman, S., J. R. Bloedel, R. Lechtenberg: Disorders of the Cerebellum. Davis, Philadelphia 1981.

Goedert M., M. G. Spillantini, K. Del Tredici, H. Braak: 100 years of Lewy pathology. Nat Rev Neurol. 1 (2013) 13-24. doi: 10. 1038/nrneurol. 2 012 242. Epub 2012 Nov 27.

Goldstein, K.: Die Lokalisation in der Großhirnrinde. In Bethe-Bergmann, J.: Handbuch der normalen und pathologischen Physiologie (S. 600-842), Bd. X., Springer, Berlin 1927.

Grünbaum, A. S. F., C. S. A. Sherrington: Observations on the physiology of the cerebral cortex of some of the higher apes. Proc. roy. Soc. Ser. B. 69 (1901) 206-209.

Gudden, B.: Experimentaluntersuchungen über das periphere und centrale nervensystem. Arch. Psychiat. nervenkr. 1870, 693-723.

Guillain, G., P. Mollaret: Deux cas de myoclonies synchrones et rythmées vélopharyngolaryngo-oculo-diaphragmatiques. Rev. neurol. 2 (1931) 245-566.

Hamann, G. F., M. Siebler, W. von Scheid (Hrsg.): Schlaganfall. Klinik, Diagnostik und Therapie. Interdisziplinäres Handbuch. Ecomed Verlag 2002.

Hassler, R.: Motorische und sensible Effekte umschriebener Reizungen und Ausschaltungen im menschlichen Zwischenhirn. Dtsch. Z. Nervenheilk. 183 (1961) 148-171.

Hassler, R.: Fiber connections within the extrapyramidal system. Confin. neurol. 36 (1974) 237-255.

Hassler, R., T. Riechert: Klinische und anatomische Befunde bei stereotaktischen Schmerzoperationen im Thalamus. Arch. Psychiat. Nervenkr. 200 (1959) 93-122.

Heiss, W. D. et al.: Atlas der Positronen-Emissions-Tomographie des Gehirns. Springer, Berlin, Heidelberg 1985.

Hirsch, M. C., T. Kramer (Hrsg.): Neuroanatomy 3 D, Stereoscopy. Atlas of the Human

Brain. Springer, Berlin, Heidelberg 1999.

Hopf, H. C., G. Deuschl, H. C. Diener, H. Reichmann (Hrsg.): Neurologie in Praxis und Klinik. Band I und II, Thieme, Stuttgart 1999.

Hubel, D. H., T. N. Wiesel: Ferrier lecture: Functional architecture of macaque monkey visual cortex. Proc. roy. Soc. Serv. B 198 (1977) 1–59.

Hubel, D. H., T. N. Wiesel: Die Verarbeitung visueller Informationen. Spektrum der Wissenschaft, November 1979.

Hubel, D. H., T. N. Wiesel, P. M. Stryker: Anatomical demonstration of orientation columns in macaque monkey. J. comp. Neurol. 177 (1978) 361–397.

Jacobsen, C. F.: Functions of frontal association areas in primates. Arch. Neurol. Psychiat. (Chic.) 33 (1935) 558–569.

Jannetta, P. J.: Arterial compression of the trigeminal nerve at the pons in patients with trigeminal neuralgia. J. Neurosurg. 26 (1967) 150–162.

Jannetta, P. J., M. H. Benett: The Pathophysiology of Trigeminal Neuralgia. In: The Cranial Nerves, ed. by M. Samii and P. J. Jannetta, Springer 1981, 312–315.

Jannetta, P. J.: Vascular Decompression in the Trigeminal Neuralgia. In: The Cranial nerves, ed. By M. Samii and P. J. Jannetta, Springer 1981, 331–340.

Jones, E. G., A. Peters: Cerebral Cortex. Vol. 1–6, Plenum, New York 1984–1987.

Jung, R., R. Hassler: The extrapyramidal motor system. In: Handbook of Physiology, Section 1, Bd. 2, hersg. von J. Field, H. W. Magoun, V. E. Hall, American Physiological Society, Washington 1960.

Kandel, E. R., J. H. Schwartz, T. M. Jessell: Principles of Neural Science. 3rd Edition, Appleton & Lange 1991.

Kahle, W., M. Frotscher: Taschenatlas der Anatomie. Bd. 3, Nervensystem und Sinnesorgane. 11. Aufl., Thieme, Stuttgart 2013.

Karnath, H. O., W. Hartje, W. Ziegler: Kognitive Neurologie. Thieme, Stuttgart 2005.

Kettenmann, H., M. Gibson (Hrsg.): Kosmos Gehirn. Für die Neurowissenschaftliche Gesellschaft und das Bundesministerium für Bildung und Forschung (BMBF). 2. Aufl. 2002.

Kleist, K.: Gehirnpathologie. In: Handbuch der ärztlichen Erfahrungen im Weltkrieg 1914/18. Bd. Ⅳ, Barth, Leipzig 1922–1934.

Klüver, H.: "The temporal lobe syndrome" produced by bilateral ablations. In: Neurological Basis of Behaviour (pp. 175–182), Ciba Found. Symp. Churchill, London 1958.

Klüver, H., P. Bucy: Preliminary analysis of functions of the temporal lobes in monkeys. Arch. Neurol. Psychiat. (Chic.) 42 (1939) 979-1000.

Kolb , B., I. Whishaw (Hrsg.): Fundamentals of Human Neuropsychology. 4. Aufl., W. H. Friedman & Company, New York 1996.

Kretschmann, H. J., W. Weinrich: Klinische Neuroanatomie und kranielle Bilddiagnostik, Computertomographie und Magnetresonanztomographie. 3 Aufl., Thieme, Stuttgart 2007.

Lang, J.: Topographical Anatomy of the Cranial Nerves. In: The Cranial Nerves, ed. by M. Samii and P. J. Jannetta, Pringer, 1981, 6-15.

Lang, J., R. Baldauf: Beitrag zur Gefäßversorgung des Rückenmarks. Gegenbaurs morph Jb. 129 (1983) 57-95.

Leonhardt, H.: Ependym und Circumventrikuläre Organe. Handbuch der mikroskopischen Anatomie, Bad IV/III., Springer, Berlin 1980.

Luria, A.: Higher Cortical Function in Man. Basic Books, New York 1966.

Masur, H.: Skalen und Scores in der Neurologie. 2. Aufl., Thieme, Stuttgart 2000.

Mattle, H., M. Mumenthaler: Neurologie. 13. Aufl., Thieme, Stuttgart 2012.

Milner, B.: Brain mechanisms suggested by studies of temporal lobes. In Millikan, C. H., F. L. Darley: Brain Mechanism Underlying Speech and Language. Grune & Stratton, New York 1967.

Milner, B., W. Penfield: The effect of hippocampal lesion on recent memory. Trans. Amer. neurol. Asso. 80 (1955) 42-48.

Minkowski, M.: Zur Physiologie der vorderen und hinteren Zentralwindung. Neurol. Zbl. 36 (1917) 572-576.

Mishkin, M.: Memory in monkeys severely impaired by combined but not by separate removal of amygdala and hippocampus. Nature 273 (1978) 297-298.

Monakow, C.: Die Lokalisation im Großhirn. Bergmann, Wiesbaden 1914.

Müller-Vahl, H., M. Mumenthaler, M. Stöhr, M. Tegenthoff (Hrsg.): Läsionen peripherer Nerven und radikuläre Syndrome. 10. Aufl., Thieme, Stuttgart 2014.

Mumenthaler, M.: Klinische Untersuchung und Analyse neurologischer Syndrome. Thieme, Stuttgart 1988.

Netter, F. H.: Farbatlanten der Medizin, Band 5: Nervensystem I und Band 6: Nervensystem II. Thieme, Stuttgart 1987 und 1989.

Nieuwenhuys, R., J. Voogd, Chr. van Huizen: Das Zentralnervensystem des Menschen. Springer, Berlin1991.

Nissl, F.: Experimentalergebnisse zur Frage der Hirnrindenschichtung. Mschr. Psychiat. Neurol. 23（1908）186-188.

Ojemann, G. A., P. Fedio, J. M. van Buren: Anomia from pulvinar and subcortical parietal stimulation. Brain 91（1968）99-116.

Orrison, W. W. jun.: Atlas of Brain Functions. 2. Aufl. Thieme, Stuttgart 2008.

Papez, J. W.: A proposed mechanism of emotion. Arch. Neurol. Psychiat.（Chic.）38（1937）725-743.

Penfield, W., B. Milner: Memory deficit produced by bilateral lesions in the hippocampal zone. Arch. Neurol. Psychiat.（Chic.）79（1958）475-497.

Penfield, W., T. Rasmussen: The Cerebral Cortex of Man. Macmillan, New York 1950.

Penfield, W., L. Roberts: Speech and Brain Mechanisms. Princeton University Press, Princetown/N. J. 1959.

Peters, A., S. L. Palay, H. F. Webster: The Fine Structure of the Nervous System. Oxford University Press, New York 1991.

Petrucci S., E. M. Valente: Genetic issues in the diagnosis of dystonias. Front Neurol. 4（2013）34. doi: 10. 3 389/fneur. 201300034. eCollection 2013.

Pritzel, M., M. Brandt, H. J. Markowitsch: Gehirn und Verhalten. Ein Grundkurs der Physiologie und Psychologie. Spektrum, Heidelberg 2003.

Ross, A. T., W. E. De Myer: Isolated syndrome of the medial longitudinal fasciculus in man. Arch. Neurol.（Chic. ）15, 1966.

Samii, M., P. J. Jannetta, ed.: The Cranial Nerves. Springer, Berlin, Heidelberg, New York 1981.

Schmidt, D., J. P. Malin（Hrsg.）: Erkrankungen der Hirnnerven. Thieme, Stuttgart 1986.

Sherrington, C. S.: The Integrative Action of the Nervous System. Scribner, New York 1906; Cambridge University Press, London 1947.

Smith, A., C. Burklund: Dominant hemispherectomy. Science 153（1966）1280-1282.

Sperry, R. W.: Cerebral organization and behavior. Science 133（1961）1749-1757.

Sperry, R. W.: The great cerebral commissure. Sci. Amer. 210（1964）42-52.

Sperry, R. W., B. Preilowski: Die beiden Gehirne des Menschen. Bild d. Wissenschaft 9（1972）920-927.

Stephan, H.: Allocortex, In: Handbuch der mikroskopischen Anatomie, Bd. IV/9, hrsg. von W. Bargmann, Springer, Berlin 1975.

Stöhr, M., J. Dichgans, V. W. Buettner, C. W. Hess, E. Altenmüller: Evozierte Potentiale.

3. Aufl. , Springer, Berlin, Heidelberg 1986.

Tessier-Lavigne, M. , C. S. Goodman: The molecular biology of axon guidance. Science 274 (1996) 1123-1133.

Tatu, L. , T. Moulin, J. Bogousslavsky, H. Duvernoy: Arterial territories of the human brain. Neurology 50 (1998), 1699-1708.

Thews, G. , G. Vaupel: Vegetative Physiologie. Springer, Berlin, Heidelberg 1990.

Thompson, P. D. , B. L. Day: The Anatomy and Physiology of Cerebellar Disease. Advances in Neurology, Raven Press 1993.

Thron, A. In: Poeck, K. , Hacke, W. : Neurologie. Springer 2006.

Umbach, W. : Elektrophysiologische und vegetative Phänomene bei stereotaktischen Hirnoperationen, Springer, Berlin 1966.

Van Valkenburg, C. T. : Zur fokalen Lokalisation der Sensibilität in der Großhirnrinde des Menschen. Z. ges. Neurol. Psychiat. 24 (1914) 294-312.

Vogt. O. , C. Vogt: Allgemeine Ergebnisse unserer Hirnforschung. J. Psych. 25, Erg. H. 1, 1925.

Wall, M. , S. H. Wray: The "One and a Half" syndrome. A unilateral disorder of the pontine tegmentum. Neurology (Chic.) 33 (1983) 971-980.

Warwick, R. : Representation of the extraocular muscles with oculomotorius nuclei of the monkey. J. comp. Neurol. 98 (1953) 449-503.

Warwick, R. : Oculomotor organization. In: Bender, M. B. : The Oculomotor System, Harper & Row, New York 1964.

Wässle, H. , B. B. Boycott: Functional architecture of the mammalian retina. Physiol. Rev. 71 (1991) 447-480.

Wernicke, C. : Der aphasische Symptomenkomplex, eine psychologische Studie auf anatomischer Basis. Cohn & Weigert, Breslau 1874.

Zigmond, M. J. , F. E. Bloom, S. C. Landis, J. L. Roberts, L. R. Squire: Fundamental Neuroscience. Academic Press, San Diego, London, Boston 1999.

索　引